卫生职业教育康复治疗技术专业教材

言语治疗学

主　编　牟志伟
副主编　王　红　黄燕平
编　委（以姓氏笔画为序）
　　　　王　红（暨南大学附属第一医院）
　　　　冯　芳（湖北职业技术学院）
　　　　牟志伟（三峡大学护理学院）
　　　　张玉千（三峡大学护理学院）
　　　　林　枫（南京医科大学第一附属医院）
　　　　易慕华（三峡大学仁和医院）
　　　　黄燕平（武汉民政职业学院）

復旦大學出版社
www.fudanpress.com.cn

卫生职业教育康复治疗技术专业教材编写委员会名单

名誉主任 励建安

主　　任 卫芳盈

副 主 任 胡忠亚　李贻能

委　　员 张绍岚　王安民　朱红华　邢本香　刘梅花
　　　　　　高莉萍　杨　毅

编写说明

随着我国国民经济的发展和人民生活水平的不断提高,20世纪80年代初,康复医学引入我国,康复医学教育也随之逐渐发展。为了适应21世纪现代化建设和我国卫生事业改革与发展的需要,全国各地高等职业教育院校及卫生学校陆续开设了康复治疗技术专业,培养了一批批康复治疗技术专业的学生,在国内形成了一定的规模。为进一步提高康复治疗技术专业的教学质量,培养"理论够用,技能过硬"的康复治疗技术专业应用型人才,加强康复医学专业教材建设,全国卫生职业教育康复技术专业研究会聘请中国康复医学会康复教育专业委员会主任委员励建安教授为顾问,组织国内部分院校具有丰富教学经验的教师,编写出版了康复治疗技术专业目前急需的专业课教材,使康复治疗技术专业终于有了配套教材。

全国卫生职业教育康复技术专业研究会组织编写的卫生职业教育康复治疗技术专业教材共12本,将于2009年秋季出版。这套教材包括《功能解剖生理学》、《康复医学概论》、《康复功能评定学》、《物理治疗学》、《作业治疗学》、《言语治疗学》、《传统康复治疗学》、《假肢与矫形器技术》、《康复心理学》、《临床医学基础》、《临床疾病概要》、《临床康复学》。

教材内容全面、深入、新颖,具有较强的理论性和实用性,充分体现了教材"五性三基"的基本要求,即科学性、思想性、先进性、启发性和实用性,以及基本理论、基本知识和基本技能。这套教材适用于康复治疗技术专业的高等职业教育及中等职业教育,也可作为康复医学工作者的专业参考书。

由于编写时间仓促,因此难免出现不当之处,敬请指正,以便再版时修订。

这套教材的编写得到了全国卫生职业教育康复技术专业研究会各位领导和会员的大力支持,在此表示感谢!

全国卫生职业教育康复技术专业研究会

2009年3月

前言 *Preface*

《言语治疗学》是康复医学职业教育教材设置的一门临床专业课,是康复医学教学的重要组成部分。在中国,言语治疗学是一门新兴的学科,即使在发达国家也是较新领域。当今社会人们对生活质量的要求不断提高,康复医学得到了迅速发展,言语治疗也在一些大中型康复中心越来越多地受到重视。与此同时,伴随着信息时代的到来,应用于言语障碍的检查评估手段、康复治疗方法得到进一步的发展。因此,与时俱进地编写一本符合职业教育特点的言语治疗学教材是非常必要和及时的。

本书以贴近学生、贴近岗位、贴近职业环境为教材编写宗旨,把提高学生的操作技能和实践能力放在突出的位置,在借鉴国际言语康复的现代理论和技术的基础上,结合国内言语康复的实践经验编写而成。全书共有8章内容,主要内容包括总论、失语症、构音障碍、听力语言障碍、儿童语言发育迟缓、脑性瘫痪儿童言语障碍、口吃和吞咽障碍。鉴于部分言语障碍病人常伴有吞咽障碍,临床上言语治疗师在对言语障碍病人进行康复治疗的同时,也必须处理吞咽障碍,因此本书增加了关于吞咽障碍的学习内容。

由于是职业教育教材,编者力求突出实用性和应用性,立足为我国康复医学实践服务。本课程是康复医学和康复治疗技术人员的必修课,希望读者通过对本书的学习后,在为言语障碍病人提供康复治疗的过程中,能够运用正确的理论知识与操作技能,建立良好的医患关系,提高病人的康复质量。

在本书的编写过程中得到了李贻能、陈卓铭等专家老师的悉心指导,以及复旦大学出版社魏岚老师的大力协助,在此表示衷心的感谢!

鉴于编写时间有限,以及我们自身水平有限,内容上难免有所遗漏与错误,敬请专家与读者提出宝贵意见。

编者
2009年6月

目录

第一章 总论 ... 1

第一节 概述 / 1
一、言语治疗学 / 1
二、言语障碍 / 2
三、言语和语言的区别 / 2
四、言语治疗学的发展史 / 2

第二节 正常语言 / 3
一、正常人的语言发育 / 3
二、言语的产生、传递和处理过程 / 5
三、现代汉语特征 / 9

第三节 言语障碍分类 / 17
一、失语症 / 17
二、构音障碍 / 18
三、听力障碍所致的言语障碍 / 18
四、发育性言语障碍 / 19
五、脑瘫引起的言语障碍 / 19
六、口吃 / 20
七、失读、失写、失认、失用 / 20

第四节 言语治疗 / 22
一、言语障碍的检查与评估 / 22
二、言语治疗的训练原则 / 23
三、常用言语治疗形式 / 23
四、言语治疗注意事项 / 24
五、言语治疗的预后 / 25

第二章 失语症 ... 27

第一节 概述 / 27
一、定义 / 27
二、失语症的常见病因 / 27
三、失语症常见言语症状 / 28

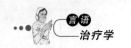

　　四、失语症分类 / 30
　　五、各类失语症的临床特征 / 31
　　六、儿童语言障碍 / 33
　　七、失语症的鉴别诊断 / 33
第二节　失语症的评估 / 34
　　一、评估的目的 / 34
　　二、评估程序 / 35
第三节　失语症的治疗 / 37
　　一、概述 / 37
　　二、失语症训练方法 / 38

第三章 构音障碍 / 45

第一节　概述 / 45
　　一、定义 / 45
　　二、构音障碍的常见病因 / 45
　　三、构音障碍分类及言语症状 / 46
第二节　构音障碍的评定 / 48
　　一、构音障碍评定方法 / 48
　　二、构音障碍评定程序 / 48
　　三、构音障碍检查方法 / 50
第三节　构音障碍的治疗 / 56
　　一、构音障碍的治疗原则 / 56
　　二、构音障碍的治疗 / 56

第四章 听力语言障碍 / 64

第一节　概述 / 64
　　一、耳聋的分类及病因 / 64
　　二、早期干预对聋儿的意义 / 65
第二节　聋儿听力语言康复评定 / 66
　　一、婴幼儿听力测试 / 66
　　二、纯音听力图分析 / 72
第三节　听力障碍与助听器选择 / 73
　　一、助听器分类 / 73
　　二、助听器选配的适应证 / 74
　　三、助听器选配 / 74
第四节　聋儿听力训练 / 77
　　一、概述 / 77
　　二、听觉训练 / 77
　　三、聋儿构音训练 / 82

四、言语训练 / 85

第五章 儿童语言发育迟缓 ……93
第一节 概述 / 93
　　一、儿童语言发育迟缓的定义 / 93
　　二、儿童语言发育迟缓的常见病因 / 93
　　三、儿童语言发育迟缓的主要表现 / 94
第二节 儿童语言发育迟缓的评定 / 95
　　一、评定目的 / 95
　　二、评定程序 / 95
　　三、常用评定方法 / 96
　　四、评定结果分析 / 99
第三节 儿童语言发育迟缓训练 / 101
　　一、干预原则 / 101
　　二、训练方法 / 101

第六章 脑性瘫痪儿童言语障碍 ……106
第一节 概述 / 106
　　一、脑瘫的定义 / 106
　　二、脑瘫的常见病因 / 106
　　三、脑瘫的临床特点 / 107
第二节 脑性瘫痪的早期诊断与鉴别诊断 / 110
　　一、早期诊断 / 110
　　二、鉴别诊断 / 110
第三节 脑性瘫痪儿童语言障碍的特点及评定 / 111
　　一、脑瘫儿童语言障碍的特点 / 111
　　二、脑瘫儿童语言障碍的评定 / 112
第四节 脑性瘫痪儿童的语言训练 / 116
　　一、语言训练的基本条件 / 116
　　二、运动性构音障碍的训练 / 117
　　三、语言发育迟缓的训练 / 121
　　四、日常交流能力的训练 / 121
　　五、语言训练的注意事项 / 121

第七章 口吃 ……124
第一节 概述 / 124
　　一、口吃的定义 / 124
　　二、口吃的病因 / 124
　　三、口吃的症状分类 / 125

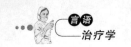

　　四、口吃的症状表现 / 128
　　五、口吃的发展 / 129
第二节　口吃的评定 / 130
　　一、初发性口吃的检查与评定 / 130
　　二、顽固性口吃的检查与评定 / 132
第三节　口吃的治疗 / 133
　　一、口吃治愈的标准 / 133
　　二、初发性口吃的治疗 / 133
　　三、顽固性口吃的治疗 / 135

第八章　吞咽障碍 137

　　一、概述 / 137
　　二、摄食-吞咽的生理和病理机制 / 138
　　三、吞咽障碍的常见病因 / 141
　　四、吞咽障碍的临床表现 / 141
　　五、吞咽障碍的康复评定 / 145
　　六、吞咽障碍的康复治疗 / 149

附　录 156

　　附录1　北京医科大学附属一院汉语失语成套测验 / 156
　　附录2　汉语标准失语症检查 / 166
　　附录3　与失语症患者沟通的交流板 / 178

第一章 总　论

学习目标

1. 掌握言语治疗学的基本概念，言语障碍的分类，常见言语治疗形式，言语训练的训练原则和注意事项。
2. 熟悉正常言语发育过程，言语评定的类型，现代汉语特征。
3. 了解言语治疗学发展史，言语的产生、传递和处理过程。

第一节　概　述

一、言语治疗学

言语治疗学(speech-language therapeutics)，是一门跨学科新兴学科，是集临床医学、听力学、语言学、教育学、心理学、言语病理学及电声学等多学科为一体的综合性学科。现代医学理论使人们认识到，在许多情况下，单纯临床治疗对伴有言语障碍病人的功能恢复存在很大的局限性，只有使用专门的技术，进行必要的言语功能训练或替代交流训练，才能使病人得到最大限度的康复。

言语治疗学与耳鼻喉科、神经内外科、儿科、康复科等学科密不可分，许多疾病都可能引起各种不同程度的语言障碍。因此言语治疗学也成为最复杂的跨学科的新型医学模式之一，是当代医学科学和康复医学向纵深发展的重要标志。1995年美国听语学会称之为"沟通科学与障碍"，中国台湾、香港则称为听语学科。

言语治疗工作在发达国家已有半个多世纪的历史，言语治疗师大多要求取得硕士学位和临床资格后才能从业。在美国、加拿大、澳大利亚等国，已将言语治疗师更名为言语—言语病理学家(speech-language pathologist，SLP)。言语治疗师是康复小组的成员之一，他们与康复医生、物理治疗师、作业治疗师等密切合作进行康复工作。在我国，言语治疗工作起步较晚，20世纪80年代末至今只有20年时间，目前从事此项工作的人员十分匮乏，有很多医疗机构尚未认识到言语治疗的重要性。因此，不断壮大言语治疗师队伍和提高从业人员的水平是当前的紧要任务。

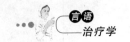

二、言语障碍

言语障碍(speech-language disorders),是指个体语言的产生、理解及应用等方面出现困难的情况。言语障碍是一种表现较为稳定的、一定时期内持续存在的言语功能异常。常见的言语障碍包括失语症、构音障碍、儿童语言发育迟缓、发声障碍和口吃等。

根据我国1987年调查资料推算,在全国各类残疾总数34%的是听力语言残疾(1 770万),其他智力残疾(1 017万)、视力残疾(755万)中也还有相当一部分伴有语言障碍。另外,由于脑血管疾病、脑性瘫痪、腭裂以及其他原因导致的失语、构音障碍、语言发育迟缓和口吃等言语障碍的总数远远超过上述统计数字。这些言语障碍病人相当一部分都错过了最佳语言康复期,成为特殊教育(special education)和社会福利(social welfare)的对象。

实际上,言语障碍是一个非常复杂的问题,因为一个人的语言能力与其性格、生活环境、文化背景和教育程度等都有着密切的联系,在正常情况下已经表现出的明显的个体差异。所以语言障碍以后的表现形式和障碍程度是很难正确认知和评价的。因此在判定一个人是否为言语障碍时,需要综合考虑说话者的文化背景、母语结构及其生理年龄等因素。一般说来,我们在日常语言交流中也会出现种种错误,但这些错误不能简单看做言语障碍。如正在学语期的儿童出现构音、用词、语法等错误,不能算是言语障碍。同样,北方人到南方学习广东话出现的言语错误属于方言学习问题。

三、言语和语言的区别

言语(speech)和语言(language),它们是人类交流思想的最重要的工具,在人们平时的日常生活中,言语和语言两个词往往混用,但从言语治疗学的角度来说,它们具有不同的含义。言语即说话(口语),是神经和肌肉组织参与的发声器官的机械运动。代表性的言语障碍为构音障碍(dysarthria),临床上常见于假性球麻痹。语言可分为口头语言和书面语言,是人类社会中约定俗成的进行思想交流的符号系统。如文字、面部表情、手势、旗语、标示等,甚至是音乐和美术。代表性的语言障碍是失语症和语言发育迟缓。本书当中除特别需要,在各章节中用"言语"一词代表"言语"和"语言"。

四、言语治疗学的发展史

我国古代医学文献中就有大量记载言语问题及其治疗方法的书籍。殷商出土的武丁时代甲骨文中就已有"疾言""疾音"的记载。《难经》对共鸣器官、构音器官的解剖结构有详细的记载。《灵枢经·忧恚无言篇》中生动地描述了言语器官的作用,"喉咙者,气之所以上下者也。会厌者,音门之户也。口唇者,音声之扇也。舌者,音声之机也。悬雍垂者,音声之关也。颃颡(鼻咽部)者,分气之所泄也。"

有关语言障碍的发病机制,祖国传统医学以气的理论来解释的论述很多。《灵枢经·忧恚无言篇》记载:"人卒然无音者。寒气客于厌……至其开合不利,故无音。"隋·巢元方《诸病源候论》从心理学角度阐述言语障碍,"夫百病皆生于气,故怒则气上,喜则气缓,悲则气消,恐则气耗,寒则气收聚,热则腠里,开而气泄,忧者气乱,劳则气耗,思则气结……"。

在发音器官检查(articulator examination)方面,祖国医学也有记载,《喉科秘钥》录有:"宜于病人脑后,先点巨烛,再从迎面用镜照看,则光聚,而患处易见。"

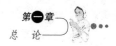

宋代还有人研究出言语治疗的辅助用具，《梦溪笔谈》十三卷载有："世人以竹木牙骨之类为叫子，置人喉中，吹之能作人言，谓之颡叫子。"

虽然我国几千年的医学史册上早已记载了一些有关语言治疗的理论和独特的医疗方法，但是，言语治疗学作为一门系统的、科学的、独立的综合学科，在我国的发展只有不到20年的历史。1981年7月由25个省市从事嗓音医学、言语医学工作的耳鼻咽喉科学者参加的全国首届嗓音言语医学学习班在大连开办。1982年，湖南省麻县人民医院和开封地区人民医院对1万余名3～15岁儿童语言障碍进行了调查，其调查结果基本上反映了当时我国儿童语言障碍的状况。20世纪80年代中期后，华中科技大学同济医学院、广东中山大学医学院、合肥安徽医科大学、石家庄河北省人民医院、中国康复研究中心、中国聋儿康复研究中心、南京江苏省康复医学培训中心等单位，陆续开展言语治疗、教学和科研工作。与此同时，一些师范大学分别设立了特殊教育专业。1998年7月，中国残疾人联合会与北京联合大学联合创办北京听力语言康复技术学院。1998年10月北京同仁医院临床听力学中心成立。

但是，目前我国语言治疗专业人员仍然极其缺乏。据廖鸿石教授1990年10月撰写的《对我国几种康复医学专业人才需求量的预测》一书中指出，按我国11亿人口标准计算，需要5.5万名言语治疗师，但目前我国从事言语治疗的专业人士数量还达不到标准的1/10。

发达国家言语治疗学起步较早，至今有八九十年的历史。20世纪20年代，言语治疗学作为独立学科发展起来。1921年美国爱荷华大学一群专业人士首次聚集在一起，专门讨论言语沟通障碍的问题。1925年美国成立言语矫正学会。20世纪70年代改名为美国言语、语言及听力学会。至2004年该协会有88 397名正式会员。第二次世界大战期间，由于各种噪声引起的听力下降引起人们关注，使听力学得到长足发展。1945年，美国的耳科医生Norton Canfield和言语病理学家Raymond Carhart最早创立了听力学一词。1989年德国统一后，德国分别设立了儿童听力学和言语语言学两个独立的专业。1993年开始，美国设立临床听力学的博士学位，目前全美共有200多个听力与言语病理学专业的硕士点和博士点。

第二节　正　常　语　言

一、正常人的语言发育

语言(language)是人类最重要的交流工具，由表达外部和内部世界的一系列符号所组成的通讯系统，它按照一定的语言规则构成，其具体内容能够不断地得到修正与扩充。

在人类的进化过程中，人的脑容量是不断增加的，尽管这并不意味着语言单纯是由脑容量所决定的，但是，人类婴儿出生时的脑容量仅为350 cm^3，1周岁时，脑容量达到850 cm^3，这时才能开口说话，到5岁时脑容量接近成人水平。

人类从幼儿刚刚学语到学步，以及学龄儿童逐渐掌握更强、更复杂的语言技能的各个阶段都显示了脑的成熟变化。但是，这种变化无论在客观解剖水平(系统和组织)，还是在微观解剖水平(细胞和亚细胞)，至今还很少被确定，所以目前人们研究人类的语言发育还只能从语言的表现形式上区分。

1. 0～1岁(婴儿期) 是语言的准备时期或语言开始发生时期。一般将0～6个月称为学语前期；7～12个月称为学语期。

婴儿出生时一瞬间所能发出的声音完全是由于生理需要引起的。此后的6个月内属于学语前期，发出的声音中以类似元音的声音占主要地位，并常带鼻音(nasal)，这是由于软腭位置较低所产生的。随着发声器官的发育，6个月后可以发出的声音中出现辅音。婴儿期的语言发育可细分为5个阶段：①第1阶段(0～6周)，发声为反射性声音。如婴儿饿时，采用哭声来表示情感。同样可以用哭声表示冷热、疼痛等信息。这种哭声虽然大多无差异，但哭叫是最早的发声训练。②第2阶段(6周至4个月)，开始出现笑声、咕咕声，此时声音出现分化现象，亲人可以通过婴儿的声音初步分辨婴儿可能出现什么问题。如出生后2个月左右，婴儿吃饱了且身体很舒服时就能咕咕发声，3个月的婴儿会笑、会尖叫和咆哮，但是这些表现与日后儿童语言发育并无多大联系。③第3阶段(4～7个月)，进入咿呀学语阶段，这时婴儿的发声开始变得活跃，会发出一些连续的声音或音节，并开始具有特定的含义。如此时的婴儿会发类似"爸爸"、"妈妈"的声音，如/pa pa pa pa/,/ma ma ma ma/。在此阶段如果婴儿存在听力缺陷，其咿呀学语的数量及音质就已经表现出与正常婴儿不同。④第4阶段(7～10个月)，是婴儿自我模仿阶段或称作"自言自语"阶段。此时婴儿会开始出现类似辅音+元音和元音+辅音结构的音，具有一种节奏性的重复同一音节的倾向。这个阶段中孩子已经开始学习控制自己的声音，并注意监听重复自己的发声。⑤第5阶段(10～12个月)，婴儿的音段表向环境语言(environmental language)的音段表转移，婴儿正式出现辅音+元音和元音+辅音结构的发音，并有重音和音调。此时的婴儿会模仿他人的言语声音，并能根据成人言语指令做出相应的动作。

2. 1～2岁(幼儿期) 此时儿童逐步获得理解词汇(vocabulary comprehension)和表达词汇(vocabulary expression)的能力。当婴儿将词的发音与物体或动作间形成关联时，逐渐开始对词的内容发生反应，开始"懂得"词的意思，这时"词"已经开始成为言语信号，即第二信号，可能儿童自己还不能利用语言，但可以说此时期已是儿童与他人言语交际(speech communication)的开端。

儿童总是通过模仿来学习，儿童也随着模仿动作到模仿语言，经过反复不断地强化后，逐渐说出正确的词。在这个时期，绝大多数儿童在操作方面表现出极强的用手习惯，通过使用工具或玩具，如毛刷、铅笔、牙刷、杯子、汽车、娃娃等，可以迅速学会识别这些工具或玩具，并可进行一些简单操作，这是词与具体事物联系的重要过程。儿童在模仿成人的言语中学习到词汇。但是儿童最初的言语表现只是单词，没有语法，此时的言语没有内在联系，只是与环境平面关联。儿童最先掌握的词汇多属名词，如人物、动物、食物、玩具等几大范畴，随着掌握的词汇量的增加，范围逐渐扩大至人体器官、衣服、日常生活用品、交通工具等，绝大多数仍为名词。此时期的儿童语言发育到了一个新的阶段。

1岁半左右的儿童开始进入双词句阶段(double words phase)。此阶段随着儿童掌握词汇量的增加，逐渐会出现双词和单句，并且逐渐掌握母语(native language)语法规则。虽然这时儿童所掌握的还语法形式存在许多错误或被人所听不懂，但会得到成人的纠正，这对儿童的语言发育起到了积极的作用。双词句阶段不单纯是儿童语言结构的发展，还标志着儿童语言能力(language ability)的提高。

3. 3～5岁时(学前期) 儿童到了3岁以后，开始能听懂和运用各种基本类型的句子

(单句和部分复句),并随着语言的发育,单句(simple sentence)逐渐减少,复句(compound sentence)逐渐增加,言语的信息(speech information)量逐渐加大。除了名词、动词外,逐渐掌握形容词、副词、代词,此时期语言是高度积极发展的时期——好问期(question-asking stage)。在此期,儿童富于想象力的玩耍有明显的发展,儿童间的友谊已形成。儿童喜欢与成人交往,喜欢听故事、诗歌,并且能记住其中的内容,在所熟悉的成人及小伙伴之间的言语活动中,想象(illusion)、叙事(narration)及再创造能力(recreation ability)的获得迅速发展。

4. 6岁以后(学龄期)　大多数儿童6岁以后学习读与写,此阶段语言能力进一步完善,逐步掌握各种语言技巧,属于语言完善与修饰阶段。

二、言语的产生、传递和处理过程

(一)言语的产生

言语的产生是一个非常复杂的过程,从语言中枢发出指令到正常言语的产生是由三个系统的共同作用实现的(图1-1)。

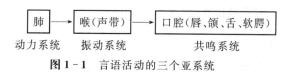

图1-1　言语活动的三个亚系统

1. **动力系统(呼吸系统)**　肺和胸、腹部的肌肉以及非肌肉组织组成的呼吸系统,能主动地或被动地改变肺容量。讲话时,先吸入空气,然后将声带内收和拉紧,并控制呼气,从肺排出的空气保持在相对恒定的压力之下,这些空气受其他两个亚系统活动的调制,产生声音。声音的强度取决于振动时声带的长度、张力、质量和位置,至少有40条肌肉参与发声,是一个高度复杂的过程。

2. **振动系统(发声系统)**　喉的软骨和肌肉,特别包括声带在内组成的发声系统,为讲话提供了基本的声源——声带振动产生声能(sonic endrgy)。它使发声状态和无声状态的交替变换成为可能,发声状态时,喉内肌、喉外肌和呼吸肌需要协调的活动。包括发声前调节声调、发声反射调节和声音监听三个过程。这三个过程是短暂的、连续的,任何一个过程发生异常都会造成言语运动障碍。根据空气动力肌弹力学说(aerodynamic-myoelastic theory),声音的产生决定于呼出气流的压力与喉内肌肉的弹性组织力量之间的相互平衡作用,这种平衡作用的变动可以改变声调(tone)、强度(intensity)和音质(voice quality)。喉部受随意和反射系统的控制,发声时,吸入空气,使声带外展到中间位(intermediate position)或外侧位(lateral position),开始呼气时喉内收肌收缩,使两侧声带互相接近,用以对抗呼出气流的力量,使两者平衡,当声门逐渐缩小时,呼出气流的速度会逐步加快,因为声带之间气流速度增快,则声带之间的气体压力会随之降低,这种现象被称为贝努里(Bernonlli)效应。由于在声带之间造成了相对真空,双侧声带被牵拉接近,一旦声带被拉靠拢在一起,完全阻塞气道,声门下方的气体压力增加,直到压力增加到足以使声门开放为止,当声门开放了,声门下压力随之降低,声门的组织弹性效应又使声带闭合在一起。这种现象重复得非常快,形成一个人声音的基本频率(basic frequency),循环得越快声调越高,循环的越慢声调越低。男性青年成人的基本频率为124 Hz,女性青年成人的基本频率为227 Hz。

3. 共鸣系统　共鸣系统(resonance system)又称发音系统,是由若干可动结构——舌、下颌骨、唇和软腭组成,这些结构与不动结构——上齿、硬腭和咽后壁并置或相互并置,产生各种言语声。当喉处于发声状态时,这个系统的作用是从喉到口的声道中产生一组可变的共振腔,选择性地放大某频率声源的声能,此声音频率由腔体的大小和形状决定。此外,发音系统形成狭窄的收缩道,使空气从肺部以湍流方式流出,产生摩擦辅音(frecative consonant)声源。

讲话时,发音器官在声道相对开放和相对收缩或全部闭间交替变换。声道开放状态发元音,闭合或相对闭合状态发辅音,这两种形式均称为音段,在所有语言中,音段似乎形成有组织的结构,称为音节(syllable)。一个音节必定有一个元音,与该元音相邻的有一至几个辅音,或前或后。至于一个元音相邻的辅音数以及音节中音素序列的内部结构则具有一定规律,这些规律因语言而异。

(二) 声音的传导

声音(sound)是可被人耳觉察的空气、水或其他介质的压力变化,每秒钟压力变化的次数即声音的频率以赫(Hz)为单位。人耳可听到声音频率范围为20~20 000 Hz,人类语言主要在20~20 000 Hz频率范围内(图1-2)。

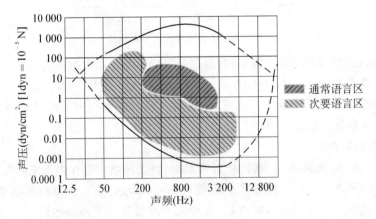

图1-2　人类正常听阈

声音的传导要经过4个过程,即外耳水平(external ear level)、中耳水平(middle ear level)、内耳水平(inner ear level)传导,还有脑的听觉中枢传导通路(图1-3)。

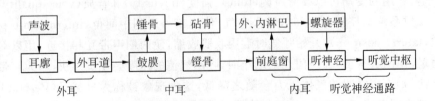

图1-3　声音传导过程

1. 外耳　外耳(external ear)由耳廓和外耳道组成,后者的中段为鼓膜所封闭。耳廓和耳道的形状有助于使3 000 Hz为中心频率的广阔范围内的声音放大达20分贝。

2. 中耳　中耳(middle ear)位于鼓膜后面,在正常情况下充满空气。耳咽管连接中耳

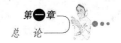

腔和鼻咽腔,在吞咽、呵欠、咀嚼等过程中,耳咽管周期性地开放使中耳内能维持稳定的大气压。进入耳道的空气声波撞击鼓膜使其运动,3 块听小骨(锤骨、砧骨、镫骨)把这种运动传至内耳。由于鼓膜的面积大大超过镫骨足板的面积,故作用于镫骨足板(前庭窗)单位面积上的压力大大超过作用于鼓膜上的压力,称为鼓膜增压作用(图 1-4)。

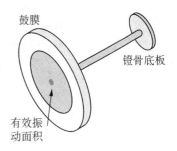

图 1-4 鼓膜增压作用

3. 内耳 内耳(inner ear)位于头颅颞骨内,包括听感受器(柯蒂器)和头部运动位置感受器。

听感受器由感受细胞(毛细胞)组成,毛细胞被支持细胞维持在一定位置。毛细胞是上皮细胞的变种,其顶端有毛(静纤毛)伸出,毛细胞的基底部与听神经轴突相连,每根听神经包括 24 000~50 000 根轴突。到达内耳的声波使毛细胞的基膜运动,静纤毛移位,从而诱发动作电位,将声波机械信号转换成生物电信号,通过听神经把来自内耳的信息传送到脑(图 1-5)。

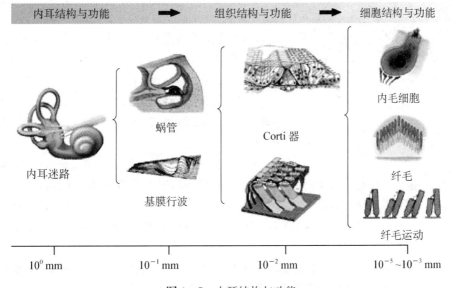

图 1-5 内耳结构与功能

4. 听觉中枢(acoustic center) 由听神经传递的信息被耳蜗神经核的神经元接受、转换,之后形成外侧丘系传递到脑干较高级中枢的下丘核团。此后经脑干传递的信息到达丘脑的内侧膝状体,经内侧膝状体换元后投射到大脑皮质听区。听皮质包括一个按音调排列组织的初级区和几个周围区,所有这些区域都接受一个或多个内侧膝状体分区的输入。

(三)言语的处理过程

言语是人类特有的能力,一般认为正常人处理语言的过程是大脑皮质完成的一系列言语器官或组织的协调工作,包括语言理解、内容整合、信息传递以及发声构音器官的协调运动等(图 1-6)。言语处理功能与大脑的发育有关。各种先天性和后天性因素会影响言语处理过程,如先天性大脑发育不全、脑梗死或脑外伤等。

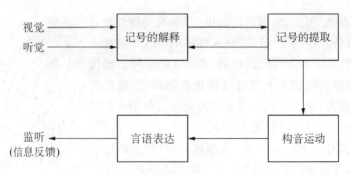

图1-6 正常人的语言处理过程

目前大部分有关正常人类语言处理过程的研究还只是停留在动物实验研究和脑损伤后所引起语言障碍研究的推论上,因此存在多种观点。

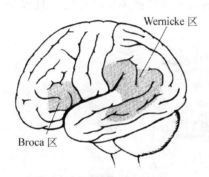

图1-7 传统模型中优势半球内语言区域位置

1. **传统语言神经模型** 传统语言神经模型认为人脑存在较为稳定的语言功能区,此模型基于Broca和Wernicke对脑卒中病人语言功能改变的实验研究(图1-7)。

一个世纪前法国神经解剖学家Paul Broca通过对15例大脑病变病人的检查发现,大脑左半球额叶损伤是言语丧失的原因。其所著的《我们用大脑左半球说话》一书中提出了大脑皮质的定位学说。自此,大脑左半球额下回后部被定名为具有言语运动功能的Broca区。

1874年,德国神经学家Carl Wernicke通过病体解剖发现,大脑左半球颞上回病变病人有严重的理解障碍,既无法理解别人的话,也听不懂自己说的内容,其语言表现为语量大、流利但不能达意。此后的研究进一步显示,影响言语感觉和理解功能的区域包括大脑半球后部的颞叶、顶叶比较广的区域,该区域被定名为Wernicke区。

Broca和Wernicke的另一重要发现是虽然绝大多数人的大脑支配对侧躯体,而语言的中枢通常在一侧大脑半球内,大多数为左侧半球,因此,被称为优势半球。

2. **新神经语言模型** 随着信息化实验技术的发展,尤其是语音学技术的突破,保持一个世纪的传统语言模型前才得到相当的改进,新神经语言模型的基础是由于应用了语音学技术、电定位技术确定语言区域,新模型得到的言语区定位构型是较为离散的(图1-8)。

新神经语言模型以电刺激定位研究为基础,语言皮质用虚线分为一系列区。语言的基本区域似乎是由几块1 cm² 左右的脑区镶嵌而成。这些镶嵌块边缘分明,但其确定位置有相当的个体差异,特别是位于后颞叶或顶叶者。此种变异在一定程度上与病人性别(男性的额及顶镶嵌块较大)及整体说话能力(说话能力差者多数

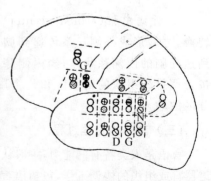

图1-8 侧移语言皮质神经结构的改进模型

顶叶镶嵌块较大)有关。所以语言区域分布在男性和女性间稍有不同。如果在同一个体确定多种语言功能区域,则在总的语言区域内可有许多对应不同语言功能的镶嵌板(inlaid board)。对两个不同的语种,与同样的物体命名有关的镶嵌块稍有不同。新模型中与语言运动有关的区域大大超出了传统的Broca区。

尽管根据现有的知识已经可以列出人类语言活动神经基础的一般特性,但大多数细节还不清楚,甚至对优势半球的其他结构,如尾状核、壳核等皮质下结构也有语言功能这些大问题还有争议。

关于汉语言处理,国内近年的研究发现汉字的认知对大脑两半球功能分工有影响,中国人大脑两半球的语言功能一侧优势可能并不如西方人那样显著,使用汉字的中国人虽左侧半球语言功能占优势,但大脑两半球均有一定的语言功能。但是,也有持不同意见者。

三、现代汉语特征

汉语有着几千年的发展历史,是世界上最为复杂的语言之一,英语字母在计算机中只占1个字节,而汉字要占2个字节。现代汉语从古代汉语中接受了基本词汇和一批古今通用的词汇,历史书面写作和口语运用中还产生了大量熟语(成语、谚语、歇后语、惯用语等)。并随着社会生活的发展,现代汉语还在不断创造和吸收新的词语。由于中国地域辽阔,汉语还形成多种方言(dialect)。与国内外其他民族交往中,吸收了不少舶来语,随着时代发展,科技进步,各学科的术语、各种行业语也在不断丰富着现代汉语词汇。

(一)现代汉语音节的数量和使用频率

音节是最自然的语音单位(记号素),在汉语中,一个汉字读出来就是一个音节(儿韵尾除外),所以汉语音节是很容易分辨出来的。汉语的语句千变万化,但音节是有限的,现代汉语普通话的音节总数是400左右。这些音节在实际语言中的出现频率是很不相同的,经常出现的音节只是其中一部分。统计分析,将汉语音节分为常用、次常用、又次常用及不常用四类,分类如下。

$$
汉语音节 \begin{cases} 常用音节14个: \\ de、shi、yi、bu、you、zhi、le、ji、zhe、wo、ren、li、ta、dao \\ 次常用音节33个: \\ zhong、zi、guo、shang、ge、men、he、wei、ye、da、gong、 \\ jiu、jian、xiang、zhu、lai、sheng、di、zai、ni、xiao、 \\ ke、yao、wu、yu、jie、jin、chan、zuo、jia、xiao、quan、shuo \\ 又次常用音节62个(省略) \\ 不常用音节(省略) \end{cases}
$$

以上最常用音节与次常用音节相加仅47个,却占总出现率的50%,如果再加上又次常用音节,也只有109个,这109个音节占总出现率的75%。

(二)现代汉语音节的分解

音节(记号素)并不是语音的最小单位,它是可以分解的。现代汉语音节的分解方法常有三种。

1. **音素分解法**(phoneme decomposition mode) 同于西方的语音分解方法。它将音节一次分解为不可再分的最小的语音单位——音素。例如"言语"这两个汉字代表的音节,按音素分解法就可以把"言"分为Y-a-n三个音素;把"语"分解为Y-u两个音素。音素又可根据声源特性的不同划分为元音和辅音。元音的声源是声带的振动,而除少数辅音声带振动外(浊辅音),大多数辅音则是声带并不振动。因此元音较响亮,辅音则因发音时气流受阻多不响亮。

2. 声韵调分解法(tone and prosody decomposition mode)　这是我国传统的语音分解方法。它着重于语言结构成分的组合,音节前部为声母,音节后部分韵母,贯穿整个音节的音高变化的是声调。这种分解方法还将组合较为复杂的韵母部分再进一步分为韵头、韵腹、韵尾,比较符合汉语的实际。声调有区别词义的作用,同样的声母和韵母构成的音节,如果声调不同,它们所表示的意义也不一样。

(1) 声母:普通话语音共有21个辅音声母。

1) 发音部位:语音学里把发辅音时发音器官形成阻碍的部分叫"发音部位"。普通话语音的声母共有7种不同的发音部位。

双唇音:发音时,上唇和下唇形成阻碍。如:b、p、m。

唇齿音:发音时,上齿和下唇形成的阻碍。如:f。

舌尖前音:发音时,舌尖和上齿背形成的阻碍。如:z、c、s。

舌尖中音:发音时,舌尖和上牙龈形成阻碍。如:d、t、n、l。

舌尖后音:发音时,舌尖上翘,与硬腭前端形成阻碍。如:zh、ch、sh、r。

舌面音:发音时,舌面前部与硬腭形成的阻碍。如:j、q、x。

舌根音:发音时,舌根与软腭形成阻碍。如:g、k、h。

2) 发音方法:语音学里把发辅音时发音器官形成阻碍和除去阻碍的方法叫"发音方法"。21个声母共有5种不同的发音方法。

塞音:发音时发音器官完全闭塞,挡住气流,然后突然打开,气流冲过阻碍,爆发成音。如:b、p、d、t、g、k。

擦音:发音时,发音器官靠近,中间形成窄缝,使气流从中间摩擦成音。如:f、h、x、sh、r、s。

塞擦音:发音时,发音器官先完全闭塞,挡住气流,然后打开形成一条窄缝,使气流从中间摩擦成音。如:j、q、zh、ch、z、c。

鼻音:发音时,口腔通路完全闭塞,软腭下垂,气流振动声带后由鼻腔流出。如:m、n。

边音:发音时,舌尖抵住上牙龈,形成阻碍,然后舌尖两边松弛下垂,气流振动声带后从两边空隙流出,发出声音。如:l。

根据受阻时气流强弱的不同,声母又可分成:送气音和不送气音两种。送气音包括:p、t、k、q、ch、c;不送气音包括:b、d、g、j、zh、z。

根据声带是否振动,声母可以分为清音和浊音。清音是指发音时声带不振动,包括:b、p、f、t、g、k、h、j、q、x、zh、ch、sh、z、c、s;浊音是指发音时声带振动,包括:m、n、l、r。

(2) 韵母:普通话语音共有39个韵母。

按韵母中的音素分类,可分为:

1) 单韵母:共10个。含舌面单元音韵母,舌尖元音韵母和卷舌元音韵母。

2) 复韵母:共13个。含前响复韵母 ai、ei、ao、ou;后响复韵母 ia、ie、ua、uo、üe;中响复韵母 iao、iou、uai、uei。

3) 鼻韵母：共 16 个。含舌尖鼻音韵母（前鼻音韵母）an、ian、uan、üan、en、in、uen、ün.和舌根鼻音韵母（后鼻音韵母）ang、iang、uang、eng、ing、ueng、ong、iong。

3. 综合分解法（synthetcal decomposition mode） 随着现代汉语的发展，近年来以声韵调分解为基础，结合音素分解的优点，形成了一种新的汉语音节分解法，称作综合分解法。例如："论"，先分解为声母 l，韵母 uen，再进一步分解作为声母的辅音 l，作韵头的半元音 u，韵腹的元音 e 和韵尾的鼻辅音 n。

（三）现代汉语声调

声调是指音节的高低升降变化的一种语音现象（phonetic phenomina）。声调是汉语音节一个必要的组成部分，任何音节都必然有声调。在汉语音节中，声调具有分辨词义的功能。声韵完全相同的音节，只要声调不同，它们的意义就改变了。例如"自理、自立、资历"，它们的声韵发音是完全相同的，其意义的区别完全靠声调来表示。另外男性与女性生理因素不同，造成成年男性的声带比成年女性的声带长而厚，所以发出的音比女性低沉，男性与女性绝对音高大约相差一个 8 度，频率相差 1 倍。

普通话的语音有四种声调：阴平、阳平、上声、去声。例如：mā 妈，má 麻，mǎ 马，mà 骂，所表示的就是普通话的四个声调，它可以表示各自不同的意义。

第 1 种声调听感上是高而平，发音时声带保持均衡的紧张——阴平（mā）。

第 2 种声调听感上由低变高，发音时声带由松变紧——阳平（má）。

第 3 种声调听感上是先降而后升，发音时声带由紧而松再变紧——上声（mǎ）。

第 4 种声调听感上起音很高，然后一直往下降，发音时声带由紧变松——去声（mà）。

汉语普通话四声曲线图可清楚地反映出阴平、阳平、上声、去声的音高变化。在四声曲线图上还可看到一种简化的声调标记法即五度声调标记声（five-degree tone marking methord）：其竖线作为比较线，分为"高、半高、中、半低、低"五度，分别用 5、4、3、2、1 来代表。55 表示阴平，35 表示阳平，214 表示上声，51 表示去声（图 1-9）。

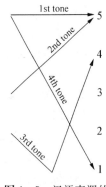

图 1-9 汉语声调的四声曲线

（四）现代汉语的音位系统

音位（phoneme）是听感相似，辨义功能相同的音素。每个音位包括的若干音素称为音位变体（allophone）。例如 [a][ɑ][A] 都是现代汉语 a 音位的变体，其中 [a] 为这个音位的代表音。由于环境或条件不同而造成的变体叫"条件变体"（conditional variation），由于社会习惯（如方言）造成的变体叫"自由变体"（free variation）。

下表列出现代汉语普通话音位与条件变体（以 // 表示音位）。

辅音音位 22 个：

/b/ [P]   /P/ [P']   /m/ [m]   /f/ [f]
/d/ [t]   /t/ [t']   /n/ [n]   /l/ [l]
/g/ [k]   /k/ [k']   /ng/ [ŋ]   /h/ [x]

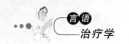

/j/ [tɕ]	/q/ [tɕʻ]	/x/ [ɕ]	
/zh/ [tʂ]	/ch/ [tʂʻ]	/sh/ [ɕ]	/r/ [ʐ]
/z/ [ts]	/c/s [tsʻ]	/s/ [s]	

这 22 个辅音音位中,ng 只作韵尾,n 可作韵尾,也可作声母,其余 20 个只能作声母。b、d、g、j、zh、z 音位在轻声音节中可能变为[b][d][g][dɕ][dʐ][dz],例如:喇叭、他的、八个、看见、走着、桌子。

元音音位 10 个:

/a/ [A]	/o/ [o]	/ê/ [ε]	/e/ [ɤ]	/i/ [i]
/u/ [u]	/ü/ [y]	/-i/ [ɿ]	/-i/ [ʅ]	/er/ [æ]

/a/有四个变体:[A](如"他"的韵母),[a](出现在 i、n 前,如"爱"、"安"的韵腹),[ɑ](出现在 o、ng 前,如"高"、"刚"的韵腹),[æ](出现在 ian 中,如"烟"的韵腹)。e 代表了三个音:/e/音位的变体[ɤ](如"和"的韵母),[ə](如轻声音节"哥"的韵母)和/ê/音位的变体[e](如"妹"的韵腹)。/i/有两个变体:[i](如"衣")和[ɪ](出现在 ai、ei 韵中,如"来"、"北"的韵尾)。/u/音位也有两个变体:[u](如"乌")和[ʊ](出现在 ao 韵中,如"袄"的韵尾)。

声调音位 4 个(每一调位均含轻声作为变体。)

(1) /55/有一个变体,即[55]。

(2) /35/有一个变体,即[35]。

(3) /214/有三个变体,即[214]、[35]、[21]。

[214] 单独或位于其他音节后面　　　明显、好

[35] 在上声字之前　　　美好、理解

[21] 在非上声字之前　　　北京、语言、理论

(4) /51/有两个变体,即[51]、[53]。

[51] 单独或位于其他音节后面　　　去、开会、知道
　　　或位于非去声字前　　　桂冠、大学、历史

[53] 位于去声之前　　　意义、贡献、迫害

(五) 字母和音标

为了记录音位和音素,需要记音符号,汉语常见的记音符号有拼音字母(alphabetic letters)、国际音标(international phonetic transcriptions);还有早期出现的注音符号(the national phonetic alphabet)等。在我国,汉语拼音作为注音符号占主要地位,在儿童早期教育中具有重要位置,但在言语障碍的描述中则需要用国际音标作为注音符号(表 1-1)。

表 1-1　拼音字母和国际音标对照表

拼音字母	国际音标	拼音字母	国际音标	拼音字母	国际音标
b	[p]	m	[m]	v	[v]
p	[pʻ]	f	[f]	d	[t]

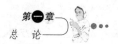

续 表

拼音字母	国际音标	拼音字母	国际音标	拼音字母	国际音标
t	[tʻ]	-i	[ɿ]	iao	[iau]
n	[n]	i	[i]	iou	[iou]
l	[l]	u	[u]	ian	[ian]
g	[l:]	ü	[y]	in	[in]
k	[kʻ]	a	[a]	iang	[iaŋ]
ng	[ŋ]	o	[o]	ing	[iŋ]
h	[x]	e	[ɤe]	iong	[ioŋ]
j	[tɕ]	ê		ua	[ua]
q	[tɕʻ]	er	[er]	uo	[uo]
	[ŋ]	ai	[ai]	uai	[uai]
x	[ɕ]	ei	[ei]		[uei]
zh	[tʂ]	ao	[au]	uan	[uan]
ch	[tʂʻ]	ou	[ou]	uen	[uən]
sh	[ʂ]	an	[an]	uang	[uaŋ]
r	[z]	en	[n]	ueng	[uəŋ]
z	[ts]	ang	[aŋ]		[uŋ]
c	[tsʻ]	eng	[əŋ]	üe	[yɛ]
s	[s]	ong	[oŋ]	üan	[yan]
y	[j]	ia	[ia]	ün	[yn]
w	[w]		[iɔ]		[yŋ]
y	[ɥ]	ie	[iɛ]		
-i	[ɿ]		[iɑi]		

（六）现代汉语的构词（word formation）

汉语的最小音义结合单位是语素，单一语素的词叫单纯词（simple word），由两个或两个以上语素组成的词叫合成词（compound word）。

```
单纯词 ┬ 单音节：土、人、水、风、子、民、大、海……
       │
       │         ┬ 联绵词 ┬ 双声（声母相同）：琵琶、澎湃、尴尬、蜘蛛、踌躇……
       │         │        ├ 叠韵（韵母相同）：从容、葱茏、葫芦、糊涂、葡萄……
       ├ 双音节 ─┤        └ 非双声叠韵：蜈蚣、蓊郁、珊瑚、疙瘩、蚯蚓……
       │         ├ 叠音词：姥姥、太太、猩猩、蛐蛐、蝈蝈……
       │         │        （叠音词是只含一个音素、相同音节的重叠）
       │         └ 译音词：夹克、的士、巴士、尼龙、吉普……
       │
       └ 三个音节以上：白兰地、凡士林、奥林匹克……
         （三音节以上的单纯词绝大多数是译音词）
```

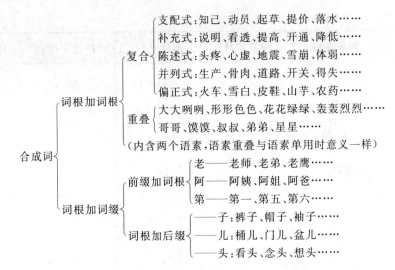

(七) 现代汉语常见句式

说话的时候，句子能表达一个相对完整的意思。每个句子又都有一定的语调，表示不同的语气。在连续说话中，句子和句子之间有一个较大的停顿，在书面上则用句号、问号或叹号表示语气和停顿。

句子按照结构方式可以分成单句和复句。

1. 单句 指不可再拆分出分句的句子。

(1) 主谓句：由主谓短语构成的句子。如：

今天是"五一"劳动节。

(2) 非主谓句：由其他短语或单个词构成的句子。如：

A. 呀！好漂亮的项链呀！

B. 禁止吸烟！

(3) 特殊单句：具有特殊句式的句子。

1) 把字句：用"把"（或"将"）将动词支配的对象提到动词之前的一种句型。如：

A. 我们把侵略者打死了。

B. 你简直把我当笨蛋了。

C. 不要把别人的东西弄坏了。

2) 被字句：用介词"被"字表达被动语义的句子。如：

A. 她从来没有被关心过。

B. 我们被骗了。

C. 玻璃杯被小孩打碎了。

3) 连动句：连用的两个或两个以上的动词或动词短语共同陈述一个主语，两个动词或动词短语之间关联词语。如：

A. 请你出来看一下。

B. 小李放下行李喝了口水。

C. 他们正下河抓鱼呢。

4) 兼语句：用兼语短语充当谓语的主谓句。其特点是谓语由一个动宾短语和一个主谓

短语套接而成,动宾短语中的动词通常是使令性动词。如:请、叫、让、派、使、教、劝、命令、禁止、任命、号召、选举等。如:

A．我请你解释一下。

B．老师让他下午去学校。

C．将军命令我们停止行动。

2. 复句　由两个或两个以上的分句组成的句子。

(1) 一重复句:只有两个分句的句子。主要有以下10种类型:

1) 并列复句:分句之间是平行相对的并列关系。主要关联词语是:既……又……,不是……而是……,还,也,同样,是……不是……,同时,一方面……一方面……,有时……有时……,有的……有的……。如:

A．我们既要好好学习,又要注意锻炼身体。

B．我们不是要讲空话,而是要行动。

2) 承接复句:一个接着一个的叙述连续发生的动作。常用关联词语有:就,便,才,又,于是,然后,接着,首先(起初)……然后……,从而。如:

A．他们俩手拉着手,穿过树林,翻过山坡,回到草房。

B．吃过了饭,老秦跟小福去场里打谷子。

3) 递进复句:后面分句的意思比前面分句的意思进了一层,分句之间是层进关系。常用的关联词是:不但(不仅、不只、不光)……而且(还,也,又)……,尚且……何况(更不用说,还)……,况且。如:

A．这种桥不但形式优美,而且结构坚固。

B．桥的设计完全合乎原理,施工技术更是巧妙绝伦。

4) 选择复句:分句与分句之间构成选择关系。常用的关联词是:与其……不如……,宁可……也不……,或者……或者……,不是……就是……,要么……要么……,或许……或许……,可能……可能……,也许……也许……。如:

A．作为一个有骨气的男儿,与其跪着生,不如站着死。

B．武松这一去,或者把老虎打死,或者被老虎吃掉,别无选择。

5) 转折复句:后一分句的意思与前一分句相反、相对或部分相反的意思。分句之间构成转折关系。常用的关联词有:虽然(虽、尽管)……但是(但、可是、却、而、还是)……,但是,但,然而,只是,不过,竟然。如:

A．虽然我一见便知是闰土,但又不是我记忆上的闰土了。

B．我们几个苦口婆心地给他讲道理,他竟然一句也没听进去。

6) 假设复句:前一个分句假设存在或出现了某种情况,后一个分句说出假设情况一旦实现产生的结果。常见的关联词语是:如果(假如、倘若、若、要是、要、若要、假若、如若)……就(那么、那、便、那就)……,即使(就是、就算、纵然、哪怕、即便、纵使)……也(还、还是)……,再……也……。如:

A．谁如果要鉴赏我国的园林,苏州园林就不该错过。

B．假如我平时认真一点,我现在就不用熬夜了。

7) 因果复句:前面分句说明原因,后面分句说出结果。常用关联词有:因为……所以……,由于……因而……,因此,故而,之所以……是因为……。如:

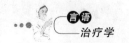

A．我们主张积极的思想斗争,因为它是达到党内和革命团体内的团结使之利于战斗的武器。

B．因为有很多朋友,所以我不会觉得孤单。

8) 条件复句:前一个分句提出一个条件,后一个分句说明这个条件一旦实现所要产生的结果。常见关联词语有:只要……就……,只有……才……,除非……才(不)……,无论(不管,不论)……都……。如:

A．衣服只要干净整齐,越朴素穿着越称心。

B．我们除非预先作了准备,这次行动绝无成功的可能。

9) 解说复句:一个分句阐述主题,其他分句主题进行解释、说明或总括。一般不常用关联词语。如:

A．纺线有几种姿势:可以坐着蒲团纺,可以坐着矮凳纺,也可以把纺车垫得高高地站着纺。

B．一种是教条主义,一种是经验主义,两种都是主观主义。

10) 目的复句:一个分句表示实现或避免某种目的,另一分句表示为此而采取的行为。常用关联词语有:为了,以便,用以,好,为的是,免得,免,省得。如:

A．我在这里吃雪,正是为了我们祖国的人民不吃雪。

B．答题之前,我们应仔细思考,省得过后又来修改。

(2) 多重复句:结构上有两个或两个以上层次的复句叫多重复句。有两个层次的叫二重复句,有三个层次的叫三重复句,其余依次类推。多重复句是由一重复句扩展而成的。

(八) 现代汉语语调

语音的高低升降变化在音节中表现为声调,在句子中表现为语调(intonation)。现代汉语语调也有四种:降调、高降调、升调、曲调,用以表示句子的不同语气。

例如:你喝酒。(降调)表陈述(indicative)

你喝酒!(高降调)表祈使(imperative)

你喝酒?(升调)表疑问(interrogative)

难道不是你喝酒?(曲调)表反诘(rhetorical)

(九) 汉字和现代汉语

世界上有许多种语言,记录语言的方式不尽相同。根据所记录语言单位的结构不同,可分为音节文字(syllable language)、音素文字(phonemic language)和语素文字(morphemic language)。汉字记录方式主要是由意符和音符组成的语素文字。汉语记录语素,因此汉字本身也就有了"字义",而作为记录英语的字母符号,它也仅仅是表示一定语音的字母,本身不具有实际意义。

组成汉字的符号大致可分为三类,即意符(meaning symbol)、音符(sound symbol)、记号(sign)。跟文字所代表的语素在意义上有联系的字符是意符;只在语音上有联系的字符是音符;在语音和意义上都没有联系的是记号。汉字里的象形字(pictographic characters)、指事字(self-explanatory characters)、会意字(associative compounds)以及形声字(pictophonetic characters)中的形旁均属于意符,因为它们跟它们所代表的语素在意义上有直接联系。汉字里的音符指形声字中的声旁,虽然汉字和表音文字都使用音符,但汉字的音符同表音文字的音符有很大区别。表音文字的音符是专职的,汉字的音符是借现成汉字充当的,属借音符性质,如"期"、"唱"等。在汉字发展的过程中,象形文字大多变得不象形了,如古代汉字的"☉"、"☽",演变成了今天楷书的"日"、"月",在字形上已经看不出与太阳、月亮的联系了,因此,可以说已就成了记号。但是这些"记号"字在形声字中常作形旁或声旁,还起着表意或表音的作用,可见还不是单纯的记号,而是具有双重性质,对古代的象形文字来说,今天已演变成了记号,从形声字的偏旁看,这些符号一直到今天仍保持着意符或音符的性质。由于现代汉语以形声字为主,而形声字是意符和音符的结合,虽然音符是借汉字来充当的,但它毕竟是汉字的表音成分,记号在形声字中还起着表意和表音的双重作用,因此,汉字主要是由意符和音符组成的一种文字体系(writing system)。

（十）汉字形、音、义的交叉关系

汉语是最难学的语言之一,不仅因为汉字数量多,语法丰富,更重要的是汉字的形、音、义之间存在交叉关系。有的语素有几种读音,有的语素存在几种语义,还有的语素既有几种读音又有几种语义。了解汉字形、音、义的交叉关系,对认识汉字的复杂性和正确掌握汉语言有着积极的作用。

1. 一字一义多音　是指一个汉字语素不止一个读音,但意义并无不同。

例如：薄　bó　　（薄弱、稀薄）
　　　　　báo　　（纸很薄、薄饼）
　　　臭　chòu　（恶臭、臭味）
　　　　　xiù　　（乳臭、铜臭）

2. 一字一音多义　是指一个汉字语素一种读音具有几种语义。

例如：老(lǎo)表年岁大(老大爷),表尊称(徐老是知名画家),表老人死亡(隔壁前天老了人了),表示很久以前就存在的(老朋友),等。

3. 一字数音数义　是指一个汉字语素在不同的词里读不同的音,表示不同的意义。

例如：假　jiǎ　　（真假、假人）
　　　　　jià　　（假期、休假）
　　　率　lǜ　　（效率、圆周率）
　　　　　shuài （率领、率先）
　　　阿　ā　　（阿姨、阿婆）
　　　　　ē　　（阿谀、阿弥陀佛）

4. 数字同音异义　是对同一个读音,可写作不同的字,具有不同的语义。

例如：bì—— 必(必定)　　毕(毕业)
　　　　　　 壁(墙壁)　　臂(臂膀)
　　　　　　 币(货币)　　避(回避)
　　　　　　 弊(舞弊)　　闭(闭幕)

第三节　言语障碍分类

一、失语症

失语症(aphasia)是言语获得后的言语障碍,是由于大脑损伤所引起的言语功能受损或

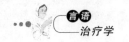

丧失,常常表现为听、说、读、写、计算等方面的障碍。成人和儿童均可发生。

在传统的语言模型里典型的 Broca 失语症是由左侧大脑中动脉的上部血供破坏所引起,并至少累及 Broca 区域的大脑皮质,该皮质位于额下回后部,正好在唇、颚、腭、声带和膈等肌肉的主要运动区前方,这些肌肉均与言语有关。尽管这种失语症病人临床表现出较好的理解力,但他们说话极少或讲得很慢,而且费力,发音不清晰,呈电报式语言。Wernicke 失语症通常由左半球颞上回后部,该区域邻近听皮质区域。这一区域病变的病人与 Broca 失语的病人在言语障碍上有明显不同,这些病人说话是流利的,有时甚至是过分流利。但是他们对语言的理解力差,因此表达语无伦次,常常用一些音或义相似的不正确的字取代正确的。而把 Wernicke 区与 Broca 区联结起来的功能联系纤维是弓状束,其损伤导致的失语称为传导性失语,病人有一定语言理解力,语言流畅性比 Wernicke 失语要差,临床表现以复述障碍为特征。

二、构音障碍

凡是参与言语运动的任何环节的器质性障碍、言语运动不协调都可以引起构音障碍。可以把构音障碍分为(中枢性构音障碍)、器质性构音障碍和功能性构音障碍。

1. 运动性构音障碍(dysarthria)　由于神经肌肉病变引起构音器官的运动障碍,出现发声和构音不清等症状称为运动性构音障碍。一般临床所说的构音障碍是属于这一类。常见病因有脑血管病、脑外伤、脑瘫、多发性硬化、先天性中枢系统畸形等。如患有帕金森病、肌萎缩性侧索硬化、小脑疾病或损伤等疾病的病人表现出言语运动障碍,并伴有脊髓运动系统的运动性体征和症状。这些疾病最明显的言语障碍表现是讲话缓慢和发音含糊。

2. 器质性构音障碍(organic dysarthria)　由构音器官形态上的异常产生的构音障碍,称为器质性构音障碍或器质性言语运动障碍。其代表疾病为唇腭裂,此外还有唇、齿、舌、鼻、咽喉等器官的先天性或后天性结构异常所致的发音障碍,例如:短腭、先天性鼻咽腔闭锁、巨舌症、无舌症、后天性咽部化学烧伤、扁桃体术后软腭瘢痕等。以往常将许多构音障碍归咎于舌系带短所致,但有调查证明舌系带相对短的儿童并不一定出现构音障碍,除非舌系带过短引起舌头活动明显受限而造成构音障碍。

3. 功能性构音障碍(functional dysarthria)　构音器官没有任何运动障碍和形态异常,但产生的声音有异常时,称为功能性构音障碍。其原因大多为错误构音动作的固定化或构音发育的不成熟。这和个体差异与语言环境有很大的关系。还有一部分功能性构音障碍是由于心身性疾病或癔症引起的,称为精神性构音障碍。功能性构音障碍通过语言治疗或心理治疗是可以恢复的。

三、听力障碍所致的言语障碍

听力损失是造成语言学习和应用障碍的最直接原因。听力损失越严重,对语言发展越不利。从言语康复的预后看,鉴别听觉障碍出现在获得言语之前或是获得言语之后尤为重要。儿童一般在 7 岁左右言语即发育完成,这时可以称之获得言语,获得言语之后的听觉障碍的处理只是听力补偿问题;获得言语之前特别是婴幼儿时期的中度以上的听力障碍所导致的言语障碍(deafness and dumbness),不经听觉言语康复治疗,获得言语会很困难。也有学者认为在获得言语之前的重度、极重度听力障碍及全聋的个体没有必要学习口语,可考虑直接进行手语训练。

根据听力受损时间可将听力障碍分为先天性听力损失(congenital hearing loss)和后天性听力损伤(acquired hearing injuries)。

1. **先天性听力损失** 可能由于发育畸形、母怀孕期的疾病(如风疹、梅毒)、分娩期的疾病或意外(如新生儿黄疸、缺氧、外伤)所致。

2. **后天性听力损伤** 可能由下列多种病因中的一种引起,病毒或细菌性疾病(如流行性腮腺炎、耳部带状疱疹、脑膜炎、梅毒),伴有颞骨骨折的头部损伤,耳毒性药物(特别是链霉素、髓袢利尿剂和大剂量的阿司匹林)、强噪声暴露,爆炸损伤,由血管功能不全或梗死所致的耳供血不足,耳硬化症,梅尼埃症(耳性眩晕症),或者是自然衰老过程。自然衰老是所有原因中最常见的,往往对双耳的影响相等,但在梅尼埃症和突发性聋可能仅累及单耳。

根据听力损伤部位可将听力障碍分为传导性聋(conduction dearness)、感觉神经性聋和混合型聋(mixed type deafness)。

1. **传导性聋** 听力损害的部位通常是周边性的,常见于外耳、中耳或内耳的缺陷或病变。传导性聋对所有频率的听力都会受到影响,但以低频听力的损失明显,听力损失常小于60 dB。通常用药物、手术等方法治疗多能痊愈,对于久治不愈影响言语交往的也可考虑佩戴助听器,通常能收到满意助听效果。

2. **感觉神经性聋** 在感觉神经性聋,外耳和中耳功能正常,但在耳蜗和耳蜗神经通常有病理的改变,最常见的是柯蒂器听感觉细胞(毛细胞)广泛缺乏,或伴有一些耳蜗神经纤维和螺旋神经节细胞的继发性变性。这种类型的聋是由于衰老、耳毒性药物和噪声暴露所引起的。因为听感觉细胞目前尚无办法使其再生,所以任何这样的损害一般是不可逆的。

3. **混合型聋(mixed type deafness)** 当损害兼有传导性和感觉神经性的特征时,为混合型聋。某些病毒性疾病,例如流行性腮腺炎,严重的长期的梅尼埃症,突发性聋,以及侵犯骨迷路的被膜型耳硬化症等,耳蜗组织都可能变性,发生混合型聋。

四、发育性言语障碍

儿童语言发育迟缓(delayed language development)是指儿童在生长发育过程中其言语发育落后于同年龄其他儿童的情况。最常见的病因有大脑功能发育不全、自闭症等。这类儿童的大多数通过言语训练虽然不能达到正常儿童的言语发育水平,但是通过言语治疗可以尽量发挥其现有的和被限制的言语能力,不仅言语障碍会有很大程度的改善,还能促进患儿的社会适应能力。

五、脑瘫引起的言语障碍

脑性瘫痪(cerebral palsy,CP)简称脑瘫,是指出生前至出生1个月内大脑发育过程中各种致病因素所致的非进行性脑损伤综合征,以中枢神经性运动障碍及姿势异常为主要表现,并常伴有不同程度的精神发育迟滞、智力障碍、癫痫、语言及视觉、听觉、行为和感知异常等多种障碍。常见病因有脑缺氧、感染、外伤等。在发达国家每1 000个活婴中就有2~3个

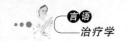

脑瘫患儿,我国该病的患病率约为2‰。

脑瘫患儿的脑损伤可直接损害语言脑区,而合并的视觉、听觉等感觉系统异常、智能异常、口运动异常等,使言语的输入、输出和中枢处理过程不同程度地受损,限制了正常模式的语言发育,而家庭和社会对患儿的失望及不适当的补偿更促成言语障碍的发生。脑瘫儿童的言语障碍可根据其不同的表现归纳为以下几类:构音障碍、语言发育迟缓迟滞以及听觉障碍所导致的言语障碍等。

六、口吃

口吃(stuttering)是人类的一种言语流畅性障碍。世界成人1%是口吃者,我国儿童口吃患病率约为5%。不论何种文明也不论何种文化与语言都可能有口吃发生。同卵双生的口吃共患率比异卵双生的共患率要高,这表明遗传因素起着作用。另外研究发现口吃者男性居多。

口吃的确切原因目前还不十分清楚,部分儿童是在言语发育过程中不慎学习了口吃,或与遗传以及心理障碍等因素有关。口吃常表现为在辅音、元音及单词的发音方面出现重复、拖音及不适当的停顿,属言语流利障碍。部分儿童可随着成长自愈;没有自愈的口吃常常伴随至成年或终生,通过训练大多数可以得到改善。

七、失读、失写、失认、失用

(一) 失读

失读(alexia),是大脑病变所致部分或完全不能朗读和理解文字的意义。失读和诵读困难一般是同义词。失读可分为先天性失读和后天性失读。后天性失读是各种因素引起的诵读句子和单词的能力受损,许多病人甚至不能朗读单个字母。后天性失读最常见的原因是脑血管意外,即由脑血管疾病所引起的脑梗死或脑出血等局部脑损伤。但是,其他如脑瘤、炎症和脑外伤也均能造成失读。后天性失读常与失语、失写等症状伴发。如果病人仅有文字阅读障碍,不伴口语表达、理解和书写障碍称为纯失读。主要见于左大脑后动脉分布区的左颞枕结合区合并胼胝体损害,可伴有命名障碍或颜色失认。

先天性失读表现为从童年起即已存在的学习无能,阻碍了读、写两种技能的正常获取,失写与失读常同时存在。

(二) 失写

失写(agraphia),表示大脑受损害情况下出现的一种书写能力障碍。虽然还有一种发育型的失写症,它是先天性失读障碍的一个组成部分,但失写这个名称通常用于后天获得性的障碍。失写病人可能完全无能力书写单词甚至单字,或者虽能书写单词但有许多拼写错误。某些病人的症状可仅限于不能把书写材料从一页纸的左侧恰当地移置到纸的右侧的水平基准线上,即所谓空间失写症,见于优势半球顶叶上部损害的病人。另一些病人的症状则限于无法保持字体大小的一致性,句末字体越写越小,即写字过小症,见于帕金森病。虽然已有单纯失读的病例报道,但失写极少孤立发生。失写通常是失语征群的部分,即大多数失语病人都有某种程度的失写。

镜像书写(mirror writing)为失写症的一种特殊表现形式(图1-10、1-11)。

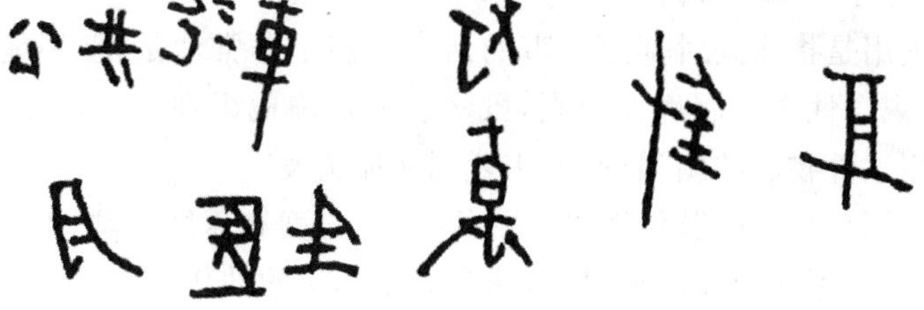

图 1-10 完全性镜像书写

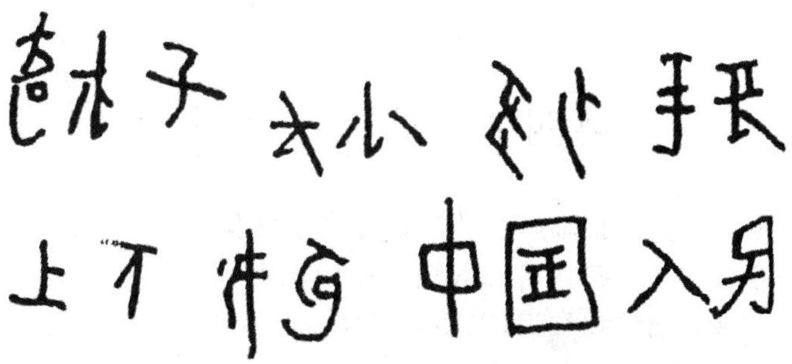

图 1-11 不完全镜像书写

部分性或完全性镜像书写为汉语失写症的特征之一。多见于左大脑半球病变，右半身瘫痪用左手写字者，也可以见于右大脑半球病变，左半身瘫痪，但程度较轻仍能用左手写字者。

（三）失认

失认（agnosia）是指一种发生于大脑损伤以后的，在没有知觉障碍、智力障碍或语言障碍的情况下对先前已知刺激的后天性辨认能力的损害。失认一词最早是由1918年Freud在其研究神经病学期间所撰用。理论上，失认可能出现于任何一种感觉通道中，然而实际上明确的实例仅出现在视觉和听觉范围内，视觉失认和听觉失认都可以继发语言障碍。

视觉失认（Visual agnosia）的典型表现是病人对眼前看到的、原来熟悉的物品或人像不能正确描述和命名。此种病人不能辨认亲戚、朋友的面容，甚至不能在镜中辨认自己的面容，可是他们能通过听取亲戚、朋友的声音来毫不费力地识别这些面容的主人。

听觉失认通常是病人听力正常却不能辨认原来熟悉的声音，此种损害往往继发于大脑中动脉区域的脑血管疾病。患有阿尔茨海默（Alzheimer）病并出现痴呆表现的病人，在疾病后期常发生视觉和听觉的同时失认。

（四）失用

失用（apraxia）指一种特殊的运动功能障碍，其特点是虽然失用症病人没有运动和感觉方面的缺陷，但不能完成有目的动作。常见失用类型有观念运动性失用、肢体运动性失用、观念性失用、口面失用等。

与言语障碍关系甚密的失用症称为口面失用症（oral-face apraxia）或口部失用症，病人不能按指令进行口面部运动。这是与影响肢体运动相同的损害发生于皮质面颊区，当检查者要求口面失用症者吹哨子、鼓腮和清洁喉咙时，病人不能做出上述动作。常与口面失用症有关的损伤部位是口区前面的运动前区皮质，这个区域与Broca失语区重叠，所以口面失用

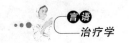

症常是 Broca 失语症的伴随症状。

观念运动性失用是指病人对其想从事的活动思想上非常清楚,但不能将这种活动转变为行动。例如,给观念性失用症病人牙刷,虽然病人正确地识别这件物品,但往往做出说明他不知道如何使用这件物品的错误,例如用牙刷来梳头发。

肢体运动性失用症病人的肢体能以正常的幅度、力度和速度运动,但不能按要求完成指定动作。因此,常常见到在测试的情况下,病人做不起来的动作,当有特殊的条件提示时,病人能自动地做出这个动作,例如,病人不能在命令下做挥手告别的动作,但当他离开房间时却能挥手再见。

第四节　言语治疗

完整的言语障碍的治疗包括临床医学检查与治疗和康复医学评估与治疗两大部分。本书主要介绍康复医学评估与治疗内容。言语治疗的原则之一是尽早介入,所以接触言语障碍的临床医生也应掌握言语治疗知识,以便为康复治疗师提供最佳介入时机。

一、言语障碍的检查与评估

与言语障碍治疗有关的检查主要有听力检查、语言功能检查和构音功能检查。

(一) 听力检查

听力检查(audiomtry)不仅可以了解有无听力障碍和听力障碍的程度,还可以为中枢听觉神经系统疾病和并非听觉问题的言语障碍的诊断提供依据。听力检查的方法较多,如标准纯音测听、听性脑干诱发电位反应测试、小儿行为测听、婴儿摇篮测听等。测听的目的是判定对象的听敏度和诊断病变性质。另外,通过测定耳听功能的动态范围,为选配助听器的病人提供客观依据。

(二) 语言功能检查

由于儿童语言发育的特殊性,国外 20 世纪 80 年代设立了多种语言发育迟缓的检查法,可针对不同语言发育状态的儿童进行语言能力检查。目前实际操作中多采用 PPVT,即皮博迪听觉词汇理解测验来检测儿童语言理解障碍。

成人失语症检查法第二次世界大战以后一直在不断改进中。目前国外采用《波士顿诊断性失语症检查法》,国内常用的有中国康复研究中心李胜利等编制的《汉语标准语失语症检查法》和北京医科大学高素荣等编制的《汉语失语成套测验》。

(三) 构音功能检查

构音功能检查(examination of articulation function)相对来说比较复杂,但总体上可以分为构音器官检查和语音检查两大类。

构音障碍的评定方法种类较多,主要有 Frenchay 评定法和中国康复研究中心构音障碍评定法。Frenchay 法是从反射、呼吸、唇、颌、软腭、喉、舌、言语 8 大项和 28 细项来评价构音障碍的严重程度。特点是图示评估结果,当评价完成后,病人的障碍类型清楚可见,易于发现哪些功能未受损,哪些功能受损严重。

中国康复研究中心构音障碍评定法由两部分组成,一部分是构音器官评定,包括呼吸、喉、面部、口、硬腭、舌、下颌、反射等功能检查;另一部分是构音评定,包括会话、单词检查、音节复述检查、文章水平检查等。对构音障碍的诊断、分类和治疗有明显的指导意义。

语音检查一般需要采用与儿童语言障碍治疗所不同的国际音标系统,要求检查者与治疗师有较好的语音辨别能力、现代汉语知识和国际音标知识,才能保证判断无误。由于汉语言活动中有大量的方言,语音检查难度较大。语音障碍常见于"腭裂"病人,语音检查的内容重点放在"腭裂"一章中阐述。

语言障碍的检查目的主要有两个:①为确定诊断、决定治疗方针、制订训练计划提供依据。②在治疗、手术、使用装具、施行训练计划前后,用于治疗效果的评价。

二、言语治疗的训练原则

言语训练是促进交流能力的获得和再获得的过程。

(一)评定准确、个性化原则

言语障碍病人的病因、症状、类型、程度各不相同,需要首先进行详细而准确的评估,作出个性化、针对性强的言语训练方案,才能达到预期疗效。

(二)难易适度、循序渐进原则

在制订训练计划时要难易适中,既不能太简单也不能太难。太简单达不到训练目的,太难会挫伤病人积极性。根据实际情况,制订适当难度的训练题目,使病人通过努力能达到80%的正确率后,再增加难度。只有循序渐进才能获得最佳疗效。

(三)突出重点、综合训练原则

根据言语障碍类型不同,选择重点训练课题。此外必须注意其他方面的训练内容。只有听、说、读、写各方面综合训练,才能相互促进,协调发展。

(四)积极参与、形式多样原则

言语治疗是一个长期而枯燥的过程,因此要采取多种形式的训练,增加病人的训练兴趣。如绕口令、联词、讲故事、多媒体训练、生物反馈等。

(五)强化信心、持续性原则

治疗之初首先使病人建立信心和决心,只有树立了战胜疾病的信心与决心才能积极主动的参与治疗。治疗过程中也要注重心理和环境的调整,保证病人不间断的积极训练。

三、常用言语治疗形式

由于每一位病人的背景各不相同,症状的表现形式千差万别。言语治疗要因人而异采用不同的治疗形式,国内目前常用的言语治疗形式有以下几种。

(一)门诊治疗

言语障碍的病人相当一部分是在门诊治疗。治疗师根据病人的具体情况,安排每周1~2次治疗日,具体指导、训练病人,并安排家庭训练课题,这种训练一般除病人本人参加外,还需要有一个直接参加家庭训练的人员参加,以便从中能习得训练方法,督促、指导与协助病人完成家庭训练。

(二) 住院治疗

在康复科进行住院治疗可以接受规范的、标准的系统检查与评价,开展专业医疗训练,因此得到最佳疗效。住院病人一般由康复医生填写言语功能检查与评价申请,由言语治疗师安排检查与评价。需要言语治疗的病人安排每周 3~5 d,每天 1~2 的训练治疗,治疗以一对一训练为主,也可以采用集团训练法、游戏训练法等多种训练形式。

(三) 家庭治疗

家庭治疗是在住院治疗和门诊治疗的基础上,以家庭为中心的一种较为有效的康复措施,适合于需要长期训练的慢性病病人。家庭训练也需要阶段性评价与指导,所以家庭训练的病人仍要与康复机构保持联系,定期咨询,随访,指导和改进训练方法。

四、言语治疗注意事项

(一) 言语训练的适应证和训练时机

原则上讲,所有的言语障碍都是言语训练的适应证,但有严重的意识障碍、情感障碍和行为障碍的病人或有精神疾病的病人是不适应的,有智力障碍的病人虽然也要训练,但严重智力障碍的训练效果却极差。

所有言语障碍的病人都应从早期开始训练,所以婴幼儿言语障碍的早期发现很重要,只有早期发现,才能早期治疗。

成人的言语障碍通常发病明显,原则上发病后要尽早开始言语训练。急性期可以在床上训练。开始时间以原发病稳定,临床主治医生许可即可进行。

(二) 言语训练的次数和时间

一般情况,言语训练的次数越多,时间越长,效果越好。一名言语治疗师一天中一直与病人在一起,肯定会有较好效果。但实际上,每天的训练时间是由训练者的工作时间以及诊治病人的人数决定。但至少应保证 0.5~1 小时/天,幼儿可以是 20 分钟/天的训练时间,而要求病人本人及病人家属协助训练的时间至少在 5~6 小时/天。

(三) 注重反馈的作用

行为学家非常重视反馈的作用。反馈是指病人在训练中,对自己的反应有意识的认识。对言语训练而言反馈包括两层意思,一是病人对自己现在所进行的反应有意识地、客观地把握,另一层意思是认识到这个反应正确与否。而病人在刚刚开始一个训练课题时,一般是不能把握自己的反应的,此时言语治疗师要充分说明病人要注意什么,怎么去认知,每当病人作出反应都要告诉他是否正确,这样反复进行,病人便能判断什么是正确的,什么是不正确的。初期言语训练中常难以获得满意的反应,但不能操之过急。特别应当指出的是运动性构音障碍的病人,反馈建立比较困难,因此应最大限度地利用触觉、视觉、听觉去努力获得反馈。镜子和录音机、多媒体言语治疗仪等设备,如暨南大学研制的 ZM2.1 语言治疗仪可以帮助建立反馈。

(四) 确保有效的交流手段

语言是交流的工具,对于言语交流障碍的病人,在其言语交流能力得到恢复前,首先要用手势、笔谈、交流板等工具,确保现存状态下的可能的交流。对未获得言语的幼儿,也应尽早利用一定的交流手段。

（五）原发病、并发症及意外事故的预防

在进行言语训练的同时要密切注意病人的原发病及并发症。当病人病情有变化时要即时处理，日常要有紧急情况的联络和处理流程。脑血管病病人的再发概率是很高的，心肺病人还要考虑负荷程度，这些在语言治疗前都要与病人家属交待清楚，治疗过程中发现异常，要迅速与临床医生联系。训练中要特别注意病人有无疲劳的表情和特殊体征。若过于疲劳，则停止训练，让病人获得休息。

另外还要注意意外事故的发生。如从轮椅移动到床或移动轮椅时要防止病人摔倒。进行吞咽训练时要防止误咽。

（六）言语训练中的卫生管理

语言训练与其他训练有所不同的是，治疗师不仅接触病人身体，还要经常接触病人的唾液和血液。所以一定要注意预防各种传染病，手指有伤时要特别注意。训练前后要洗手，训练物品要定期消毒，直接接触病人口腔或皮肤的检查训练物品时，要尽量用一次性的。

五、言语治疗的预后

言语障碍的治疗结果，最理想的是达到正常的交流水平，这在部分构音障碍、发音异常、听力语言障碍及口吃病人来说是可以做到的。但是，语言治疗工作者也必须清楚，还有相当一部分言语障碍的改善是有限的。因此不要轻易给病人很高的期望值，以避免达不到心理预期而出现抑郁情绪。

就听力障碍而言，一个中度以上听力障碍的儿童，如果能尽可能早地发现其障碍，安装助听器，并及早开始正确的言语训练，患儿是完全可能像正常儿童一样获得言语的。口吃的患儿在没有形成顽固性口吃之前，开展系统的口吃矫治也是十分有效的。一般来说，病人的年龄越小，损伤程度越轻，脑组织功能的活动水平越高，全身状况越好，训练欲望越强，训练条件等诸因素越优越，预后就越好。但是，作为病人障碍程度的个体差别是很大的，同样的疾病和同等程度的言语障碍，有的病人能得到迅速的改善，有的病人虽经长期积极的训练，也难以逾越一个平台。

成年人的言语障碍，随着年龄的增加经常有各种脏器功能的低下，疾病的再发作也是在所难免的。另外，成年人言语障碍的发生后，病人常出现比较严重的心理障碍，言语治疗要依每一位病人的情况设计一些比较现实的课题，调动病人的训练积极性，发挥残存言语能力的作用。在一些难以改善的病人，使用代偿发声装置和替代器具以解决言语交流，避免语言治疗的失败也是必要的。

进行性疾病本身的预后是不好的，有的病人不用说通过训练使其得到改善，就连维持现状都已十分困难。延缓随疾病的进展而出现的言语功能恶化，设法维持住病人交流能力是训练的目标。

总之实践证明言语治疗的效果是明确肯定的，但是言语障碍病人和言语治疗师没有坚定的信心、持之以恒的训练态度以及正确的训练方法，将难以达到预期效果。

（牟志伟　易慕华）

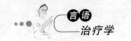

思考题

一、名词解释
1. 言语治疗学
2. 言语和语言
3. 言语障碍
4. 音素
5. 音位
6. 条件变体

二、填空题
1. 言语产生由_____、_____、_____等三个系统的共同作用实现的。
2. 言语的处理过程包括_____、_____、_____和_____。
3. 现代汉语常用音节有_____个,次常用音节_____个,占总出现频率的_____。
4. 根据记录语言单位的结构不同,将其分为_____、_____、_____,汉字是_____文字。
5. 组成汉字的符号可分为_____、_____、_____等三类。

三、单项选择题
1. 下列哪一项属于"言语障碍"而非"语言障碍"(　　)
   A．失语症　　　　B．失写症　　　　C．构音障碍　　　　D．语言发育迟缓
2. 进入双词句阶段的时期是指(　　)
   A．0～1岁　　　　B．1～2岁　　　　C．3～5岁　　　　D．6岁以后
3. 下列不属于言语动力系统的是(　　)
   A．肺　　　　B．喉的软骨和肌肉　　C．胸部肌肉　　　D．腹部肌肉
4. 下列不属于现代汉语音节分解法的是(　　)
   A．音标分解法　　B．音素分解法　　C．声韵调分解法　　D．综合分解法
5. 根据五度声调标记法,214表示(　　)
   A．阴平　　　　B．阳平　　　　C．上声　　　　D．去声
6. 对于言语障碍病人的言语训练的最佳介入时期,为原发病稳定后的(　　)
   A．1周　　　　B．1个月　　　　C．半年　　　　D．以上均不是

四、简答题
1. 简述正常语言发育过程。
2. 简述言语训练原则。
3. 简述言语障碍的分类。

五、论述题
请叙述言语障碍训练的注意事项。

第二章
失 语 症

学习目标

1. 掌握失语症的概念和分类,失语症的临床表现,失语症的鉴别诊断,失语症的治疗原则。
2. 熟悉失语症的检查方法与评估标准,中国康复研究中心失语症检查法。
3. 了解汉语失语症成套测验,非语言交流方法的训练。

第一节 概 述

一、定义

失语症是指由于脑部器质性病损,导致原已习得的语言功能受损,表现为对语言符号的感知、理解、表达和组织运用能力等某一方面或几方面功能障碍的临床症候群。

失语症不包括由于意识障碍和普通的智力减退造成的语言障碍,也不包括视听器官、发音器官和运动器官损害引起的阅读、听语、构音和书写障碍。因先天或幼年疾病引致语言学习困难,因其语言系统未建立,也就无所谓丧失,造成的语言功能缺陷也不属失语症范畴。

人的大脑分为左右两个半球,功能较多的称为优势半球。失语症通常是由于优势半球受损引起的。除少数人外,绝大多数人的优势半球位于左侧大脑皮质及其连接纤维。优势半球不同特定部位受损,可出现不同类型的失语症。例如,Broca 和 Wernicke 提出的语言分区分别与语言表达和语言理解相关。

二、失语症的常见病因

(一) 脑血管病

各种急、慢性脑血管病,脑血栓形成、脑栓塞、脑出血、脑血管瘤等疾病是失语症常见病因。我国的研究资料显示至少 1/3 以上的脑卒中病人可出现各种语言障碍。

语言中枢内分布的动脉主要包括大脑中动脉和大脑后动脉,如果优势半球的大脑中动脉或大脑后动脉出现血栓、栓塞、出血,就极有可能造成失语。有学者研究显示,失语症中 85% 的原因是由于左侧大脑脑血管意外(于曾志,2003)。

(二) 脑外伤

脑外伤也是导致失语的一个重要原因。一些意外事故,如车祸、高空坠落、剧烈撞击等都可能引起脑组织损伤。不同的损伤部位,失语症表现各异。颞叶外伤常出现Wernicke失语,并伴有同侧偏盲。缘上回损伤后,表现为理解与表达轻度困难,可伴有上肢运动和感觉障碍。

(三) 脑肿瘤

大多数脑肿瘤引起的失语在早期表现为暂时性发作,很可能伴随局部运动性癫痫症状。命名性失语和表达性失语是脑肿瘤病人常见的失语类型,尤其是命名性失语最多见。

(四) 感染

耳源性疾病引起的颞叶脑脓肿可引起持续性失语,脑炎、脑膜炎可导致暂时性失语。除此之外,一些躯体感染性疾病如肺炎、伤寒等也可引起暂时性失语。

(五) 其他因素

一些中枢神经变性疾病,如阿尔茨海默病和匹克病的发展过程中会出现失语症,并常常伴有智力衰退。另外,如果血管性痴呆病灶累及语言中枢可出现失语症状。

三、失语症常见言语症状

(一) 听理解障碍

是指病人对所听到的口语的理解能力降低或丧失。根据听理解障碍特点和程度可分为语音辨认障碍、词义理解障碍、语句和语篇理解障碍。

1. **语音辨认障碍** 语音辨认障碍并非指病人听不见语音,而是指在听到语音后不能正确辨认。如把"mo-fo"复述成"mo-mo"或"fo-fo"。纯音听力检查其听力正常或仅有高频听力的减弱。典型的重症病人见于纯词聋。

2. **词义理解障碍** 病人能正确辨认语音,可以正确复述听到的词语,但不能正确理解词义。在重症情况下,对日常生活的常用物品名称或简单的问候语也不能理解。

3. **语句和语篇理解障碍** 病人不能正确理解语句或语篇。但病人常常对总体语句或语篇进行猜测理解,如Wernicke失语者常表现为对语句的理解好于字词的理解。

(二) 口语表达障碍

是指语言陈述过程困难,口语表达过程中所表达的找词、语音、词汇、句法和语法障碍等。

1. **找词和命名困难** 指病人在谈话过程中,话到嘴边但说不出来,多见于名词、动词和形容词。在谈话中因找词困难常出现停顿,甚至沉默,或表现出重复结尾词、介词或其他功能词。所有病人都有不同程度的找词困难。如果病人找不到恰当的词来表明意思,而以描述说明等方式进行表达时,称为迂回现象。当面对物品或图片时,不能说出物品或图片名称为呼名障碍。

2. **错语** 常见有两种错语,即语音错语、词意错语。语音错语又称发音障碍,指失语症病人用错误的语音代替目标音的现象,如将"吃饭"说成"吃万"。没有发音器官的运动障碍是其与构音障碍的重要区别。词意错语是指用有意义的词置换目标词。如病人想"洗澡",

但表达不出来,最后说成"毛巾"。

3. **杂乱语** 也称乱语症。在表达时,病人往往能说很长很流利的话,但混有大量错语,缺乏实质词,以至说出的话使对方难以理解。还有一些病人甚至会造出词典里都没有的新词。

4. **言语失用** 指构音器官无病变的情况下,由于言语运动器官不能按正确的发音运动顺序工作,导致说话费力、不灵活,语词置换、添加、脱落等改变。

5. **语法障碍** 不能按照语法规则正确完整的表达意思,包括无语法和错语法。无语法是指语言有名词和动词堆积而成,类似电报式言语。错语法指句子中的实词、虚词均存在,但病人常用错关系词,导致语体结构紊乱,层次不清。

6. **刻板语言** 见于病情较重的病人,表现为固定、重复地使用特定语言。可以是单音节刻板重复,也可以是多音节重复,如"咔、咔","不啊、不啊"。这类病人回答任何问题都以刻板语言回答,这种语言障碍型也可见于儿童孤独症患儿。

7. **持续性语言** 是病人语言表达残存的现象,表现为持续重复同样的音节、词组或句子。

8. **复述障碍** 有复述障碍的病人不能准确重复检查者所说的内容。复述障碍主要表现在三个环节。

(1) 言语输入障碍:常见于Wernicke失语和纯词聋。

(2) 言语转换障碍:典型者见于传导性失语。

(3) 言语输出障碍:常见于Broca失语和纯词哑。

9. **模仿语言** 机械性的复述检查者的话,称模仿语言。如检查者询问病人"你知道我是谁吗?",病人重复"你知道我是谁吗?"。有的病人还有系列语言的补充现象,例如:检查者说"1、2、3、4、5、6…",病人可接着数"7、8…",但病人并不一定理解实际内容。

(三) 失读症

也称为阅读障碍,大脑受损导致阅读障碍称为失读症(alexia)。阅读包括对文字的理解和朗读,如果能读出汉字但不能理解称为音-义脱离。

1. **视觉性失读** 病人既不能正确朗读文字,也不理解文字的意义,表现为词与图的匹配错误或完全不能用词与图或实物配对。

2. **深层性失读** 表现为不能正确朗读文字,但却理解其意义,可出现语意取代现象,即用语意相近的词代替目标词。如将目标词"狗"读成语义相关的"猫",将"桌子"读成"沙发"等。此类病人往往可以正确完成词图匹配。

3. **表层性失读** 能正确朗读,却不理解文字的意义,即音-义脱离。

(四) 失写症

又称书写障碍,病人在书写方面存在异常统称为失写症(agraphia)。书写障碍不仅涉及到言语中枢,而且还受视觉、听觉、关节位置觉和肢体运动功能的影响。失语症的书写障碍常用以下几种表现。

(1) 完全性失写:几乎完全不能书写,偶可简单划一划两划,构不成字形。

(2) 失语性失写:又称为构字障碍,写出的字看起来像错构的汉字,常表现为笔画或偏旁的增添、遗漏、替代等。

(3) 视觉空间性失写：书写时字体有偏侧现象，且字体结构紊乱，见于右侧大脑受损。
(4) 语法错误：书写句子时出现语法错误，常与口语的语法障碍相应。
(5) 书写过多：书写中混杂许多无关字、词，类似口语表达障碍的杂乱语。
(6) 惰性书写：写出某一字或词后，就不停地书写前面的字词。
(7) 象形书写：不能写字，只能以图表示。
(8) 镜像书写：即写出来的字笔画正确，但方向相反，就像从镜子中看见的一样。

四、失语症分类

失语症分类至今无公认的统一标准。一个多世纪以来，很多学者根据各自不同观点提出了几十种分类方法，其中西方具有代表性的有以下几种分类方式。

1864 年 Hughlings Jackson 根据口语流利程度将失语症分为流利性失语和非流利性失语。之后 Benson 等在此基础上提出十种参数区分流利性失语和非流利性失语。

1885 年 Wernicke、Lichteim 等根据脑病变部位将失语症分为：完全性失语、皮质间运动性失语、皮质间感觉性失语、传导性失语、经皮质运动性失语、经皮质感觉性失语、皮质下运动性失语、皮质下感觉性失语。

1926 年 Head 依据语言学将失语症分为：口语性失语、句法性失语、名称性失语和语义性失语。

1961 年 Wepman、Jones 根据言语处理过程将失语症分为：语用性失语、语法性失语、乱语症和完全性失语。

1964 年 Schuell 将失语症分为：单纯性失语、伴视觉障碍失语、伴不流畅构音失语、伴感觉运动障碍失语、伴间歇性听觉失认失语、散在性病灶性失语和不可逆性失语等 7 类。

1970 年 Goodglass、Geschwind 等根据口语流利性、听理解、复述和命名等四项参数将失语症分为：Broca 失语、Wernicke 失语、传导性失语、命名性失语、经皮质运动性失语、经皮质感觉性失语、完全性失语。此分类方法是目前使用最广泛的失语症分类方法。

1979 年 Benson 综合失语症的临床特点和病灶部位将其分为：外侧裂周围失语综合征，包括 Broca 失语、Wernicke 失语和传导性失语；分水岭区失语综合征，包括经皮质运动性失语、经皮质感觉性失语、经皮质混合性失语；非定位失语综合征，包括完全性失语和命名性失语；皮质下失语综合征，包括丘脑形势与和基底核失语；失读症，包括顶叶失读、额叶失读和枕叶失读；失写症；纯词聋和纯词盲。

在 Goodglass 和 Benson 等分类的基础上结合我国语言学特点，将汉语失语症分类如表 2-1 所示。

表 2-1 汉语失语症主要类型

分类		举例
非流畅性失语	Broca 失语	Broca aphasia，BA
	经皮质运动性失语	transcortical mortor aphasia，TCMA
	混合性经皮质失语	mixed transcortical aphasia
	完全性失语	global aphasia，GA

续表

分类		举例
流畅性失语	Wernicke失语	Wernicke aphasia,GA
	经皮质感觉性失语	transcortical sensory aphasia,TCSA
	传导性失语	conduction aphasia,GA
	命名性失语	anomic aphasia,AA
非典型失语	皮质下失语	subcortical aphasia,SCA
	交叉性失语	crossed aphasia
	纯词聋	pure word deafness
	纯词哑	pure word dumbness

五、各类失语症的临床特征

1. Broca失语(Broca aphasia) 又称表达性失语(expressive aphasia),运动性失语(motor aphasia)。一般指额下回后部病变导致的失语症。此类病人多伴有右侧偏瘫。Broca失语根据病变范围及严重程度不同,临床表现有所不同,其总体预后比其他类型好。

主要表现为表达障碍明显于理解障碍,复述、命名、阅读及书写均有不同程度受损。病人自发性言语呈非流畅性,说话费力,语词贫乏刻板,每分钟一般不超过50字,呈现"电报式语言"。口语表达时出现找词与命名困难,发音、语调障碍,严重时甚至不能言语,但可以接受语音提示,如给予词头音提示,常可以引出后面的正确语言。口语理解障碍较轻,可以理解简单词语,常在理解长句和对执行口头指令时有困难。对语法词和秩序词的理解较差,如不能分清"马比狗大和狗比马大"。复述障碍,特别是在复述较长句子时感到困难。命名有障碍,可接受语音提示。文字的书写也受到损害,语法严重错误。

2. Wernicke失语(Wernicke aphasia) 又称感觉性失语(sensory aphasia)或接受性失语(receptive aphasia)。病变位于大脑优势半球颞上回后部1/3的Wernicke区。

Wernicke失语是具有代表性的流畅性失语,主要表现是理解障碍明显重于表达障碍。病人在表达时言语流畅,但由于存在严重的听理解障碍,既听不懂别人的意思,也不理解自己讲的内容,因此存在大量错语、自造词等言语缺陷,称为混杂语或奇特语。因听理解障碍造成不能复述,命名与阅读常有障碍。书写可保持文字形态,但错写较多。此类失语病人往往由于缺乏对疾病的自我意识,预后不佳。

3. 完全性失语(global aphasia) 又称球性失语。是大脑优势半球外侧裂周围的广泛区域受到损害所致。由于受损区域广泛,此类病人可同时伴有右侧(对侧)偏瘫、偏盲及半身感觉障碍。

临床主要表现为非流畅性失语,由于包括Broca和Wernicke区域的优势半球语言中枢严重受损,因此听、说、读、写各种语言功能基本缺失,即听理解、文字理解、命名、复述、读词及书写均出现严重障碍。此类病人自发性言语极少,偶尔可说个别单词或重复无意义的音节。但偶尔能够说出部分系列语是其重要特点,如可以数"1、2、3、4…",有的可背诵诗句或唱部分歌词。完全性失语预后较差,病人很难恢复到用言语进行交流的程度。有的恢复较好的病人在恢复过程中逐渐呈现出Broca失语特征,即向Broca型转化。

4. 经皮质运动性失语(transcortical mortor aphasia)　病灶多在 Broca 区的前上方。大脑中动脉梗死及脑外伤是常见病因。

主要表现为非流畅性失语,自发语言少,朗读、命名、书写有障碍,而理解与复述功能好。在理解方面,对口语和文字语言理解均较好。与 Broca 失语的主要区别在于此类病人可复述较长的句子。总体来看这类失语的预后较好。

5. 经皮质感觉性失语(transcortical sensory aphasia)　病灶多认为在大脑优势半球外侧裂周围及后部的语言中枢。

在表达方面,自发言语流畅,但错语模仿语较多。此型失语症病人的听理解与命名功能有严重障碍。其语言理解和文字语言理解能力均较差,虽然有时可读词,但往往不理解其意思。书写也有明显障碍。复述能力较好,虽然不知道对方在说什么,却能够重复对方所说的话,称为学语现象。与 Wernicke 失语在临床表现上的主要鉴别要点是经皮质感觉性失语的复述保留。预后个体差异较大,多数不能恢复到使用言语水平。

6. 混合性经皮质失语(mixed transcortical aphasia)　又称言语区孤立(isolation of the speech area),一般认为病变部位为优势半球分水岭区大片病灶,而 Broca 区、Wernicke 区及两者间的联接区域未受损。

混合性经皮质失语为非流畅性失语,临床较少见。主要表现为经皮质运动性失语和经皮质感觉性失语的症状并存。病人自发言语少,听理解、命名严重障碍,丧失口语理解和主动表达能力,阅读和书写亦有明显障碍。复述保留,可以复述词、短语、短句,但复述较长句和复杂句有困难。呈鹦鹉学舌样刻板重复,表现为全部或部分模仿检查者说的话,称为模仿语言或回响语言。比如当检查者问病人"你今年多少岁",病人马上回答"你今年多少岁";当问"你需要住院治疗",病人立即回答"住院治疗"。这种模仿现象是混合性经皮质失语的典型特征。有的病人还可以出现补完现象,即补充检查者未说完的序列语。如检查者说"1、2…",病人接着说"3、4、5…";检查者说"窗前明月光",病人可以随后说出"疑是地上霜"。

7. 传导性失语(conduction aphasia)　病变主要位于联系 Wernicke 区和 Broca 区之间的弓状束。

主要表现为流畅性失语,自发言语基本流畅。在理解方面,文字和语言理解功能都较好。自发语虽然较流畅,但多伴有音韵性错语,命名和读词时也出现错语,多数病人存在书写障碍。复述障碍明显是此类型失语的典型特征。传导性失语一般可期待较好的预后。

8. 命名性失语(anomic aphasia)　又名健忘性失语(amnesia),一般学者认为病灶在优势大脑半球的角回和颞中回的后部。

命名性失语是流畅性失语,能在句子水平流畅地说话。主要言语障碍是命名不能,自发性找词困难,但试图用迂回语言来解释。如检查者拿杯子让病人说出名称时,病人说:"这个是那个什么,叫什么,我忘掉了,看字我能说出来……",并边做手势"这个里面可以装东西"。听理解较好,其他能力如文字理解、复述、书写能力均保留。命名性失语病人预后良好。

9. 皮质下失语(subcortical aphasia)　传统观念认为失语仅是大脑皮质损伤引起,近年来随着临床影像技术的发展,如 CT、MRI、局部脑血流测定等的应用,发现皮质下损伤也可引起失语症。常见类型有基底核型和视丘型。

主要特点是:起病急,失语症常为首发症状。失语症表现为口语流畅性差、口语启动难、找词难,说话费力、缓慢,可伴有理解障碍。此类型病人恢复缓慢,但预后一般较好。

10. 交叉性失语(crossed aphasia)　是指右利手者右侧大脑半球受损所致的失语症。发病罕见，发病率约为失语症的1‰～2‰。

大多数病人有失语法现象，如句法规则的省略和误用，此外有复述和书写障碍，听理解受到影响较小，命名障碍程度不一。

11. 纯词聋(pure word deafness)　见于单侧颞叶或双侧颞叶病变。脑血管意外、脑外伤、脑肿瘤以及颅内感染等是纯词聋的常见病因。

主要表现为严重的听理解障碍和复述障碍。病人纯音听力一般正常，能够分辨非词语音，如锣声、雷声、狗叫、汽车喇叭声等，但是不理解词语的意思，故称为纯词聋。由于病人听不懂别人说的话，因此常要求对方使用笔答交流。复述严重障碍，常常连单音节或单词也不能正确复述。口语表达流畅，早期可以正确表达自己的意思，但随着病程的延长，病人的错语明显增加。病人除听写之外的书写功能正常，甚至可以写短文和日记。本病在临床上比较罕见，学术界关于其归属于失语症还是听觉失语存有争议，不过多数学者认为纯词聋不是真正的语言障碍。

12. 纯词哑(pure word dumbness)　又称为纯运动性失语、言语失用。病变部位多见于优势半球中央前回下部、额下回后部的皮质和皮质下。常由于脑血管病、脑外伤、脑肿瘤、脑炎、脑退行性变等脑损害疾病所致。

这是比较少见的言语障碍临床综合征。1887年Bastian发现有些病人出现"言语不能"，后被称为纯词哑。其临床特点为起病急，口语表达障碍为主，不能用声音表达自己，或仅有少量构音不清和低调的口语，口语表达障碍恢复很慢。此类型病人罕见，国内较少报道。

六、儿童语言障碍

儿童语言障碍主要包括语言发育迟滞和儿童获得性失语两大类。前者是语言正常的发育过程受阻引起的语言障碍，后者是指处在正常发育过程的儿童由于脑器质病变引起的失语，又称小儿失语。发病率低，病因为脑外伤、脑炎、癫痫、中毒等，其中脑外伤是最常见病因。

小儿失语是患儿在部分获得或者已获得口语能力以后所发生的失语症。在语言表现方面，多数儿童初期表现为缄默状态，缄默消失后表现为非流畅性口语，语量少，语速慢，音量低，可出现错语，但很少出现杂乱语。儿童获得性失语的预后较好，年龄越小恢复的可能性越大，恢复的速度也越快。

七、失语症的鉴别诊断

汉语失语症类型较多，诊断与鉴别诊断较为复杂。根据经验总结有4个要素是进行鉴别诊断的关键。包括口语的流利性、口语的复述能力、听理解能力以及言语障碍表现在口语还是在书面。

(一) 口语的流利性

汉语失语症根据口语的流利性可以分为两大类：非流利性口语和流利性口语。非流利性口语表现为自发言语少，语句短，说话费力，有发音、语调障碍，无语法。提示优势半球中央沟前部存在病变，主要有Broca失语、经皮质运动性失语、混合性经皮质失语、完全性失语等。流利性失语表现为语量多,语句长短正常,说话不费力,发音清晰,无语调障碍,有文法结构,可有错语,缺法实质词。提示优势半球中央沟后部存在病变,主要有 Wernicke 失语、经皮质感觉性失语、传导性失语、命名性失语等。此二分法可反应一定的病变定位信息,尤其是为 Broca 失语、经皮质运动性失语与 Wernicke 失语、经皮质感觉性失语的鉴别提供重要依据。

（二）口语复述能力

即病人重复检查者所说词句的能力。复述功能是否保留是鉴别失语症类型的另一重要依据。口语复述能力障碍提示病变在优势半球外侧裂周区,即"言语区"内,属大脑中动脉供血区域。主要包括 Broca 失语、Wernicke 失语、传导性失语,其次有完全性失语、纯词哑、纯词聋;复述功能保留的失语提示病变在"言语区"外的分水岭区,是大脑前、中动脉和大脑中、后动脉的交界区。主要包括经皮质运动性失语、经皮质感觉性失语、混合性经皮质失语,其次还有皮质下失语和命名性失语。

（三）听理解能力

听理解是指被检查者听辨认、听判断以及执行口头指令的能力。听理解能力好常提示"前部失语",如 Broca 失语、经皮质运动性失语,也可见于病变不以颞叶为主的命名性失语和皮质下失语;听理解严重障碍常提示"后部失语",如 Wernicke 失语、经皮质感觉性失语,或见于病变病变范围较大的完全性失语和混合性经皮质失语。

（四）言语障碍在"口语"还是"书面"

口语障碍指自发谈话、复述、命名以及听理解,书面障碍指阅读和书写方面的言语障碍。言语障碍仅见于"口语"障碍时,病变在大脑中动脉或颈内动脉供血区;言语障碍仅表现为"书面"障碍时,病变在大脑后动脉供血区,常见于失读症和失写症。"口语"和"书面"均有障碍时,病变在颈内动脉供血区。

以上四要素对汉语失语症的诊断与鉴别诊断提供重要依据。需要指出的是,临床上完全符合理论的典型失语症是少见的,其临床表现存在较多的个体差异。

第二节　失语症的评估

一、评估的目的

失语症的评估对于失语症病人的诊断、鉴别诊断以及进一步的康复治疗起到重要的作用。为了尽早使病人进行系统的言语治疗,必须即时进行检查评估。由于失语症的评估工作系统而严谨,往往需要数小时至数天的时间。因此,评估时要随时注意病人的身体情况,一次不能完成整套评估内容时,可以分段评估。

失语症评估目的如下。

(1) 诊断失语症及所属类型。

(2) 评价语言障碍的严重程度,详细描述各项言语功能的受损情况。

(3) 根据评估情况提出康复目标,并制订恰当的治疗方案。

(4) 为预测康复疗效提供客观依据。

二、评估程序

(一) 一般资料收集

1. **临床资料** 详细询问失语症病人的脑血管病变、脑外伤、脑肿瘤等病史。了解其发病时间，发病经过。全面收集临床检验报告(CT、MRI、TCD等)。对已经采取治疗的病人还要询问治疗经过，当前身体状况，能力恢复程度。通过收集这些资料，可以使医生或治疗师对病人的病变部位、性质、严重程度建立初步印象，从而对语言受损情况进行预测。

2. **个人生活史、工作环境资料** 通过家属或亲友了解病人生活中的个人兴趣爱好、语言习惯、性格、教育、职业、经济、利手等。

(1) 个人兴趣爱好：病前对哪些事物感兴趣，喜欢什么样的娱乐活动。

(2) 语言习惯：有无方言，母语是什么，目前说何种语言。

(3) 性格：病前性格特点、交友情况。

(4) 受教育情况：学历及求知欲如何？知识面如何？爱读些什么书？

(5) 职业：包括从业史、专业特长、专业用语。

(6) 经济状况和家庭环境：经济状况如何？家庭成员对病人的态度怎样？病人对家人的态度怎样？

(7) 利手：病前习惯用那只手，即左右利手。

3. **病人心理状况** 通过与病人以及与病人家属交谈，观察病人的认知、情绪情感、交流动机、行为方式等情况。

(二) 失语症评估方法

1. **国外常用失语症检查方法** 第二次世界大战后，脑外伤和脑卒中病人康复治疗得到重视，失语症的治疗也得到迅速的发展，国外很多国家对言语治疗师的需求增加，相应出现了许多失语症的检查方法。

最早出现并被广泛应用的是 Eisnson 于 1954 年编制的失语症检查(examining for aphasia)，之后 1961 年 Wepman 和 Jones 的失语症语言方式测验(language modalities test for aphasia)，1965 年 Schuell 编制了明尼苏达失语症鉴别诊断测验(differential diagnosis of aphasia with the Minnesota test)。为了使治疗师更系统地了解失语者的语言功能，Goodglass 和 Kaplan 于 1972 年发表了波士顿诊断性失语症检查(Boston diagnostic aphasis examination)，并在 1983 年出版修订版本。1982 年 Kertesz 在参考波士顿诊断性失语症检查法的基础上制订了西方失语症成套测验(The Western aphasia battery)。

(1) 波士顿诊断性失语症检查(Boston diagnostic aphasis examination，简称 BDAE) 由 Goodglass 和 Kaplan 编制，1972 年发表，1983 年出修订版。此检查法设计全面，使用广泛。既包括听理解、言语表达、阅读理解、书写等语言功能检查，又包含手指失认、失算、失用、结构等非语言功能检查；既可以定量分析，也可定性分析；既可以进行失语症诊断分类，还能评估严重程度。此检查法平均检查时间约 2～3 小时，评分比较复杂。目前河北省人民医院康复中心使用该测验的翻译版本(见附录1)。

(2) 西方失语症成套测验(the western aphasia battery，简称 WAB) 是 Kertesz 参考

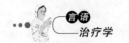

波士顿诊断性失语症检查并于1982年制订。此检查法平均在1小时内可完成检测,比波士顿诊断性失语症检查法要节约时间,因此于临床比较实用(见附录2)。

此检查法有4个方面的优点。

1) 可以对检查结果进行量化,计算出失语指数(aphasia quotient,AQ)、操作指数(performance quotient,PQ)和大脑皮质指数(cortical quotient,CQ)。失语指数是反映失语症严重程度的指标,可以作为评价病情变化的重要标准。最高100分,正常值98.4~99.6分,低于93.8分可评定为失语。失语指数(AQ)计算方法:自发言语分数/20、口语理解分数/20、复述分数/10、命名分数/10,以上各项之和乘以2。操作指数可反映大脑的非口语功能,即阅读、书写、运用、推理、计算、结构等功能状态。大脑皮质指数提示大脑认知功能的全貌。

2) 此检查法的言语功能部分的亚项得分可以作为失语症诊断分类的依据,并经统计学多因素分析证明其分类结果可靠。

3) 西方失语症成套测验还适用于部分非失语症脑损伤病人,例如可用于重度脑损伤不能进行IQ测试的病人。

4) 左右大脑皮质指数可分别评估左、右大脑半球的认知功能。

2. 国内常见失语症检查方法

(1) 汉语失语症测查量表:是中国科学院心理研究所胡超群于1980年制订。主要检查内容包括听、读、说、写四大类,共20个分测验。听检查包括听声测验、听名指画、执行口语命令、听图匹配、听是非判断;读检查包括短文理解、图形视觉匹配、字词阅读、执行书面语指令、字图匹配、书面语是非判断、短文阅读理解;说检查包括口语肌肉动作、复述、自动性语言、呼名;书写检查包括书写肌肉动作、临摹、自动系列性书写、听写。

(2) 汉语失语症成套测验(aphasia battery of Chinese,ABC):是由北京医科大学第一临床医学院神经心理研究室高素荣等人参考西方失语症成套测验并结合我国实际情况编制而成,于1988年应用于临床。目前国内许多医院采用ABC评估失语症,该检查方法包括五大项内容。

1) 口语表达,包括会话、复述、命名。

2) 听理解,包括是非判断、听辨认、执行口头指令。

3) 阅读,包括视读、听字辨认、读词并配画、选词填空。

4) 书写,包括写姓名地址、抄写、系列写数、听写、看图写、写病情。

5) 其他神经心理学检查,包括意识、注意力、定向力、记忆力、视觉空间功能、运用、计算、额叶运动功能及利手的测定。利手评定包括写字、拿筷、拿剪刀、切菜、刷牙、提物、穿针、洗脸、划火柴、炒菜、持钉锤、扫地等12个日常活动项目。

根据病人语言功能和非语言功能检查结果,将病人听、说、读、写各个分测验的得分除以各项最高分得出百分比(%)。将百分数在记录表上标记并连成曲线,对应各型失语症的直方图和头颅CT结果进行失语症鉴别诊断。根据功能损失百分数可以评估失语症严重程度(见附录1)。

(3) 汉语标准失语症检查:此检查是中国康复研究中心听力语言科以日本标准失语症检查(standard language test of aphasia,SLTA)为基础,由李胜利、肖兰等于2000年完成编制。该检查包括两部分:第1部分是通过病人回答12个问题了解其语言功能的一般情况,

第 2 部分由 9 个大项组成,包含听理解、复述、说、出声读、阅读理解、抄写、描写、听写和计算,每大项有 3~4 个亚项,共 30 个分测验。大多数项目采用 6 级评分标准。使用该检查方法的工作人员必须经过培训方能正确掌握(见附录 2)。

(三)资料分析与评估报告

选取以上介绍的检查方法对失语症病人进行评估后,要进一步对收集到的材料和获得的结果进行深入分析,并作出客观而全面的评估报告。在此评估报告中要尽可能明确病人的失语类型、严重程度、所表现出来的主要言语问题、目前的交流水平以及掌握的交流方式。根据对病人当前言语整体水平制订出合理的康复计划。

第三节　失语症的治疗

一、概述

失语症的治疗是一项长期而系统的工作,治疗时间通常需要数周至数月。治疗的目的是提高病人的听理解能力、阅读理解力、口语表达能力、语言书写能力以及实用交流能力等。

1994 年 Butfield 和 Eugwill 最早报道对失语症病人进行系统言语治疗,他们采用口语训练和模仿训练诱导等方法治疗病人,6 个月后取得了一定的疗效。长期实践证明失语症的治疗不仅要考虑到病人语言功能的缺失,还要重视对病人不利的社会家庭环境,低下的实际交流能力和心理障碍等。因此系统性的失语症治疗应包括:言语训练;促进交流能力的措施;家属健康教育和社会环境调整;心理疏导等四个方面。其中前两个方面是治疗师训练的重点,但对社会障碍和心理障碍的调整也必不可少。

(一)失语症的治疗目标

在对失语症病人进行了全面的评估后,要为病人的康复治疗制订正确的长期目标和短期目标。

1. 长期目标　对病人的病情、治疗效果及预后做出全面分析后,根据不同病人的实际情况设定长期目标。轻度失语症病人,通过改善语言和心理障碍使其逐步适应职业需要,达到恢复职业能力的目标;中度失语症病人,要最大限度地发挥并改善其残存语言能力使其适应日常交流的需要,达到日常生活自理的目标;重度失语症病人,尽可能发挥其残存语言能力使之减少对家庭其他成员的依赖,从而回归家庭。

2. 短期目标　在长期目标的基础上,根据失语症病人的不同类型、不同程度、治疗的不同阶段,设定当前较短时期内有望达到的言语水平和所需时间。如某失语病人经过 1 个月治疗后能说单音节词,我们可根据实际情况设定病人恢复多音节词语言能力的时间。此外,还要根据病人的恢复情况即时调整短期目标。

(二)失语症治疗开始的时间

正规的言语治疗开始时间是在急性期已过,病人病情稳定,能够耐受集中治疗时间 30 分钟以上时。尽管发病后 3~6 个月是最佳治疗时间,但是对发病后 2~3 年的病人仍旧不能放弃治疗,虽然他们恢复缓慢但是还有改善语言功能的可能。

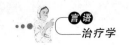

若病人在治疗过程中出现全身状态不佳,意识障碍,重度痴呆、拒绝或完全无训练动机者要停止言语治疗。治疗过程中病人感到过度疲劳也要暂时中止治疗,并即时休息。经长时间的系统性言语治疗后仍无进展者可考虑中止治疗。

（三）失语症治疗的方式

1. 个人训练　个人训练是言语治疗师与病人一对一的训练。要求在一个安静的环境中,由训练者根据病人的综合情况制订循序渐进的训练计划,并实施一对一的言语训练。

2. 自主训练　自主训练是病人经个人训练之后,能理解言语训练的方法,并根据言语治疗师的指导要求独自在家或病房进行言语训练的方法。自主训练是个人训练的有效补充。

3. 小组训练　又称集体训练,是将相似言语问题的病人组成一个小组进行言语训练,可以减少病人挫折感,并可相互分享经验,通过"镜子"效应使病人相互促进。这种形式的治疗通常在已经具备一定口语和听理解能力的基础上进行。

4. 家庭训练　家庭训练是指治疗师将言语训练的内容与方法告诉病人的家属,并教会家属掌握训练技巧,逐渐使病人过渡到在家中进行言语训练。此方法可减轻病人的经济负担,提高个人适应家庭生活的能力,利于长期治疗和巩固治疗效果。治疗师必须定期上门复查评估、指导调整训练内容。

（四）失语症治疗的基本原则

1. 循序渐进原则　训练计划要稍高于病人的实际言语水平,即在该水平上病人不会全错或全对,并通过训练可以加以纠正。如果训练难度过低,病人的言语水平将很难提高;如果难度过高,病人将有挫折感,挫伤病人训练的积极性。根据实际情况,制定适当难度的训练题目,使病人通过努力能达到目标正确率后,再增加难度。

2. 个性化原则　根据失语症种类不同,训练重点要有选择。例如,Broca失语症病人主要问题是口语表达障碍,因此训练时应侧重在口语表达训练上,通过反复诱导,只要病人能发出相似读音,立即给予强化。对于Wernicke失语症病人偏重视、听、动作训练,增加其感知能力。命名性失语则将重点放在物体命名的训练上。

3. 持续性原则　坚持每天训练、反复刺激。言语功能的最佳恢复时期只有几个月的时间,只有反复地进行刺激、不停强化训练才能达到最佳效果。但也不能操之过急,安排太多的训练内容,使病人感到过于疲劳。

4. 综合性原则　"听、看、说、写"四者并重。听和看可以刺激大脑出现信号反应,有助于唤醒原有的言语功能;多说可以提高言语交流能力;多写可以提高联想力和记忆力。只有综合训练才能最大限度发挥言语训练的效果。

5. 多样性原则　多样性原则是指训练形式要多样化,趣味化。可利用多媒体训练,也可采用绕口令、讲故事、接句子等训练形式。此外,还要考虑个人训练与集体训练相结合,医院治疗与家庭训练相配合等。

二、失语症训练方法

（一）Schuell刺激疗法(Schuell stimulation approach)

是一种刺激-促进技术,其基本原理是利用强的、控制下的听觉刺激,最大限度地促进失语症病人对受损的语言系统进行恢复和重建。最早是于 1951 年 Joseph Wepman 描述了使用刺激-促进技术改善病人言语功能的治疗方法。1964 年 Hildred Schuell 将这种方法改进、丰富,并广泛应用于临床失语症病人的言语治疗,称为 Schuell 刺激疗法。该方法是多种失语症治疗方法的基础,也是目前失语症治疗最主要的方法之一。

1. Schuell 刺激疗法的原则　Schuell 刺激疗法的机制和原则有很多,主要包括以下 6 条原则。

(1) 采用强听觉刺激:强的听觉刺激是 Schuell 刺激疗法的基础,听觉模式在语言过程中居于首要位置,只有听理解改善,其他刺激才能产生效果。

(2) 适当的言语刺激:根据失语症的种类和失语程度,选择病人熟悉的并易于接受的刺激,并且要有一定难度。

(3) 多途径的言语刺激:多途径刺激输入,即在给予听刺激的同时给予视、触、嗅等刺激(如给予实物),从而相互促进提高疗效。

(4) 反复刺激:一次刺激得不到正确的反应时,可以反复刺激,可以提高其反应性。

(5) 刺激-反应:一项刺激引出一个反应,这是评价刺激是否恰当的唯一标准,它为治疗师提供重要的反馈信息,并未治疗师进行下一步的治疗提供调整依据。

(6) 强化正确反应及矫正刺激:当病人对刺激作出正确反应时,要即时给予正强化。当刺激得不到正确反应时,要找出原因,即时修正刺激。

2. 治疗方案的设计与注意事项

(1) 刺激条件:条件包括:①刺激标准:如听理解刺激时选用词的长度;让病人选词训练时图片的数量;采用几分之几的选择方法;所选词是常用词还是非常用词等;②刺激方式:包括听觉、视觉和触觉等训练,以听觉刺激为主,重症病人要多种方式刺激综合应用,最后逐步过渡到听刺激为主;③刺激强度:指刺激的强弱程度,如刺激的次数、以及有无文字、图片、手势等辅助刺激;④材料选择:一方面要考虑语言功能现状,同时要注意日常生活交流需要,以及个人背景和兴趣爱好等。

(2) 刺激提示:病人接受刺激后如果数秒没有反应或出现错误时,可以进行提示。重症病人提示项目包括描述、手势、首音提醒等,轻症病人多用单一提示即可。

(3) 反应评价:在治疗过程中,要遵循设计的标准和条件做客观记录,因失语症的程度和类型各异,不同的病人对刺激的反应也会有所不同。正确反应:除设定的时间做出正确回答外,还包括延迟反应和自我更正反应,均以"＋"记,表示正确。误答:不符合设定标准的回答为误答,以"－"表示。刺激无反应时,需要按规定的方式提示病人。如果连续无反应或错误率过高,说明设定的训练难度过大,应该考虑降低难度。经过一段时间的治疗后,如果病人的正确率连续 3 次超过 80%,可进行下一层次的训练。

(4) 反应强化:反应强化包括正强化和负强化,正确使用强化的作用,对加速失语症病人的康复有重要意义。当病人对刺激做出正确反应时,对其表示肯定或奖励称作正强化,正强化可提高病人的兴趣和增强其信心;当病人误答时给予否定,称之为负强化,但要注意不要挫伤病人的积极性。

3. 治疗课题的选择

(1) 根据语言模式和失语轻重程度进行的课题训练(表 2-2)。

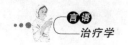

表2-2 不同语言模式和不同失语症程度的训练课题选择

语言模式	程度	训 练 课 题
听理解	重度	单词、文字与画匹配,是或非反应
	中度	听短文,作是或非反应,正误判断,口头指令
	轻度	在中度基础上,所听文章长度增加、内容更复杂
阅读理解	重度	画与文字的匹配(卡片、日常用品、简单的手势等)
	中度	情景画、动作与句子、文章配合,执行简单的书写命令
	轻度	执行命令,阅读短文回答问题,较长文字命令的执行,阅读长篇文章(故事等)后提问
口语表达	重度	复述(单音节、单词、系列词、问候语等),称呼(日常用语、动词唤语、读单音节词等)
	中度	复述(短文),读音(短文)称呼,动作描述(动词的表现、情景画、漫画说明等)
	轻度	事物的描述,日常生活话题的交谈
书写表达	重度	书写姓名,听写(日常用品单词)
	中度	听写(单词、短文),书写说明
	轻度	听写长文章,描述性书写,日记
其他课题训练		计算能力,写字、绘画、写信、查字典、写作、游戏、趣味活动等均应按程度安排训练

注:所谓"是或非反应"是指治疗者根据刺激的内容提问,病人答"是"或"不是"。如果不能口头回答,可用文字卡片指示的方式代替。

(2)根据失语症类型选择训练课题(表2-3)。

表2-3 失语症的类型与训练课题选择

类 型	训练重点课题
命名性失语	称呼(口头及文字命名、称呼)训练
运动性失语(Broca失语)	文字表达、构音训练
感觉性失语(Wernicke失语)	听理解、复述,着重自由会话
传导性失语	听写、复述训练
经皮质感觉性失语	听理解(以感觉性失语课题为基础)训练
经皮质运动性失语	文字、构音(以运动性失语课题为基础)训练

4. 失语症训练举例

(1)听理解(speech-picture,SP-P)训练:根据病情将5~10张图片摆放在桌面上,每次由治疗师说出其中一张图片主题的单词(word),病人从摆放的图片中指出相应的图片(picture)。如此逐一进行,并做好记录。

(2)复述(speech,SP-SP)训练:复述是指对单词、短语、句子、短文等的重复,当治疗师说出内容后,紧接着由病人复述。对于重症病人,还应在其面前摆上与治疗师说话内容相应的图片和文字做提示。

(3)称呼(picture-speech,P-SP)训练:根据病情准备5~10张图片,图片可摆放在桌上,也可由治疗师一张张抽出。训练时治疗师逐张提问"这是什么?"由病人作答。当回答不出或答错时,治疗师可根据图片物品的用途做出口型、动作或给予首字提示。如给病人看一张梳子的图片时,可做梳头动作提示,或说"这是梳……"。

(4) 阅读理解训练:常采用的方式有图词匹配(picture-word,P-W)或词图匹配(word-picture,W-P)。要求每一张图片有一张对应的词卡。"图-词匹配"具体操作时,可根据病情程度摆放5～10张词卡,再把图片交给病人,让其做看图选词训练;"词-图匹配"则摆放5～10张图片,把词卡交给病人,让其做1/10～1/5的读词选图训练。

(5) 书写训练:书写训练分为抄写、默写与听写。重症病人可先行抄写(word-writing,W-WT),逐步过渡到看图命名书写(picture-writing,P-WT)及听写(speech-writing,SP-WT)训练。

以上叙述了总的训练原则与方法,由于个体存在差异性,具体工作中应根据其失语症的类型、程度制定出针对性较强的训练计划予以实施。训练过程中要根据病人训练情况调整训练内容,如某一课题病人的正确答题率逐渐增加,提示减少,当连续3次的正确答题率大于80%时,可进入下一课题训练或考虑增加难度。病人出院时或训练达3个月时要进行一次言语功能评定,以决定是否维持原训练计划或修改部分训练计划后继续进行。

(二)失语症交流促进法

有许多严重失语症病人的语言能力很难通过单纯的言语训练得到足够交流的能力。这就需要通过一种方法利用病人残存的言语和非言语信息传递能力促进其交流能力的恢复。由Davis和Wilcox创立的失语症交流促进法,是国际公认的实用交流训练法之一,适用于经言语训练后症状有一定程度的改善,而需促进其交流的病人。其主要措施是利用接近实用交流的手段,使治疗师与病人之间进行双向信息传递,促进病人尽量调动自己的言语残存能力,以获得实际交流技能。该法可应用于各种类型及程度的言语障碍者,尤其适合于重度失语症者。

1. 治疗原则 失语症交流促进法治疗原则如下。

(1) 交流新的未知信息:传统疗法是在已知单词或语句的情况下治疗师对病人单方面提出要求。交流促进法则要求交流双方未知的信息。如利用多张卡片,病人与治疗师各自随机抽取,然后尝试各种方法将信息传递给对方。

(2) 自由选择交流手段:病人除了利用残存的口头表达能力交流外还可利用其他各种交流手段进行交流,如书面语、手势、绘画等。治疗师在传达信息时,可向病人示范与其能力相适应的表达手段。

(3) 平等分担会话任务:治疗师与病人交流时,要处于同等地位。一方面,会话任务应在双方间来往交替进行,避免由治疗师单方言语或行为过多。另一方面,交流的形式要尽可能相同。不能是病人用手势,治疗师用语言。

(4) 根据信息传递的成功程度进行反馈:当病人是表达者时,治疗师(作为接受者)应根据对病人表达内容的理解程度给予适当的反馈提示,以促进其表达方式的修正和发展。

2. 具体操作方法 可将医患两者事先不知道的内容分别写在多张信息卡上。将卡片图文面朝下叠放在两者之间的桌上,然后病人随机抽出一张,看后尝试向治疗者传递卡片上的信息。也可治疗师与病人交替摸取,互换角色。但不让对方看见各自图片的内容,然后运用各种表达方式(如呼名、手势语、迂回语、指物、绘画、书写等)将图片内容的信息传达给对方,接收者通过重复确认、猜测、反复质问等方式进行适当反馈。治疗师可根据病人的能力提供适当示范。

3. 疗效评定 交流促进法的疗效评分如表2-4所示。对于代偿反应,可笔录描述。

表 2-4 交流促进法的评价

分值	评价内容
5	首次尝试即将信息传递成功
4	首次传递信息未能令病人理解,再次传递即获得成功
3	通过治疗师多方质问或借助手势、书写等代偿手段,将信息传递成功
2	通过治疗师多方质问等方法,可将不完整的信息传递出去
1	虽经多方努力,信息传递仍完全错误
0	不能传递信息
U	评价不能

4. 交流促进法的注意事项　在应用交流促进法进行训练时,应注意下列事项。

(1) 训练内容要实用,以接近现实生活的材料为主,如日用品、照片、新闻等。

(2) 内容难度要适合病人水平,对于重症者应限制图片的数量。

(3) 对需要示范代偿方法的病人,可同时进行手势语、绘画等代偿手段。

(4) 如果病人习惯于过去的训练方法,对交流促进法不理解或感到压力过大,就不应强制施行。若其他言语训练方法的效果明显优于此法者,也不宜进行交流促进法训练。

5. 手势训练　对于某些手势交流也发生障碍的病人,应加强手势训练。其训练内容与步骤为:①治疗师说出手势动作所示的名称;②接着治疗师与病人同时做手势;③病人模仿手势;④病人模仿手势,然后停顿1分钟病人再模仿手势;⑤病人听言语指令后做手势;⑥病人听言语指令后做手势,停顿1分钟后再做手势;⑦病人阅读文字后做手势;⑧病人阅读文字后做手势,停顿0.5～1分钟再做手势;⑨治疗师说出手势所示的名称,病人写出词语;⑩病人做手势回答相应的问题。

6. 交流板的应用　交流板适用于某些存在严重言语表达、书写、手势障碍的病人,其方法是治疗师与病人及病人家属共同设计一套交流板(包括病人姓名、住址、电话,与亲属联系方式以及日常生活用语的语卡和图片),指导病人反复学习使用(参见附录3)。在应用交流图的同时不应放弃其他言语训练。

(三) 功能重组法(reorganization approach)

这种失语症治疗方法是 Luria 在 1973 年所提出的言语治疗代偿和在训练方法。Luria 认为言语治疗有效的基本依据是,通过言语训练后神经系统内发生了功能重组。个体的功能重组是通过健存的脑区代替受损的脑区的功能,通过动员基本脑结构的功能以及动员高级脑结构的功能来代偿已经损伤的语言功能来实现的。此训练方法包括系统内重组和系统间重组。

(四) 程序操作法(programmed-operant approach)

程序操作法是 1978 年 Lapointe 提出的。是把操作条件反射理论和认知刺激法有机结合的言语治疗方法。此方法包括基本的十项程序刺激法,其治疗主要是通过对自发的正常状态下获得的行为进行结构分析,并在此基础上设计一套严格的逻辑程序,指导病人通过操作条件反射一步步达到正常的言语行为。

(牟志伟)

思考题

一、名词解释

1. 失语症
2. 听理解障碍
3. 模仿语言
4. Broca 失语
5. Wernicke 失语
6. 个人训练
7. Schuell 刺激疗法

二、填空题

1. 失语症最常见的病因是_____。
2. 复述障碍主要表现在三个环节,即_____、_____、_____。
3. 一般认为 Broca 失语的病损部位在_____,Wernicke 失语的病损位置在_____。
4. 儿童语言障碍主要包括_____和_____。
5. 失语症治疗的方式有_____、_____、_____及_____。
6. 非流畅性失语包括_____、_____、_____及_____。

三、单项选择题

1. 下列哪一项不是失语症的病因( )
   A. 听力障碍   B. 脑血管病   C. 感染   D. 脑肿瘤
2. 球性失语指的是( )
   A. Broca 失语   B. Wernicke 失语   C. 完全性失语   D. 传导性失语
3. 病人王某出现失语表现,"这个是那个什么,叫什么,我忘掉了,看字我能说出来……"。见于( )
   A. 皮质下失语   B. Broca 失语   C. 交叉性失语   D. 命名性失语
4. 某病人使用交流促进法后评分为3分,说明( )
   A. 首次传递信息未能令病人理解,再次传递即获得成功
   B. 通过治疗师多方质问或借助手势、书写等代偿手段,将信息传递成功
   C. 通过治疗师多方质问等方法,可将不完整的信息传递出去
   D. 虽经多方努力,信息传递仍完全错误
5. 病人进行言语课题训练后进行评估,如病人的正确率连续( )次超过( ),可进行下一层次的训练
   A. 5 100%   B. 5 80%   C. 3 100%   D. 3 80%
6. 中国康复研究中心研制的失语症检查方法是( )
   A. 汉语标准失语症检查   B. 汉语失语症成套测验
   C. 汉语失语症测查量表   D. 波士顿诊断性失语症检查
7. 感觉性失语病人进行言语训练的重点课题是( )
   A. 称呼训练   B. 文字表达、构音训练
   C. 听理解、复述、自由会话训练   D. 听写、复述训练
8. 下列哪一项不是 Schuell 刺激法的原则( )

A．强听觉刺激　　　　　　　B．尽可能简单的言语刺激

C．多途径的言语刺激　　　　D．强化正确反应

四、简答题

1．简述运动性失语与感觉性失语的区别。

2．简述失语症的常见矫治方法种类。

3．简述失语症交流促进法的原则。

五、论述题

如何使用 Schuell 刺激疗法对失语症病人进行言语训练？

第三章 构音障碍

> **学习目标**
> 1. 掌握构音障碍的定义、分类、言语症状及治疗方法。
> 2. 熟悉构音障碍的评定方法,中国康复研究中心构音障碍评定法。
> 3. 了解构音障碍的病因。

第一节 概 述

一、定义

构音障碍(dysarthria)是指因神经肌肉的器质性病变,造成发音器官的肌肉无力、瘫痪或肌张力异常和运动不协调等而出现的发声、发音、共鸣、韵律等异常。表现为发声困难、发音不准、咬字不清、声响、音调及速度、节律等异常和鼻音过重等言语听觉特征的改变。构音障碍是口语的语言障碍,但词义和语法正常。

正常的构音是指自胸腔呼出的气流经过声带的振动后,经由唇、舌、牙齿、上腭、咽喉等构音器官的摩擦或者阻断等动作发出语音的过程。但在构音过程中,由于构音的部位、方式、强度或动作的协调性出现问题,就会导致发音的错误,形成构音障碍。

构音障碍的病人具有进行语言交流所必需的语言符号系统,具有语言的形成、语言的接受能力,仅在语言输出的最后阶段即运动性言语形成的阶段,因神经肌肉病变等,不能形成清晰的言语。同时病人常伴有咀嚼、吞咽和控制流涎的困难。

构音障碍病人言语损害的程度与神经肌肉受损的程度是一致的。言语肌群运动的速度、力量、范围、方向和协调性是病人言语是否清晰的关键。如果言语肌群严重受损,不能产生任何可被理解的语音,这种障碍称作呐吃。这种病人往往不能应用言语进行交流,多采用书写方式与他人进行交流与沟通。

二、构音障碍的常见病因

构音障碍最常见的病因是脑血管意外、颅脑外伤、脑肿瘤、脑瘫、肌萎缩性侧索硬化、重症肌无力、小脑损伤、帕金森病、多发性硬化症等。还有学者认为构音障碍的发生与个体所处的语言环境复杂有关,比如多种文化背景、多语种或多方言干扰等。构音障碍可以单独发生,也可与其他语言障碍同时存在,如构音障碍常与失语症合并出现等。

三、构音障碍分类及言语症状

构音障碍一般分为三大类。

(一)运动性构音障碍

运动性构音障碍(dysarthria)又称中枢性构音障碍,是指由于参与构音的诸器官(肺、声带、软腭、舌、下颌、口唇)的肌肉系统或神经系统的疾病所致的运动功能障碍,即言语肌肉麻痹,收缩力减弱和运动不协调所致的言语障碍。

运动性构音障碍可根据神经解剖和言语声学特点分为6种类型。

1. 迟缓型构音障碍(flaccid dysarthria)　迟缓型构音障碍见于下运动神经元损伤或球麻痹,如脑神经麻痹、延髓麻痹、肌肉本身障碍、进行性肌营养不良、外伤、感染、循环障碍、代谢和变性性疾病等。其言语特征是由于下运动神经元功能障碍导致说话时鼻音过重,可闻及气体自鼻孔逸出声及吸气声。因鼻腔漏气导致呼气发音时出现语句短促,低音调,音量减弱,字音不清。主要是由于咽肌软腭瘫痪,呼气压力不足,发音无力以及舌下神经、面神经支配的舌、唇肌肉活动受损而不能正确地发出声母韵母。伴随症状可有舌肌颤动与萎缩,舌肌与口唇动作缓慢及软腭上升不全,并可见咽肌软腭瘫痪的代偿性鼻翼收缩和扮鬼脸样面部动作。吞咽有困难,进食时易呛,食物常从鼻孔流出。唇闭合差,唇外展异常,流涎,舌抬高困难或不能抬高,两侧运动差。

2. 痉挛型构音障碍(spastic dysarthria)　痉挛型构音障碍见于假性球麻痹,双侧上运动神经元损伤。如脑血管病、假性延髓麻痹、脑瘫、脑外伤、脑肿瘤、多发性硬化等疾病。其言语特征是说话缓慢费力,并伴有话语短和面部表情改变,发音不准,鼻音较重,缺乏音量控制,语音语调单调,肌肉强直而动作缓慢,表现为舌交替运动减退,说话时舌运动、唇运动差,软腭抬高减退。如双侧内囊血管病变、痉挛性脑瘫、运动神经元性疾病、多发性硬化等,则常伴有吞咽困难和强哭强笑等情绪控制失控表现。

3. 运动失调型构音障碍(ataxic dysarthria)　运动失调型构音障碍见于小脑或其脑干内传导束病变。如肿瘤、多发性硬化、酒精中毒、外伤等,造成构音肌群运动范围、运动方向的控制能力差。其言语特征是发音不清、含糊,不规则,重音过度或均等,语音语调差,字音常突然发出(爆发性言语),声调高低不一,间隔停顿不当(吟诗状或分节性言语)。言语速度减慢,说话时舌运动差,舌抬高,交替运动差,系构音肌群的协调动作障碍所致。

4. 运动过弱型构音障碍(hypokinetic dysarthria)　运动过弱型构音障碍见于锥体外系病变,如帕金森病,因构音肌群的不自主运动和肌张力改变,其言语特征是构音肌群强直造成发音低平、单调,可有颤音及第一字音的重复似口吃,语音语调差,言语速度加快,在有限范围内的快速言语运动,音量控制差,音量小,发声时间缩短,舌抬高差,说话时舌运动不恰当,流涎。

5. 运动过强型构音障碍(hyperkinetic dysarthria)　运动过强型构音障碍见于锥体外系病变。如舞蹈病、肝豆状核变性、手足徐动症、肌阵挛等肌张力异常疾病,其言语特征是发音高低、长短、速度失调,可突然开始或停顿,类似运动失调型构音障碍,实为构音肌不自主运动造成。嗓音发哑紧张,言语缓慢。

6. 混合型构音障碍(mixed dysarthria) 混合型构音障碍见于上下运动神经元病变，如肝豆状核变性、肌萎缩性侧索硬化、多发性硬化等损害性疾病，其言语特征是舌抬高、舌交替运动减弱，语音语调差，唇运动差，发声时间缩短，言语速度缓慢，说话时舌运动差。由于病变部位不同，可出现不同类型的混合型构音障碍。多发性硬化可有痉挛型与运动失调型构音障碍。脑干肿瘤可有痉挛型、迟缓型与运动失调三者混合的构音障碍。

(二) 器质性构音障碍

器质性构音障碍(organic dysarthria)是由于构音器官的形态异常导致功能异常而出现构音障碍。造成构音器官形态异常的原因有：①先天性唇腭裂；②先天性面裂；③巨舌症；④齿裂咬合异常；⑤外伤致构音器官形态及功能异常；⑥神经疾患致构音器官麻痹；⑦先天性腭咽闭合不全。

器质性构音障碍的代表是腭裂，其主要言语症状有以下几个方面。

1. 声门爆破音 声门爆破音是腭咽闭合不全的病人中最容易发生的一种异常语音。在语音病理学中被称之"腭裂语音"的代表音，其音声特点是：语音清晰度低，在发某些辅音时，声音似从咽喉部硬挤出。在发[pɑ]、[tɑ]、[kɑ]、[chi]、[c]等爆破音和摩擦音时最容易检查到这种异常。例如在发[kɑ]时，只能听到[ɑ]，而辅音完全被略去。

2. 喉摩擦音 发音时舌根和咽喉摩擦而形成的异常语音。在临床上以[s]、[ci]、[t]、[d]的音最容易被检查。在发音时，几乎看不到病人的舌尖运动。

3. 咽喉爆破音 语音清晰度低，它的发音过程几乎是通过舌根和咽后壁的闭锁和开放来完成的。在发[k]、[g]等音最容易被检查。

4. 腭化构音 发音时病人的舌背呈卷曲状。摩擦音、鼻音等都可出现腭化构音。临床上以[k]、[g]、[c]等音检查时容易出现。这些病人在发"猜一猜"等语句时，常常能听到异常语音。

5. 侧化构音 正常人在发音时的气流一般都从口腔的正中流出。而侧化构音是气流从病人的口腔一侧或两侧流出。比较典型的是把[ki]发成[gi]，并能听到气流的杂音，在[i]、[sa]、[za]、[j]等音的检查中容易出现。

6. 鼻腔构音 发音时的构音点在鼻腔。临床上最常见的是把[gu](估)发成[ku](哭)。与[i]、[u]相关的音比较容易出现鼻腔构音。这些病人在临床上最容易明确诊断，其主要方法是在发音时堵住其鼻孔，就难以发出声音。

(三) 功能性构音障碍

功能性构音障碍(functional dysarthria)是指错误构音呈固定状态，但找不到作为构音障碍原因的明显异常和障碍，即构音器官无形态异常和运动功能异常，听力在正常水平，语言发育已达4岁以上水平，构音错误已固定化。功能性构音障碍原因目前尚不十分清楚，可能与语言的听觉分辨、语音分辨能力、认知因素等有关，大多病例通过构音训练可以完全治愈。

功能性构音障碍的言语症状如下。

(1) 在正常语言发育中见到的构音错误，如[k]—[t]、[g]—[d]等位置替代。

(2) [zh]、[ch]、[sh]发成[z]、[c]、[s]，例如把"知"发成"滋"、"吃"发成"次"、"是"发成"四"。

(3) 声母、韵母的歪曲、省略。
(4) 鼻腔构音：用舌背闭锁口腔，从鼻腔发出气流和声音，如[i]、[u]等。

第二节　构音障碍的评定

一、构音障碍评定方法

构音障碍的评定方法种类较多，主要介绍以下两种方法。

（一）Frenchay 评定法

Frenchay 法是从反射、呼吸、唇、颌、软腭、喉、舌、言语 8 大项和 28 细项来评价构音器官运动障碍的严重程度。反射性检查包括咳嗽反射、吞咽反射、流涎；呼吸功能检查包括观察静止和说话状态时的呼吸情况；唇功能检查包括观察唇在静止状态、外展、闭合、交替运动以及说话时的运动情况；颌功能检查包括观察颌在静止和说话时的运动情况；软腭功能检查包括观察并询问进食情况，观察发"啊"音时软腭抬高运动以及说话时鼻漏气和鼻共鸣情况；喉功能检查包括观察喉持续发声时间、音高、音量调节以及说话时音质、音量、音高情况；舌功能检查包括观察舌静止状态时的舌体的大小、是否有皱缩、震颤、舌伸出速度以及交替运动速度等；言语检查包括读字、读句、会话以及言语速度的情况。

该检查使用 9 分制记录各项检查得的结果，可将得分记入一图中，图的纵轴为得分水平，水平轴为各检查项目。各垂直线的相应点，反映病人该功能的严重程度。评价完成后，病人的障碍类型清楚可见，易于发现哪些功能未受损，哪些功能受损严重。

河北省人民医院康复中心于 1988 年对该法评定方法中的言语可理解分测验进行了适当的修改，使该评定方法可用于汉语构音障碍病人，但该评定方法的不足之处是评价的描述和测定简易、粗略、不能观察到细微的变化。

（二）中国康复研究中心构音障碍评定法

此评定方法是中国康复研究中心李胜利于与日本专家共同制订的方法。它由两部分组成，一部分是构音器官评定，包括呼吸、喉、面部、口、硬腭、舌、下颌、反射等功能检查；另一部分是构音评定，包括会话、单词检查、音节复述检查、文章水平检查和构音类似运动检查；对评定构音障碍的有无、程度、常见类型的分类和治疗有明显的指导意义。

二、构音障碍评定程序

（一）评定的目的和内容

(1) 构音障碍的有无、种类和程度判定。

(2) 原发疾病及损伤部位的推定，可作为制订治疗计划的依据。

构音障碍常涉及到运动障碍和所有的言语水平（呼吸、发声、发音、共鸣、韵律等），因此构音障碍的评定包括构音器官评定和构音评定两部分。

（二）构音器官的评定

1. 目的　　通过构音器官的形态和粗大运动检查来确定构音器官是否存在器官异常和

运动障碍。常常需要结合医学、实验室检查、言语评定才能作出诊断。另外,病史、交往史、听觉和整个运动功能的检查可促进诊断的成立。

2. 范围 包括肺(呼吸情况)、喉、面部、口部肌肉、硬腭、腭咽机制、下颌、反射。

3. 用具 压舌板、笔式手电筒、长棉棒、指套、秒表、叩诊锤、鼻息镜等。

4. 方法 在观察安静状态下构音器官的同时,通过指示和秘方使其做粗大运动并对以下方面作出评定。

(1) 部位 构音器官哪个部位存在运动障碍。

(2) 形态 确认各器官的形态是否异常。

(3) 程度 判断异常程度。

(4) 性质 确认异常是中枢性、周围性或失常性的。

(5) 运动速度 确认是单纯运动,还是反复运动,是否速度低下或有无节律变化。

(6) 运动范围 确定运动范围是否受限,协调运动控制是否低下。

(7) 运动的力 确认肌力是否低下。

(8) 运动的精确性、圆滑性 可通过协调运动和连续运动判断。

5. 检查说明 做每项检查前应向病人解释检查目的,按检查表和构音器官检查方法的要求记录(表3-1)。

表3-1 构音器官检查记录表

Ⅰ. 呼吸
 1. 呼吸类型:胸腹____ 胸____ 腹____   2. 呼吸次数____次/分
 3. 最长呼气时间____秒   3. 快呼气:能____不能

Ⅱ. 喉功能
 1. 最长发音时间____秒
 2. 音质、音调、音量
  a. 音质异常____ b. 正常音调____   c. 正常音量____   d. 总体程度 0123   e. 吸气时发声
    嘶哑____   异常高调____   异常音量____   气息声 0123   无力声 0123
    震颤____   异常低调____   异常过低   费力声 0123   粗糙声 0123
 3. 音调、音量匹配
  a. 正常音调____ b. 正常音量____
    0 单一音调   单一音量

Ⅲ. 面部
 a. 对称____ b. 麻痹(R/L)____ c. 痉挛(R/L)____ d. 眼睑下垂(R/L)____
 e. 口角下垂(R/L)____ 不对称____ f. 流涎____ g. 怪相____扭曲____抽搐____
 h. 面具脸____ i. 口式呼吸____

Ⅳ. 口部肌肉
 1. 撅嘴   2. 咂唇   3. 示齿   4. 唇力度
 a. 缩拢范围正常____ a. 力量正常____ a. 范围正常____ a. 正常____
   缩拢范围异常____   力量减低____   范围缩小____   减弱____
 b. 对称缩拢____   b. 口角对称____
   不对称缩拢____   口角不对称____

续 表

Ⅴ．硬腭
  a. 腭弓正常____   b. 新生物____
    高窄腭弓____   c. 黏膜下腭裂____

Ⅵ．腭咽机制
  1. 大体观察   2. 软腭运动   3. 鼓颊   4. 吹
  a. 正常软腭高度____   a. 中线对称____   a. 鼻漏气____   a. 鼻漏气____
    软腭下垂(L/R)____   b. 正常范围____   口漏气____   口漏气____
  b. 分叉悬雍垂(L/R)____   范围受限____
  c. 正常扁桃体____   c. 鼻漏气____
    肥大扁桃体____   d. 高鼻腔共鸣
  d. 节律性波动____   低鼻腔共鸣
    或痉挛____   鼻喷气声

Ⅶ．舌
  1. 外伸   2. 舌灵活度   3. 舔唇左右侧
  a. 正常外伸____   a. 正常速度____   a. 充分____
    偏移(L/R)____   速度减慢____   不充分____
  b. 长度正常____   b. 正常范围____   扭曲____
    外伸减少____   范围减小____
       c. 灵活____
         笨拙____

Ⅷ．下颌
  1. 颌张开闭合
  a. 正常下拉____   b. 正常上抬____   c. 不平稳扭曲____   d. 下颌关节杂音____
    异常下拉____   异常上抬____   或张力障碍性运动____   膨出运动____
  2. 咀嚼范围
  a. 正常范围____
    减少____

Ⅸ．反射
  1. 角膜反射____   2. 下颌反射____   3. 眼轮咂肌反射____
  4. 呕吐反射____   5. 缩舌反射____   6. 口轮咂肌反射____

三、构音障碍检查方法

构音障碍检查方法如表3-2所示。

表3-2 构音障碍检查方法

Ⅰ．呼吸（肺）

用具	说　明	方法及观察要点
无	1."坐正，两眼往前看"	病人的衣服不要过厚，较易观察呼吸的类型。观察是胸式、腹式、胸腹式。如出现笨拙、费力、肩上抬，应做描述
无	2."请你平静呼吸"	检查者坐在病人后面，双手放在胸和上腹两侧感觉呼吸次数。正常人16～20次/分
无	3."请你深吸气后，以最慢的速度呼气"	用放在胸腹的手，感觉病人是否可慢呼气及最长呼气时间，注意同时看表记录时间，呼气时发[f][s]
无	4."请用最快的速度吸一口气"	仍用双手放在胸腹部感觉

Ⅱ．喉功能

用具	说明	方法及观察要点

无	1.2."深吸一口气然后发'啊'，尽量平稳发出，尽量长"	1. 不要暗示出专门的音调音量，按评定表上的项目评定，同时记录时间，注意软腭上提、中线位置
		2. a. 正常或嘶哑，气息声急促、费力声、粗糙声及震颤
		   b. 正常或异常音调，低调
		   c. 正常或异常音量
		   d. 吸气时发声

无	3."请合上我唱的每一个音"	3. 随着不同强度变化发出高音和低音，评定病人是否可以合上，按表上所列项目评定

Ⅲ．面部

用具	说明	方法及观察要点
无	"请看着我"	这里指的是整个脸的外观，脸的绝对对称很可能不存在，不同的神经肌肉损伤，可具有不同的面部特征： a.正常或不对称；b.单侧或双侧麻痹；c.单侧或双侧痉挛；d.单侧或双侧下垂；e.单侧或双侧口角下垂；f.流涎；g.扭曲、抽搐、鬼脸；h.面具脸；i.口式呼吸

Ⅳ．口部肌肉检查

用具	说明	方法及观察要点
无	1."看着我，像我这样做"（同时示范缩拢嘴唇的动作）	评定嘴唇：a. 正常或范围缩小 b. 正常或不对称
无	2."闭紧嘴唇，像我这样（示范5次），准备、开始"	评定嘴唇： 正常或接触力量降低（上下唇之间）
无	3."像我这样龇牙"（示范2次）	观察：a. 正常范围或范围减小 b. 口角对称或偏移
带绒线的纽扣	4."请张开口，把这个纽扣含在唇后，闭紧嘴唇，看我是不是很容易地把它拉出来"	把指套放在纽扣上，把它放在唇后、门牙之前，病人用嘴唇含紧纽扣后，拉紧线绳，逐渐增加力量，直到纽扣被拉出或显出满意的阻力： a. 正常唇力 b. 减弱

Ⅴ．硬腭

用具	说明	方法及观察要点

指套、手电筒	"头后仰，张口"	把指套戴在一只手的示指上，用另一只手打开手电筒照在硬腭上，从前到后，侧面及四周进行评定，用示指沿中线轻摸硬腭，先由前到后，再由左到右
		观察指动：a. 正常腭弓或高窄腭弓
		          b. 异常生长物
		          c. 皱褶是否正常
		          d. 黏膜下腭裂

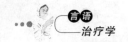

Ⅵ. 腭咽机制

用具	说明	方法及观察要点
1. 手电筒	1."张开口"	照在软腭上,在静态下评定软腭的外观及对称性观察要点: a. 正常软腭高度或异常软腭下垂 b. 分叉悬雍垂 c. 正常大小,扁桃体肥大或无腭扁桃体 d. 节律性波动或痉挛
2. 手电筒和小镜子	2."再张开你的嘴,尽量平稳和尽量长地发'啊'(示范至少10秒),准备,开始"	照在软腭上,评定肌肉的活动,并把镜子或鼻息镜放在鼻孔下观察要点: a. 正常中线无偏移或单侧偏移 b. 正常或运动受限 c. 鼻漏气 d. 高鼻腔共鸣,低鼻腔共鸣,鼻喷气
3. 小镜子或鼻息镜	3."鼓起腮,当我压迫时不让气体从口或鼻子漏出"	把拇指放在一侧面颊上,把中指放在另一侧面颊,然后两侧同时轻轻的施压力,把鼻息镜放在鼻孔下 观察要点:鼻漏气或口漏气
4. 气球和镜子	4."努力去吹这个气球"	当病人企图吹气球时,把镜子放在鼻孔下 观察要点:鼻漏气或口漏气

Ⅶ. 舌

用具	说明	方法及观察要点
无	1."请伸出你的舌头"	评定舌外伸活动: a. 正常外伸或偏移 b. 正常或外伸缩短,如有舌肌萎缩,肿物或其他异常要做记录
无	2."伸出舌,尽量快地从一侧向另一侧摆动(示范至少3秒),开始"	评定速度、运动状态和范围: a. 正常或速度减慢 b. 正常或范围受限 c. 灵活、笨拙、扭曲或张力障碍性运动
无	3.4."伸出舌,舔嘴唇外侧及上下唇"(示范至少3次)	观察要点: 活动充分、困难或受限

Ⅷ. 下颌(咀嚼肌)

用具	说明	方法及观察要点
无	"面对着我,慢慢地尽量大地张开嘴,然后像这样,慢慢地闭上(示范3次),准备好,开始"	把一只手的示指、中指和无名指放在颞颌关节(TMJ),评定下颌的运动是否沿中线运动或有无异常的下颌运动 观察要点: a. 正常或异常的下颌下拉 b. 正常或偏移的下颌上抬以及不自由的张力障碍性运动(TMJ)弹响或异常突起

Ⅸ.反射

用具	说 明	方法及观察要点

细棉絮	1. 病人睁眼,被检侧眼球向内上方注视	用细棉絮从旁边轻触侧角膜,引起眼睑急速闭合,刺激后闭合为直接角膜反射,同时对侧眼睑闭合为间接反射:
		  被检侧消失,直接反射(＋)
		  对侧消失,间接反射(＋)
		反射类型:一侧三叉神经疾患
		  患侧直接反射(＋)
		  间接反射(－)
		反射类型:一侧面神经麻痹

叩诊锤	2. "下颌放松,面向前方"	将左手拇指轻放于下颌齿裂上,右手持叩诊锤轻叩拇指,观察其反射有无及强弱程度,轻度咬肌收缩或明显收缩为阳性,无咬肌收缩为阴性
叩诊锤	3. "双眼睁开向前看"	用叩诊锤轻扣眼眶,两眼轻闭或紧闭为阳性;无闭眼为阴性,左右有差异要记录
长棉棒	4. "仰起头,大张开口"	用长棉棒轻触咽弓周围,呕吐反应为阳性,无呕吐反应为阴性
纱布块	5. "伸出舌"	用纱布握住舌体突然向前拉舌,突然后缩为阳性,无后缩为阴性
叩诊锤	6. "口部放松"	轻叩唇周,向同侧收缩为阳性,不收缩为阴性,需注明左(L)、右(R)

构音检查是以普通话为标准,结合构音类似运动对病人的各个言语水平及其异常的运动障碍进行系统评定以发现异常构音。此检查对训练具有较好的指导意义并对训练后的病人进行再评定均有价值,可根据检查结果制订下一步的治疗计划。

1. 房间及设施要求

(1) 房间内应安静,没有可能分散病人注意力的物品。

(2) 光线充足,通风良好,应放置两把无扶手椅和一张训练桌。

(3) 椅子的高度以检查者与病人处于同一水平为准。

(4) 检查时,检查者与病人可以隔着训练台相对而坐,也可以让病人坐在训练台的正面,检查者坐在侧面。

(5) 为避免病人注意力分散,除非是年幼儿童,病人的亲属或护理人员不要在室内陪伴。

2. 检查用具　单词检查用图卡50张,记录表、压舌板、卫生纸、消毒纱布、吸管、录音机、鼻息镜。上述检查物品应放在一清洁小手提箱内。

3. 检查范围及方法

(1) 会话:通过问问病人的姓名、年龄、职业和发病情况等,观察病人是否可以发声、讲话,音量、音调变化是否清晰、有无气息声、粗糙声、鼻音化、震颤等。一般5分钟即可,需要录音。

(2) 单词检查:此项由50个单词组成,根据单词的意思制成50张图片,将图片按记录表中词的顺序排好或在背面注上单词的号码,检查时可以节省时间。

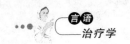

表中的所有单词和文章等检查项目均用国际音标,记录也采用国际音标,除应用国际音标记录以外,无法记录的要尽量描述。检查时首先向病人出示图片,病人根据图片的意思命名,不能自述采用复述引出,边检查边将检查结果记录在表上,对于正确、置换、省略、歪曲等的标记符号和描记方法如下(表3-3)。

表3-3 构音障碍的记录方法

表达方式	判断类型	标记	举例		
			国际音标	汉语拼音	汉字
自述,无构音错误	正 确	○	tʌsuan	dàsuàn	大蒜
自述,无歪曲但由其他音替代	置 换	—	tʌsuan̄	dàsuàn̄	大蒜
自述,省略,漏掉音	省 略	/	t⁄suan	dà suàn	大蒜
自述与目的音相似	歪 曲	△	△ʌsuan	△àsuàn	大蒜
歪曲严重,很难判定是哪些个音歪曲	无法判断	×	×tʌsuan	×dàsuàn	大蒜
复述引出		( )	(tʌsuan)	(dàsuàn)	大蒜

(3) 音节复述检查:此表是根据普通话发音方法设计,共140个音节,均为常用的和比较常用的音节。目的是在病人复述时,在观察发音点的同时注意病人的异常构音运动,发现病人的构音特点及规律。

方法:为检查者说一个音节,病人复述,标记方法同单词检查,同时把病人异常的构音运动记入构音操作栏,确定发生机制,以方便制订训练计划。

(4) 文章水平检查:通过在限定连续的言语活动中,观察病人的音调、音量、韵律、呼吸运用。选用的文章通常是一首儿歌,病人有阅读能力者自己朗读,不能读的由复述引出,记录方法同前。

小鸡小鸡叽叽叽,爱吃小虫和小米。
小鸭小鸭嘎嘎嘎,扁扁嘴,大脚丫。
小青蛙,呱呱叫,专吃害虫护庄稼。
小肥猪,胖嘟嘟,吃饱饭,睡呼呼。

(5) 构音类似运动检查:依照普通话的特点,选用有代表性的15个音的构音类似运动如[f](f)、[p](b)、[pʰ](p)、[m](m)、[s](s)、[t](d)、[tʰ](t)、[l](l)、[k](g)、[kʰ](k)、[x](h)等,[国际音标](汉语拼音)

方法:检查者示范,病人模仿,观察病人是否可以做出,在结果栏能与不能项标出。此检查可发现病人构音异常的运动基础,为指导今后训练有重要意义。

(6) 结果分析:将前面单词、音节、文章、构音运动检查发现的异常分别记录加以分析,确定类型,共10个栏目,下面分别说明:

1) 错音:是指发什么音出现错误,如[p]b、[pʰ]p、[k]g。

2) 错音条件:在什么条件下发成错音,如词头以外或某些音结合时。

3) 错误方式:所发成的错音方式异常。举例如表3-4所示。

表3-4　错音、错音条件、错音方式举例

错音	错音条件	错音方式
[k]	与[ɑ]或[o]结合发音	[t]
[t]	词头以外	歪曲

4）一贯性：包括发声方法和错法。

5）发声方法：发音错误为一贯性的以"＋"表示，非一贯性也就是有时正确者以"－"表示。

6）错法：错误方式与错音是一致的，以"＋"表示，各种各样以"－"表示。

举例：[ts]、[ts']发成[t']、[t]，如发声方法标记"＋"，说明[ts]、[ts']发音错误是一贯性的，错误标记"－"，说明病人将[ts]、[ts']，有时发成[t]、[t']，有时发成其他的音。

7）被刺激性：以音节或音素形式进行提示，能纠正构音错误的为有刺激性，以"＋"表示，反之为无被刺激性，以"－"表示。

8）构音类似运动：可以完成以"＋"表示，不能完成为"－"表示。

9）错误类型：根据目前所了解的构音异常，共总结出26种类型集中在方框内，经前面检查分析，依异常特点从中选一项或几项相符类型添入结果分析表的错误类型栏内。

举例：[k]发成[t]，[k']发成[t']，为牙龈化，置换。[s]发成[k]，为软腭化，置换。

（7）总结：把病人的构音障碍特点归纳分析，结合构音运动和训练计划观点进行总结（表3-5）。

表3-5　错误类型举例及说明

错误类型	举　例　说　明	
1. 省略	布鞋 （buxie）	物鞋 （wuxie）
2. 置换	背心 （beixin）	费心 （feixin）
3. 歪曲	大蒜	类似"大"中"d"的声音,并不能确定为置换的声音
4. 口唇化		相当数量的辅音发成 b、p、f 的音
5. 齿背化		相当数量的音发成 z、c、s 的音
6. 硬腭化		相当数量的音发成 zh、ch、sh 和 j、q、x 的音
7. 牙龈化		相当数量的音发成 d、t、n 的音
8. 送气音化	布鞋 （buxie） 大蒜 （dasuan）	铺鞋　将多数不送气音发成送气音 （puxie） 踏蒜 （tasuan）
9. 不送气化	踏 （ta） 怕 （pa）	大　将多数送气音发成不送气音 （da） 爸 （ba）
10. 边音化		相当数量的音发成 l 的音

续 表

错误类型	举 例 说 明	
11. 鼻音化	怕 (pa) 大 (da)	那 将多数非鼻音发成鼻音 (na) 骂 (ma)
12. 无声音化		发音时部分或全部音只有构音器官的运动但无声音
13. 摩擦不充分	发 (fa) 人 (ren)	摩擦不充分而不能形成清晰的摩擦音
14. 软腭化		将软腭音、齿背音、前硬腭音等发成 g、h 的音

第三节 构音障碍的治疗

一、构音障碍的治疗原则

（1）训练时可根据个体构音器官评定结果，对病人进行有针对性、有目的构音障碍训练。要根据病人的病史以及构音障碍的严重程度、损伤部位、范围和性质，制订详细而周密的训练计划，并能及时调整训练内容和方法，才能收到较好的治疗效果。

（2）训练要遵循循序渐进、由易到难、由简单到复杂的原则。在制订训练计划时，训练难度要适中，训练内容要尽可能地适合病人的生活、年龄、认知水平等，还要有趣味性，才能不断吸引病人的注意力，提高训练的效果。

（3）在训练过程中，治疗师与病人之间要建立一种相互信任和理解的良好关系。训练时，要不断给予支持与鼓励，理解病人的需要，鼓励病人主动参与治疗，帮助病人树立战胜疾病的信心和决心。

（4）不管采用何种治疗方法，都要注意使用强化等行为激励的方法。当病人反应正确时要给予肯定和鼓励，反应错误时给予否定和纠正，有时要给予奖励，可以使病人配合训练，巩固训练效果。

二、构音障碍的治疗

构音障碍治疗的目的是改善病人构音器官的运动功能，促使病人能清楚说话。治疗一般按呼吸、喉、腭和腭咽区、舌体、舌尖、唇、下颌运动的顺序开展的。治疗时要求室内安静，温度适宜，无外界干扰。治疗师的言语要缓慢，语调平稳，声调要低，保持平静、松弛的气氛。治疗多采用一对一治疗。一般情况下一次治疗30分钟为宜。

（一）放松训练

痉挛性构音障碍的病人，通常存在咽喉肌紧张性损害，并且肢体肌肉张力也增高，通过放松肢体的肌紧张可以使咽喉肌群也相应地放松。帮助构音改善的同时可帮助调整病人的情绪。

通过一系列的运动达到松弛状态,根据病人的肢体功能状态可采取卧位或坐位,闭目,精力集中于放松的部位。第一次运动时间一般为15~20分钟,当病人对运动熟悉后,可缩短时间。

1. 足、腿、臀的放松

(1) 脚趾向下屈曲3~5秒,然后放松,反复数次。

(2) 距小腿(踝)关节旋转,每次转一只脚,然后放松。

(3) 坐位时双脚平放在地板上,用力向下踏3秒,然后放松,反复数次,让病人感觉小腿用力和放松。

(4) 双腿膝关节伸直3s,然后放松,病人应感到大腿用力和放松。

(5) 股四头肌和臀大肌收缩、紧张。双手置于双膝上,躯干向前探,处于即将站起位3秒,然后坐下放松,反复数次。鼓励病人体验这些肌肉的紧张和松弛。

(6) 提醒病人现在应感到下肢和臀部有所放松。

(7) 在进行下一步的放松训练前,告诉病人,现在要把注意力集中在你的腹部、胸部的背部,但需要双脚、腿和臀部保持松弛。

2. 腹、胸和背部的放松

(1) 要求病人收腹,使腹肌收缩、紧张,保持3秒后放松,重复数次。并要求病人在收腹时注意背肌、胸肌的紧张,并体验放松时的松弛感。

(2) 在肌肉松弛时,鼓励病人平稳地深呼吸。

(3) 在进行下一步的放松训练前,告诉病人现在要把注意力集中在上肢和手上,要继续感到双脚、双腿、臀部、腹部、胸部和背部的松弛。

3. 手和上肢的放松

(1) 紧握拳,然后放松,重复数次。

(2) 双上肢向前举到肩水平,保持3秒,然后放下,反复数次。

(3) 将上述动作结合起来做,在举上肢的同时,握紧双拳,保持3秒,然后放下双臂,双手松开,重复数次。

(4) 反复强调紧张感与松弛感的对比。

(5) 如果手仍感到紧张,要求病人的手腕部平稳地抖动,直到感到松弛。

(6) 在进行双肩、头部、颈部的放松训练前,要检查病人确实注意到身体其他部位的紧张和松弛。观察病人是否更加松弛,或是又恢复到原来的习惯性紧张,如果是恢复到紧张状态,要求病人把注意力依次集中在身体的某一部分,平稳地深呼吸。在观察所达到的放松程度时,举起病人的腕部平稳地摇晃数次,然后放下。也可以托住病人的肘部举起上肢,然后放下。如果上肢松弛,上肢放下时非常松软。

4. 肩、颈、头的放松

(1) 双肩向上耸,保持3秒,然后放松,重复数次。

(2) 头向前下垂,然后平稳地向后仰,缓慢地将头由一侧转向另一侧。再慢慢地做转头运动,可以闭目以防眩晕。

(3) 为了确保头部运动平稳、缓慢,治疗师可站在病人背后,将一只手置于下颌下,另一只手置于头部后,缓慢向前后推。

(4) 将手置于病人的耳部,有助于病人头部的旋转运动。

(5) 将眉毛向上挑起,皱额,然后放松,反复数次并注意感觉紧张与松弛的差别。

(6) 缓慢平稳地移动下颌,由一侧移向另一侧,然后下颌上下左右旋转。

(7) 尽可能用力皱起脸,保持3秒,然后放松,反复数次。

做这些活动的目的是鼓励病人通过自身各部位的紧张与放松的对比来体验松弛感。这些活动不必严格遵循顺序,可根据病人的情况,把更多的时间花在某一部位的活动上。如果这些病人在治疗室学会了某些放松的技巧并能在家中继续练习则非常有益。当病人有所进步时,鼓励病人用适当的时间,做选择性的放松活动。例如,坐在桌旁工作时,喝水,看电视或躺在床上时,做某种放松活动。

(二) 呼吸训练

1. 呼吸训练　呼吸气流的量和呼吸气流的控制是正确发声的基础,呼气的适当控制是正确发声的关键,而且是语调、重音、节奏的重要先决条件,如果不改善呼吸控制能力就不能改善发声。

建立规则的、控制的呼吸能为发声、发音动作和韵律练习打下坚实的基础。训练时间根据个人需要、病人的耐受性决定,有的病人5分钟呼吸训练即可,而有的病人可进行15～20分钟。

(1) 一手置于膈部,另一手置于一侧的11、12肋部。如果病人瘫痪,治疗师可站在病人身后双手扶着病人腰部让病人平稳的用鼻吸气用嘴呼气。注意胸廓的向外向上运动。纠正肩部运动。每次呼吸之间要有停顿,防止过度换气。

(2) 治疗师数1、2、3时,病人吸气,然后数1、2、3憋气,再数1、2、3时,病人呼气,以后逐渐增加呼气时间直至10秒。呼气时尽可能长时间的发"s"、"f"等摩擦音,但不出声音,经数周的练习,呼气时发音达10秒,并维持这一水平。

(3) 继续上述练习,在呼气时摩擦音由弱至强,或由强至弱,加强和减弱摩擦音强度。在一口气内尽量做多次强度改变。指导病人感觉膈部的运动和压力,这表明病人能够对呼出气流进行控制。

(4) 一口气数1、2、3,逐步增至1～10。对一些配合不好的病人或病重的病人可让其对着镜子先深吸气,然后呼气。

(5) 一口气呼出一长一短或一长两短的有节律的摩擦音,但不出声音。如 s—- 或 s—-- 。

2. 上臂运动　做上肢举起或划船动作,增加肺活量。双臂上举时吸气,放松时呼气,协调呼吸动作。

3. 增加气流　可以做吹乒乓球、吹哨子、吹蜡烛、吹纸片、吹羽毛的练习。

(三) 构音运动训练

分析病人的评价结果,可发现构音器官的运动力量、范围、运动的准确性是否正常。首先集中训练运动力量、范围和运动的准确性,随后再进行速度、重复和交替运动练习,这些运动对产生准确的、清晰的发音是非常重要的。

1. 下颌运动训练

(1) 尽可能大的张嘴,使下颌下降,然后再闭口。缓慢重复5次,休息。以后加快速度,但需保持上下颌最大的运动范围。

（2）下颌前伸，缓慢地由一侧向另一侧移动。重复5次，休息。

（3）利用下颌反射帮助下颌的上抬，是把左手放在病人的颌下，右手持叩诊锤轻轻敲击下颌，左手随反射的出现用力协助下颌的上抬，逐步使双唇闭合。

2. 舌、唇运动训练

（1）训练双唇尽量前突（发u音的位置），然后尽量向后缩回（发i音的位置），重复5次休息，逐渐增加交替运动的速度，保持最大的运动范围。

（2）训练病人双唇闭紧，夹住压舌板，治疗师可向外拉压舌板，病人闭唇为防止压舌板被拉出，增加唇闭合力量。

（3）鼓腮数秒，然后突然用嘴呼气，有助于发爆破音，也可在病人鼓腮时用手指挤压双颊。

（4）训练病人将舌向外伸出，然后缩回，向上向后卷起，重复5次后休息，逐渐增加运动次数。治疗师可将压舌板置于病人唇前，由病人伸舌触压舌板或用压舌板抵抗舌的伸出，以加强舌的伸出力量。

（5）舌面抬高至硬腭。舌尖可紧贴下齿，舌面抬起，重复5次后休息，逐渐增加运动次数。

（6）舌尖伸出，由一侧口角向另一侧口角移动。

（7）舌尖沿上下齿做环形"清扫"动作。

3. 软腭抬高运动训练　构音障碍病人常由于软腭运动无力或软腭的运动不协调造成共鸣异常和鼻音过重。为了提高软腭的运动能力，可采取以下方法：

（1）用力叹气可促进软腭抬高。

（2）用"推掌疗法"，即两手掌相对推，并同时发出"啊"音，随着一组肌肉的突然收缩，而使其他肌肉也趋向收缩，从而增加腭肌的功能。

（3）重复发爆破音与开元音"pa、da"；重复发摩擦音与闭元音"si、shu"；重复发鼻音与元音"ma、ni"。

（4）发音时将镜子、手指或纸巾放在鼻孔下观察是否有漏气。

训练时要面对镜子，方便病人模仿和纠正动作，对于较重病人可以用手法和压舌板来协助完成运动。另外，可以用冰块或细毛刷摩擦面部、口唇、舌可以促进它们运动，1～2分钟/次，3～4次/天。

（四）发音训练

痉挛型构音障碍的喉运动异常主要是内收增强，而迟缓型构音障碍的喉运动异常主要是内收减弱。发音训练可根据病人具体情况选择下列训练。

1. 发音启动

（1）呼气时嘴张圆发"h"音的口形，然后发"a"。反复练习后可发不同长短的"h"、"a"和"ha"。

（2）与上述练习相同，做发摩擦音口形，然后发元音口形"su"。

（3）当喉紧张出现嘶哑时，可做局部按摩和放松动作，也可让病人出在很轻松的打哈欠状态时发声，因为打哈欠时可以完全打开声门而停止声带的内收过紧。另外可以训练病人随着"h"的音发音，是由于此音是声带外展引起的。

(4) 迟缓型构音障碍可有不同程度的喉内收肌瘫痪,可做如下训练。

1) 双手握拳,举至胸水平,然后双臂突然向下推,排出气体。

2) 双手突然用力按压桌面或椅子的扶手。

3) 双臂举至肩水平,肘部屈曲,双手十指交叉,然后突然用力将手分开。

在进行上述练习时要求病人尽力用嘴呼气,然后继续练习发音。

(5) 进一步促进发音启动的方法是:深吸一口气,在呼气时咳嗽,然后逐渐将咳嗽变为发元音。一旦发音建立,应鼓励病人大声叹气,促进发音。

2. 持续发音

(1) 当病人能够正确启动发音后可进行持续发音训练。一口气尽可能长时间地发元音,用秒表记录持续发音时间,最好能够达到15~20秒。

(2) 由一口气发单元音逐步过渡到发两个或三个元音。

3. 音量控制

(1) 指导病人持续发"m"音。

(2) "m"音与"a"、"i"、"u"等音一起发,逐渐缩短"m"音,延长元音。

(3) 朗读声母为"m"的字、词、词组、语句。目的是改善呼气和音量,通过口唇的位置变化将元音进行对比,促进元音的共鸣。

例如:麻　麻花　麻花真香呀!
　　　蜜　蜜蜂　蜜蜂在辛勤地劳动。
　　　木　树木　人们正在种植树木。

(4) 为改善音量控制,进行音量变化训练时可数数,音量由小到大,然后由大到小,或音量一大一小交替。在复述练习中,鼓励病人用最大音量,治疗师逐步拉大与病人的距离,直到治疗室可容下的最长距离。鼓励病人让声音充满房间,提醒病人尽可能地放松,深呼吸。

4. 鼻音控制训练　鼻音过重是由于软腭运动减弱,腭咽部不能适当闭合而将鼻音以外的音发成鼻音。

(1) 深吸气,鼓腮,保持数秒,然后呼出。

(2) 将直径不同的吸管放在口中,吹气,可以引导气流通过口腔,减少鼻漏气。还可以吹羽毛、吹乒乓球、吹口琴等。

(3) 让病人将两手掌放在桌子上向下推或两手掌相对推,同时发"a"音。这样可以增加腭肌的功能。

(4) 练习发双唇音、舌后音等,如"[ba]、[da]、[ga]、[ka]"。

(5) 腭托的使用　当重度构音障碍的病人鼻音过重时经过训练后,仍无明显改善时,可以使用腭托。

(五) 正音训练及补偿

大部分构音障碍病人表现发音不清,在评价时有些病人能够正确读字、词,但在对话时单音发音不准确,应把训练的重点放在正音训练上,然后再逐渐过渡到练习字、词、词组、语句朗读。要求病人在朗读和对话时,减慢言语速度,使他们有足够时间完成每个音的发音动作。

当病人发单音困难时,治疗师首先应明确病人的舌、唇、颌以及软腭的运动范围、运动力量、运动速度、协调性和准确性的训练已顺利完成,才能进行正音训练。

1. 正音训练　正音训练由易到难,根据病人个人具体情况来选择。病人发音时照镜子,便于及时纠正自己的发音动作。对于成年病人最好使用真实语言,使病人易于接受,对于治疗师而言,在此阶段语音的建立比词的应用更重要。

(1) 鼓励病人看治疗师的发音动作,练习发[b]音。

(2) 双唇紧闭,鼓腮,使口腔内气体压力升高,在发音的同时突然让气体从双唇爆破而出。

(3) 朗读由[b]开头的绕口令。例如:八百标兵奔北坡,炮兵并排北边跑。炮兵怕把标兵碰,标兵怕碰炮兵炮。

2. 补偿技术　发音器官的肌肉无力、运动范围受限或运动缓慢造成一些病人不能完全准确的发音。在此情况下,可以让病人学习发音补偿以便使语音接近正常和能被他人听懂(表3-6)。

表3-6　语音补偿技术

难发的音	补偿技术
l:舌尖音,舌尖抵住牙龈	舌体抬高,保持舌尖于低位
s:舌尖前音,舌尖跟上齿背接近	舌尖于下齿背,发[s]音
p/b:唇音,双唇闭紧,气流爆破而出	上齿抵住下唇,发爆破音
m:唇音,双唇紧闭,气流出自鼻腔	上齿抵下唇,产生鼻音
n:舌尖音,舌尖抵上牙龈,气流从舌两边溢出	舌体抬高,保持舌尖于低位

(六) 语言节奏训练

构音障碍中,运动失调型和运动过弱型均存在重音、语调和停顿不当与不协调,对此进行矫治的方法称为语言节奏训练。

1. 重音与节奏的训练　在连续读两个以上的音节时有轻重的区别,但节奏和重音很难分开,因为它们相互依存,因此在治疗时两者使用共同的方法。

(1) 呼吸控制可使重音和轻音显示出差异,从而产生语言的节奏特征。

(2) 治疗师用手敲打桌子,让病人随着节拍朗读诗歌,可以帮助病人控制节奏。

(3) 重音是为了突出语意重点或为了表达强烈情感而用强音量读出来的,是由说话人的意图和情感决定的,没有一定的规律。可以让病人进行对话练习来强调重音。如:

"谁今天去北京?"

"我今天去北京。"(不是别人)

"你什么时候去北京?"

"我今天去北京。"(不是明天)

"你今天去不去北京?"

"我今天去北京。"(不是不去)

(4) 病人与治疗师将日常对话的语句标出重音,病人朗读有重音标记的日常用语和短文。

2. 语调训练　语调是表达者表达情绪和感情的方式之一,给病人解释不同的感情需要不同的语调表达,给病人做示范,让病人模仿不同的语调,传递感情。

(1) 可用下列语句练习语调表达不同感情,如兴奋、高兴、生气、疑惑、失望、悲哀、鼓励。

明天要发奖金了,我好兴奋。

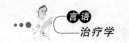

我要放假回家看妈妈,真开心!
孩子又没有好好吃饭,我很生气!
我没听清楚你刚才说的是什么?
他又一次旷课去玩,真让人失望呀!
你是最棒的!加油!

(2) 练习简单陈述句、命令句的语调,这些语句要求在句尾用降调。如:
学生都在操场上玩耍。
妈妈带孩子去公园去玩。
进来,把门关上!
把苹果递给我!

(3) 练习疑问句,这些语句要求在句尾用升调。如:
你喜欢集邮吗?
这是你的妈妈吗?
你是医生吗?
你在等人吗?

(七) 替代言语交流方法的训练

部分重度构音障碍的病人,由于言语运动机能的严重损害,通过各种手段治疗,言语交流也是难以进行的,为使这些病人能进行社会交流,言语治疗师可根据每个病人的具体情况和未来交流的实际需要,选择设置替代言语交流的一些方法,并对病人如何使用替代交流方法进行训练。目前国内常用且简便易行的是用图画、词以及句子构成的交流板,经过训练,病人可通过交流板上的内容表达各种意思。图画板是由多幅日常生活活动的图画组成,适用于文化水平较低的和失去阅读能力的病人。词板和句子板写有常用的词和句子,词板和句子板适用于有一定文化水准和运动能力的病人。在训练中,随着病人交流水平的提高,及时调整和增加交流板上的内容。目前在许多发达国家已研制并应用一些便于携带和易于操作的交流仪器,而在我国还有待开发。

思考题

一、名词解释

1. 构音障碍
2. 运动性构音障碍

二、填空题

1. 构音障碍分为_____、_____和功能性构音障碍三类。
2. 部分重度构音障碍的病人,替代言语交流方法训练时可以使用目前国内常用且简便易行的方法是_____。

三、单项选择题

1. 运动性构音障碍一般分为(   )
   A. 5种   B. 6种   C. 8种   D. 4种
2. 造成器质性构音障碍最常见的原因有(   )

A. 先天性面裂　　　B. 巨舌症　　　C. 先天性唇腭裂　　　D. 齿裂咬合异常
3. 构音障碍治疗一般多采用（　　）形式治疗
　　A. 一对一训练　　B. 家庭训练　　C. 自主训练　　D. 集体训练
4. 当重度构音障碍的病人鼻音过重时经过训练后,仍无明显改善时,可以采用（　　）
　　A. 吹气球　　　B. 使用腭托　　C. 音量训练　　D. 舌唇运动训练

四、简答题

1. 构音器官评定时,评定范围是哪些？
2. 构音检查时,对于房间及设施有哪些要求？
3. 构音障碍的治疗原则有哪些？
4. 如何进行舌唇运动改善训练？
5. 如何进行鼻音控制训练？

第四章
听力语言障碍

学习目标

1. 掌握耳聋的分类,行为测听法和客观测听法,使用助听器的适应证。
2. 熟悉耳聋的病因,聋儿听觉训练、构音训练、言语训练的方法,助听器的分类。
3. 了解早期干预对聋儿的意义,助听器的选配方法和选配步骤。

第一节 概 述

听力语言障碍是指由于耳聋引起的听力损失,导致言语功能障碍的一组疾病。听力障碍出现的阶段不同,致使言语障碍的表现、治疗及预后存在差异。7岁以内的儿童正处于听觉、语言、智力发展的关键时期,如果这个时期内的听觉障碍被及时发现,并早期佩戴助听器、早期进行听觉语言训练,就可能最大限度恢复其听觉言语功能,甚至不会影响到儿童的语言发展。

一、耳聋的分类及病因

所谓耳聋是指听觉系统的传导、感音功能异常所致听觉障碍或听力减退,概称耳聋。根据起病时间,耳聋可分为先天性耳聋和后天性耳聋。根据病变的性质,耳聋分为器质性与功能性两大类,前者听觉系统有器质的变化,后者则没有。依病变损害的部位分析,耳聋可分为传导性耳聋、感音神经性耳聋和混合性耳聋。

(一) 传导性耳聋的主要病因

1. 外、中耳发育畸形 如外耳道闭锁,鼓膜发育不全或缺如,鼓室发育不良,听骨、蜗窗及前庭窗的发育异常等。
2. 外耳道机械性阻塞 如耵聍栓塞、异物、炎症、肿瘤及瘢痕等;鼓膜穿孔、增厚。
3. 急、慢性非化脓性和化脓性中耳炎及并发症、后遗症 如鼓膜穿孔、鼓室积液、听骨链粘连、断裂、缺如、鼓室硬化症等。
4. 其他 中耳肿瘤、耳硬化症等。

(二) 感音神经性耳聋的主要病因

1. 先天性聋 包括遗传因素与非遗传因素,前者为由基因或染色体异常导致耳聋;后者为孕期母亲患风疹、腮腺炎、流感等病毒感染性疾病;或梅毒、糖尿病、肾炎、克汀病等全身性疾病;或大量应用耳毒性药物均可使胎儿致聋。

2. **传染病源性耳聋**　常见的传染病有流行性脑脊髓膜炎、猩红热、白喉、伤寒、风疹、麻疹、水痘、疟疾等。

3. **全身疾病性耳聋**　常见者首推高血压和动脉硬化,其次为糖尿病、肾炎、甲状腺功能低下。

4. **耳毒性耳聋**　常用的耳毒性药物有链霉素、卡那霉素、新霉素、庆大霉素等抗生素;水杨酸类止痛药;奎宁等抗疟疾药。

5. **创伤性耳聋**　头颅闭合性创伤、颞骨横行骨折以及爆炸时强大的空气冲击波和脉冲噪声的声压波共同引起中耳和内耳各种组织结构的损伤。

6. **其他**　还有噪声性耳聋、突发性耳聋、老年性耳聋、中枢性耳聋及自身免疫性耳聋等。

(三) 混合性耳聋的主要病因

1. **耳瘘管-耳聋综合征**　其特点是单耳或双耳耳廓畸形、耳前瘘管、鳃裂瘘管或囊肿,伴有听骨链畸形及内耳底回畸形。

2. **脆性骨质硬化**　其特点是骨迷路及听骨包含有致密钙化软骨,乳突气化不良,可有复发性面瘫(遗传性病)。

3. **组织细胞增生病**　表现为颞骨局限性破坏、乳突肿胀、耳流脓、耳道肉芽(基因病)。

4. **感染**　包括全身及局部感染导致中耳和内耳病变。

5. **慢性化脓性中耳炎、耳硬化症等病**　如病变继续发展则影响耳蜗功能。

6. **颅脑外伤及其他致聋创伤**　使中耳及内耳同时受到伤害。

7. **其他**　导致传导性听力障碍和感音神经性听力障碍的因素同时或先后对听觉器官发生作用。如遗传性聋又患上中耳炎。

二、早期干预对聋儿的意义

聋儿早期干预是指在婴幼儿出生后 3 个月内进行听力学及医学评价,对已确诊有听力障碍的婴幼儿应在 6 个月龄前接受相应的康复措施。接受干预期一般不少于 3 年。早期干预包括早发现、早诊断、早配助听器、早期教育等内容。

早期干预根据正常儿童心理、生理发展规律,尽可能在聋儿发展的关键期内,对聋儿予以助听补偿(或听力重建)和康复训练,改变他们原有的受残疾与障碍影响的发展轨迹,促使聋儿向正常方向成长。早期干预既具重要性又具可行性。

(一) 早期干预的重要性

1. **对聋儿自身发展的意义**　早期干预能改变聋儿的发展方向,为聋儿提供广阔的发展空间。因早期经验在人类的早期发育过程中具有关键作用。在大脑发育的关键期实施干预,能充分挖掘聋儿的残余听力,最大限度地减轻听力残疾带来的负面影响。利用大脑言语中枢尚未完全定势的条件,帮助聋儿减轻残障程度,学习从听觉途径接受信息,习得语言。同时能开发聋儿各方面的智力潜能,如开发聋儿的语言智能、数理逻辑智能、音乐智能、空间智能、身体智能、人际交往智能、反省智能等,让聋儿获得认知、社会性、个性情感、艺术表现

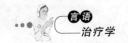

和运动技能等方面的发展,为其回归主流社会打下基础。对于聋儿干预得越早,康复效果越好,越能够明显地改善他的认知、社交和听觉言语发育水平。

2. 对聋儿家庭的意义　能让家长从悲观失望的心理阴影中走出来,让家长从孩子的进步中看到希望,树立信心,有助于聋儿家长重新正确认识孩子的残障问题,并积极参与孩子的康复工作。早期干预有助于聋儿家长减轻精神和物质方面的负担,为聋儿成长提供好的家庭条件。使得家长从单纯的照顾孩子中解脱出来,让家长精神上有所寄托。使孩子有所管又有所教,家长能正常工作,获得正常收入,从而减轻家庭的经济负担。为孩子提供物质上的保障。

3. 对社会发展的意义　聋儿早期干预能让其回归主流社会,平等参与,全面提高人口素质。同时还能减轻社会承担的残疾福利费用,节约社会资源,培养对社会有用的人才。

(二) 早期干预的可行性

(1) 从新生儿听力筛查抓起,建立各级康复工作网络体系,共享社会资源。同时培训聋儿家长,使家长成为合格的教育者。帮助聋儿家长建立康复信心,为家长传授聋儿康复的基本知识,帮助他们学会科学地使用助听器,让聋儿养成聆听习惯,教聋儿学习语言,促使聋儿在家长的帮助下,在认知、运动、社会行为、生活自理等方面都有显著进步。

(2) 早发现、早诊断。由听力学家、医生和护士组成筛查小组,确定筛查方案,应用听力筛查技术,确诊新生儿、婴幼儿的听力损伤。

(3) 早配助听器,早期教育,使佩戴助听器的婴幼儿最大可能地获得言语声的特征,而且其所听到的言语声强度应当在安全舒适的可听范围之内。早期教育中应以全面发展的观点、主体能动的观点、整体优化的观点来看待聋儿。因聋儿首先是儿童,是正常发展中有异常的儿童。早期教育的目标要强调全面发展,既注意聋儿作为特殊儿童所需要加强学习与干预的特殊性,又充分考虑聋儿作为儿童的普遍性,使聋儿在德、智、体、美等方面获得全面和谐的发展。早期教育对聋儿一生的发展都特别重要,因儿童的发展是由它自身与周围环境中的人、事、物交互作用而实现的。人能够在自己与客体的关系中认识自己,认识自己与客体的关系,并根据这两方面的认识对自己的思想和行为进行自我的观察、体验、评价、督促、控制和发展。儿童运用先天的遗传因素和具有巨大潜力的身体结构和本能与周围环境交换物质、能量和信息,吸收外界的东西,改变着自己的身体结构和智慧结构,从而得到发展。让早期教育在聋儿的积极活动中得到实施,将其目标有效地融入一系列活动中去,这是康复取得成效的关键。所以我们采取康复的手段,尊重教育的力量,顺应儿童身心发展的规律,同化聋儿的知识结构,促使聋儿自我建构起我们所期望的和谐个性,让聋儿回归主流社会并在其中展示自己的才华,实现自己的价值。

第二节　聋儿听力语言康复评定

一、婴幼儿听力测试

听力测试根据测试原理和对受试者的要求不同可分为行为测听法和客观测听法两大类。它是耳科诊断中不可缺少的手段之一,通过各种测试方法,可以了解受试者的听力是否正常,确定听力损失程度和性质,对疾患做出诊断。测听结果不但能为临床耳科医生对听力障碍的诊断和治疗提供依据,而且能为聋儿的早期发现及助听器选配、耳模制作、语言学习提供帮助。

(一) 行为测听

行为测听是通过观察受试者受到声音刺激后所引起的听性反应,来判断测听结果的一种方法。行为测听方法很多,包括声场测试法、音叉检查、纯音测听、言语测听、音响玩具测听,条件定向反射测听及游戏测听。可根据受试儿的年龄、智力发育等不同情况选择使用。下面就常用的方法予以介绍。

1. 2岁以内的婴幼儿测听法 为了搞好行为测听,我们必须熟悉正常婴幼儿的听觉发育,只有熟悉婴幼儿的听觉能力,才能对聋儿的早期发现、早期诊断、早期训练做出正确的判断。婴幼儿听觉的发育与完善,直接表现其听阈值的变化。通常情况下,新生儿在安静的环境中,对60~70 dB(SPL)刺激声可能出现听性反应。3~4个月时,对50~60 dB(SPL)刺激声可能出现听性反应。4~7个月对40~50 dB(SPL)刺激声可能出现听性反应。7~9个月,对30~40 dB(SPL)刺激声可能出现听性反应。9~13个月对25~35 dB(SPL)刺激声可能出现听性反应。13~16个月对25~30 dB(SPL)刺激声可能出现听性反应。16~21个月对25~30 dB(SPL)刺激声可能出现听性反应。21~24个月对小于25 dB(SPL)刺激声可能出现听性反应。2岁时幼儿听神经发育基本和成年人相同(表4-1)。

表4-1 正常婴幼儿听阈值参考表

月 龄	听阈值 dB(SPL)	表 现
3个月以内	60~70	听觉反射行为,如对突然的声音出现惊跳或闭眼等
3~4个月	50~60	听觉反应,对日常熟悉的声音如妈妈的声音、玩具的声音能表示注意,转脸寻找
4~7个月	40~50	能寻找侧面的声源,给他听声可跟踪声源,对申斥声或近处突然大声能惊吓或哭喊,听到电视或广播声,当节目变换时能主动寻找,对耳边闹钟的嘀嗒声能转脸寻找
7~9个月	30~40	能寻找侧面、下面的声源,放在耳边对较小的钟声可转头寻找。对室外的动物叫声、车声、下雨声等表示关心。隔壁传来声音或从远处呼唤他的名字可立即转头
9~13个月	25~35	用小声呼唤名字能转头寻找,能合音乐节拍摆动自己身体,能模仿简单发音
13~16个月	25~30	能寻找侧面、下面、上面的声源,隔壁传来声音能注意倾听或表示听到声音,能按简单命令行动
16~21个月	25~30	听觉发育同上,并有一定的语言能力,以字、词代句
21~24个月	<25	能寻找侧面、下、上、前、后等视野以外的声源,听力水平接近成年人,此期语言能力发展较快

(1) 听性反射:听性反射是3个月以内婴儿对声音刺激的主要应答表现。测听应选择在安静房间内进行,给声时机最好在受试者处于浅睡眠状态,具体有主观判断法和自动描记法两种方法可选择应用。

(2) 听觉反应:是对4个月至2岁的婴幼儿测试的主要观察指标,依不同月龄婴幼儿的发育指标来判断受试者听力是否正常。听觉行为反应主要表现为眼球向声源方向转动、寻找声源、表情变化（惊奇、哭、笑等）、动作变化、言语行为变化等。测听用具通常选用低、中、高主频明确的音响玩具，如手鼓、木鱼、哨、铃等。采用筛查法和声场测听法进行。

2. 条件定向反应测听法　幼儿听到声音，会出现注视音源，若在给声同时用灯光予以强化并巩固，可形成声光条件反射，实际上灯光是一个条件刺激。此种方法适合于2～3岁幼儿，因为孩子随着年龄的增长，对一般单调的声音并不感兴趣，而对于具有一定形象的玩具感兴趣，加之光的协同作用测听多能成功。采用熊猫听力计方法。

3. 游戏测听法　在与幼儿游戏过程中完成测听的方法，称为游戏测听法。适合于3～5岁幼儿听力测试。爱游戏是幼儿的天性，幼儿随着年龄的增长，对一般的方法已不感兴趣，只有设计一些幼儿喜欢的游戏测听法，才能获得较为准确的测听结果。如听声移物，配景测听，古典游戏测听法等。

4. 纯音测听　适合于5岁以上经过听力训练的易配合的儿童。纯音测听包括气导听阈测试和骨导听阈测试两部分，主要用于耳聋的鉴别诊断。

(1) 气导听阈测听：戴耳机前先检查耳道内有无耵聍或其他阻塞物。戴耳机时应将头带固定，松紧适宜，注意将耳机中央对准耳道口。红色标记为右侧，蓝色标记为左侧。

方法一：测试强度由低到高。测试时，为使受试者熟悉测试音，选择听力好耳开始，先给予30 dB的1 000 Hz纯音（最好是脉冲音），如无反应则以20 dB一档增量测试，直至被试者听见测试音后，再将音量降低10 dB；听不见测试音后，以5 dB一档增量测试，逐步测出听阈值。用减10加5的测试技巧，即受试者有反应降低10 dB，没反应增加5 dB。每个听阈值复测3次，即3次之中有2次反应即可确定听阈值，测完一耳后再测另一耳。分别记录左右两耳听阈值，测试音频率顺序为1 000、2 000、4 000、8 000、500、250 Hz，复测1 000 Hz。如果相邻两个频率听阈值相差20 dB，就需要复测两者之间的频率(750、1 500、3 000、6 000 Hz)。

方法二：测试时，与方法一相反，由高强度开始，逐渐降低强度，此法由于存在听觉记忆的情况，常使测得听阈值较低。目前多采用方法一。

(2) 骨导听阈测听：骨导纯音听力测试方法与气导测试方法大致相同。不同的就是把骨导振荡器放置于乳突的位置上，测试频率仅限于250～4 000 Hz各倍频程声音测试。

(3) 加掩蔽噪声的听阈测试：耳对某一特定声音的听阈常因另一声音的存在而提高，这种现象称为掩蔽。当受试儿双耳听力差值较大时，测听时为了避免测试音到达非测试耳，非测试耳应加噪音掩蔽，避免出现"交叉听力"影响测试结果。

适应证：①只要两耳的气、骨导听阈值相差40 dB或以上，就须对好耳加掩蔽，重复测试差耳的听阈。②骨导测试中，只要两耳骨导听阈值相差10 dB或以上，则好耳应加掩蔽。③选择符合①、②情况的频率作掩蔽测试，无需把全部频率都做掩蔽测试。

掩蔽测试法：可采用Hood法亦称平台法进行测试，首先确定所需最佳掩蔽级，其方法为：①先测无掩蔽的阈值。②对侧耳用相当气导阈上10 dB(HL)窄带噪声进行掩蔽。让受试儿不要理睬非测试耳的噪声，而注意听测试耳的纯音，并作出相应的反应。③此时再测听阈，如无变化，则为真正听阈，如果纯音被掩蔽，则增加测量音量的强度直至被听到。④然后以5 dB一档增加掩蔽级，达10 dB以上听阈不再继续变化为止，即达到平台阶段。

(二)客观测听

客观测听不要求受试者对测试信号做出主动反应,而是根据声信号刺激前后受试者的部分生理状态所发生的变化,由专业人员对测试结果进行分析并与正常结果进行比较,判断其听觉系统是否感受到声音,从而对听觉功能做出评价。

客观测听包括:新生儿摇篮床测听、声导抗测听、听觉脑干诱发电位测听、40 Hz 听觉相关电位测试、耳声发射测试、多频稳态诱发电位测试、耳蜗电图等。

1. 新生儿摇篮床测听 摇篮床测听的基本原理是当小儿安静或睡眠时,通过一定强度声刺激使小儿出现躯体动作的反射,然后通过与小儿身体相连接的传感器将动作变化记录出来,来判断小儿是否听到声音,主要有两种测试方法。

(1) linco-Bennett 新生儿筛选听觉反应摇篮法:通过自动筛选装置观察新生儿对声音刺激的四项反射活动,转头、惊吓或摇头、全身运动和呼吸活动。测试采用三种声音,包括 250 Hz,1 000 Hz 纯音和广谱噪声(峰值在 500 Hz,频谱范围在 125~4 000 Hz),声强采用 60 dB 及 90 dB SPL。信号经一密闭系统给予,像声导抗测试用耳塞探头一样,可单、双侧给音,经多导仪记录对声刺激时的各项反应活动。试验过程包括刺激前、刺激期和刺激后各 5 s,经安装在摇篮和垫子内的传感器记录全部运动反应,呼吸变化通过系于新生儿腕上盘形泡沫垫,并将其放于衣服上来探测。测试时将小儿用毯子裹好放在这种特制的摇篮内,使其尽量安静。所得刺激期与对照结果经微机处理分析,进行判断。

(2) 摇篮测听:将一扬声器置于摇篮的头或脚侧,调节声输出使婴儿耳处的声音强度达 95 dB SPL,在床垫下放一电传感器,传感器发出的电流依其所受的压力而变化。输出电压经放大,数字显示并用计算机进行处理。试验开始前先测婴儿活动 10 秒,最好在睡眠或安静时进行测试,先记录此时的情况作为基线标准,然后周期性的给予脉冲噪声(中心频率在 3 000 Hz),每次给声时间不超过 25 秒。经传感器输出监测每次给声阶段内 3.5 秒时间的活动变化,并通过对此反应的观测,定量计算活动情况,然后与基线进行比较。24 小时内测试 30 次,根据 30 次的比分做出判断。一般达 50% 以上可通过试验,低于 50% 应进一步追踪观察。

2. 声导抗测试 过去称为声阻抗测试。声波在介质传播克服介质分子位移所遇到的阻力称声阻抗,被介质接纳传递的声能叫声导纳,两者合称声导抗。声强不变,介质的声阻抗越大,声导抗就越小,两者成倒数关系。介质的声导抗取决于它的摩擦(阻力)、质量(惯性)和劲度(弹性)。就中耳传音系统来说,它的质量由鼓膜和听骨的重量体现,比较恒定。听骨链被肌肉韧带悬挂,摩擦阻力很小,劲度取决于鼓膜、听骨、鼓室气垫、镫骨底板及内淋巴液的弹性等因素,易受多种因素影响而发生变化,是决定中耳导抗的主要部分。

(1) 测试基本原理和方法:目前常用于测量中耳的导抗仪由导抗桥和刺激信号两部分组成。前者有 3 个小管:经上管发出 220 Hz(226 Hz)、85 dB 的探测音,引入被耳塞封闭的外耳道内;鼓膜返回到外耳道的声能经下管引入微音器,转换成电讯号,放大后输入电桥并由平衡计显示,中管与气泵相连使外耳道内气压由 +2 000 Pa 向 -3 000 Pa 变化,以观察鼓膜被压入或拉出时导抗的动态变化(图 4-1)。

刺激信号为 250、500、1 000、2 000、4 000 Hz 的纯音,白噪声及窄带噪声。强度在不同的仪器有一定的差别,均在 40~125 dB。经耳机向另一耳或经小管向同侧耳发送一测试镫骨肌反射。测试时由正向负连续调节外耳道气压,正压时鼓膜被压向内,随着压力的降低逐渐

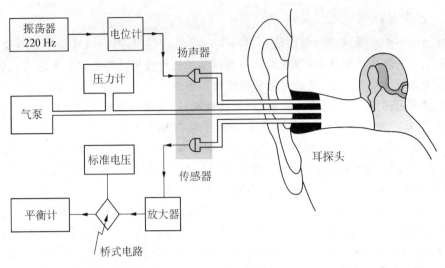

图 4-1 声导抗测试仪模式图

复原到自然位置,当压力逐渐变为负压时鼓膜又被吸引向外突出。这种鼓膜连续由内向外移动所产生的声顺动态变化,可用荧光屏或平衡计显示,用记录仪以压力声顺函数曲线形式记录下来,称为鼓室导抗图或声顺图,又称之为鼓室功能(压)曲线(图 4-2)。

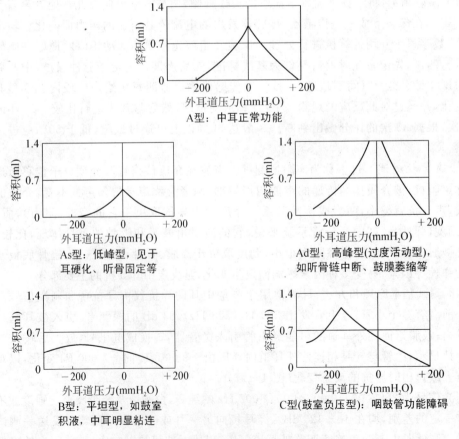

A 型:中耳正常功能

As 型:低峰型,见于耳硬化、听骨固定等

Ad 型:高峰型(过度活动型),如听骨链中断、鼓膜萎缩等

B 型:平坦型,如鼓室积液、中耳明显粘连

C 型(鼓室负压型):咽鼓管功能障碍

图 4-2 鼓室导抗图

(2) 结果分析：根据鼓室功能曲线形状，声顺峰与压力轴的对应位置（压峰点），峰的高度（曲线幅度）以及曲线的坡度、光滑度等可较客观地反映鼓室内各种病变的情况。一般说来，中耳功能正常及感音神经性耳聋且不伴有中耳功能异常者其曲线呈"A"型；As 型多见于耳硬化症，听骨链固定和鼓膜明显增厚等中耳传音系统活动受限时；当听骨链中断，鼓膜萎缩，愈合性穿孔及咽鼓管异常开放时，曲线呈 Ad 型；B 型曲线多见于鼓室积液和中耳明显粘连者；C 型曲线表示咽鼓管功能障碍。由于中耳疾病错综复杂，特别是在鼓膜与听骨链复合病变时，曲线可以不典型，应结合其他检查综合分析。

一定强度的声刺激在内耳转化为神经冲动，经蜗神经压传至脑干耳蜗腹侧核，经同侧或交叉后由对侧上橄榄核传向两侧面神经核，再经同名神经引起所支配的镫骨肌收缩，使鼓膜松弛，顺应性降低，此反射称为镫骨肌反射，可由声导抗仪记录。由于该反射弧有脑干的一些核团参与，因此，通过镫骨肌反射检查可以了解低位脑干神经通路的功能情况。

3. 听觉脑干诱发电位测听（ABR）　诱发电位是指神经系统某一特定部位受到适宜刺激，在中枢或周围神经系统相应部位检出的与刺激有密切时间关系的电位变化。听觉诱发电位是指听觉系统听到声刺激产生兴奋并伴随着电位的变化，它有多种不同类型。脑干电位测听不受病人主观意志及意识状态的影响，可在睡眠、麻醉或昏迷状态下进行，故适用于不能合作的新生儿、婴幼儿和主观测试困难的成年人的耳聋诊断，尤其有助于高频听力损失及听神经瘤等听觉障碍的定位诊断。但值得提出的是脑干电位结果只反映 2 000 Hz 以上的听力损失情况，而不能较全面地反映听觉功能，故脑干电位反应测听在实际应用中，不能代替传统的行为测听技术。

Jewett 等将电极置于头顶，乳突等部位用短声刺激记录一组潜伏期为 1～10 秒的快反应电位，来源于脑干 7 个部位，命名为Ⅰ～Ⅶ波。每个波都有相对稳定的潜伏期。

(1) 各波潜伏期：临床通常以Ⅰ、Ⅲ、Ⅴ波的潜伏期为记录项目，正常听力成年人Ⅰ、Ⅲ、Ⅴ潜伏期上限分别为 1.9、4.0、6.0 毫秒左右，婴幼儿各波潜伏期略长。三个波其中以Ⅴ波最为稳定，在测试过程中，复现率几乎为 100%。

(2) 波间潜伏期：即中枢传导时间、各波间时程较为稳定，因此可作为中枢性病变的诊断指标，最常用的是Ⅰ～Ⅴ间期测量，正常参考值为 4.24±0.27 毫秒。

(3) Ⅴ波比较：两耳间Ⅴ波比较，一般差值不超过 0.2 毫秒，最大差值<0.4 毫秒。

(4) 阈值测定：通常以Ⅴ波的阈值作为脑干电反应测听阈值。正常成年人对Ⅴ波的反应阈，一般高于纯音听阈 10～15 dB，婴幼儿反应阈较成年人略高，但与其听性反射阈比则相对较低，因此对耳聋的早期发现有较大的应用价值（图 4-3）。

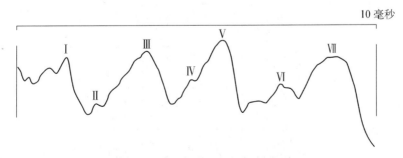

图 4-3　正常 ABR 波形

二、纯音听力图分析

(一)常见的听力图类型

1. 正常听力曲线　正常听力曲线的气传导与骨传导均比较平稳(图4-4)。

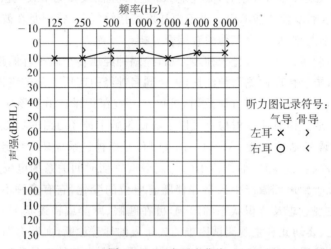

图4-4　正常听力曲线

2. dip型　高频区3 kHz呈明显斜坡型下降后又呈斜坡状升起,是噪声聋初期的典型,自觉症状多不明显,很难及时发现。

3. 高频急降型　链霉素等耳毒性药物致聋以及其他原因不明感觉神经性耳聋多见。dip型及高频急降型是感觉神经性耳聋的典型听力图。

4. 高频渐降型　主要表现为感觉神经性耳聋特征。

5. 低频下降型　是传导性耳聋典型听力图,如中耳及鼓膜无明显改变,且低频听力下降明显,是梅尼埃病(Meniere disease)的听力特征。另外还有山型、谷型、水平型及全聋听力图等。下面重点对传导性耳聋、感觉神经性耳聋及混合性耳聋的听力图特点进行分析。

(二)传导性耳聋

听力图主要特征(图4-5)是:骨导正常,气导下降,存在气骨导差,差值大于15~20 dB。

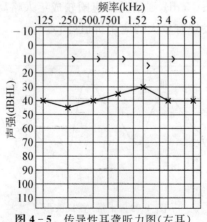

图4-5　传导性耳聋听力图(左耳)

(三) 感觉神经性耳聋

听力图主要特征(图4-6)是:气导、骨导同时下降,气骨导差小于10 dB,听力损失以高频为主。

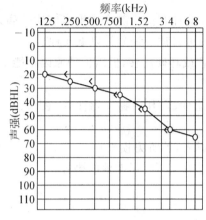 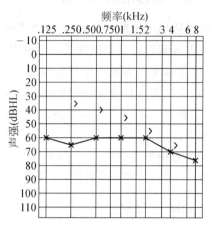

图4-6 感觉神经性耳聋听力图(右耳)　　图4-7 混合性耳聋听力图(左耳)

(四) 混合性耳聋

其听力图主要特征(图4-7)是:骨导、气导均下降,气骨导差大于10 dB(HL),同时具有传导性耳聋及感觉神经性耳聋的特点。

(五) 耳聋的分级及计算方法

1. 耳聋分级(ISO,1964)

正常听力	−10～25 dB	轻度聋	26～40 dB
中度聋	41～55 dB	中重度聋	56～70 dB
重度聋	71～90 dB	极度聋	90 dB以上

2. 计算方法　平均听力损失(dB HL)＝A＋B＋C/3。A、B、C分别代表500、1 000、2 000 Hz听力的损失分贝数。

第三节　听力障碍与助听器选择

一、助听器分类

依助听器的应用范围可分为集体助听器、个体助听器。集体助听器包括固定式有线集体助听器、无线调频助听器和闭路电磁感应集体助听系统三大类;个体助听器依助听器外观形状可分为盒式、耳背式、耳内式、耳道式、骨导式及眼镜式等多种类型。

助听器的基本结构包括传声器、放大器、耳机、电源四个主要部分。助听器的工作原理为,输入换能器由传声器,磁感线圈等部分组成。其作用是将输入声能转为电能传至放大器,放大器将输入电信号放大后,再传至输出换能器。输出换能器由耳机或骨导振动器构成,其作用是把放大的信号由电能再转化为声能或动能输出。电源是供给助听器工作能量

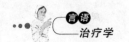

不可缺少的部分。另外还设有削峰,或自动增益控制及各种声音输出限制,音调、音量控制等电声学器件组成。以适合各种不同程度耳聋病人的需要。

二、助听器选配的适应证

助听器适用于长期耳聋者,对耳聋程度不稳定、估计有治疗前途或手术前途的病人不适用。对于内耳未发育及中枢性聋也不适用。按病因可将适应证分为以下几种。

1. 传导性聋 多见于中耳炎残迹、咽鼓管阻塞或耳硬化症,但因种种原因不能手术者。
2. 混合型聋 伴有不同原因迷路病变者。
3. 感音神经性聋 包括迷路病变、脑膜炎后遗症、内耳药物中毒性聋、衰老、不可逆的血管病变等。

双耳听力损失至少在 30~45 dB 以上。对于成人,若听力损失在 30~45 dB,助听器可配可不配,对于儿童则一定要配,因为听力损失达到 40 dB,将影响他的语言。

三、助听器选配

(一) 助听器佩戴耳的选择

原则上讲,只要可能,助听器均应该双耳佩戴。但由于各种原因,只能佩戴一只者,可作如下选择。

(1) 若双耳听力图基本相同,左右耳可交替佩戴。
(2) 若双耳听力损失>60 dB(HL),且一耳较好则优先配听力较好耳。
(3) 若双耳听力损失≤60 dB(HL),且一耳较好则优先配听力较差耳。
(4) 若双耳听力损失差距较大[各频率>20 dB(HL)],听力曲线有一平坦型,有一陡坡型,应选配听力图较平坦型一耳。
(5) 对语后聋的年长儿或成人,可凭自己的感觉选择日常生活中的"惯用耳"。
(6) 婴幼儿可通过行为测听和脑干电位阈值来初步确定佩戴耳。
(7) 若双耳听力图相似,但听觉区域不同,应选择听觉区域动态范围较大一耳。

(二) 骨导助听器选配的适应证

(1) 外耳有炎症、外耳道有大量脓性分泌物、外耳闭锁、狭窄、不适宜用耳塞者。
(2) 鼓膜糜烂、听骨烂掉者。
(3) 在 1 000 Hz 与 2 000 Hz 之间听力损失骨导小于气导达 40 dB 以上者,应优先考虑使用骨导助听器。

(三) 助听器种类的选择

从理论上说,无论成人还是儿童,只要能获得较为准确的听力图,都应该选择性能更好的数码编程助听器或全数字助听器,但鉴于病人及家庭的经济情况,全部佩戴数码机是不现实的。因此还是有部分病人需要选择传统模拟机,但总的选择原则如下。

(1) 从年龄上看,小儿宜选用耳背式助听器,随身体发育只需定期更换耳模即可。成年人多希望选择耳内式助听器,它可以满足掩盖听力缺陷的心理要求。老年人选择的范围较宽,盒式、耳背式、耳内式、耳道式均可。
(2) 从听力损失的程度上看,轻度聋、中度聋、中重度聋、重度聋和极重度聋可分别选择小功率、中功率、中大功率、大功率和特大功率的助听器。

(3) 从耳聋性质上看,传导性聋选择骨导助听器,感音神经性聋选择气导助听器。

(4) 从残留听力质量上看,听觉动态范围宽、没有重振者可选择线性放大电路的助听器,听觉动态范围窄、有重振者可选择压缩放大电路的助听器。

另外,还应充分考虑到佩戴者的工作性质、工作环境、经济条件等,应该综合多方面的情况进行选择。

(四) 助听器验配方法

1. 音频补偿法

(1) 助听器阈值声场测定

1) 测试音:啭音、窄带噪声。

2) 测试环境:隔音室内严格按照标准建立的声场。

3) 测试仪器:FA-18 听力计。

4) 测试方法:听力计操作方法与裸耳听阈测试基本相同,在进行助听器效果评价时,非测试耳的助听器要关闭。

5) 选配标准:见图 4-8。

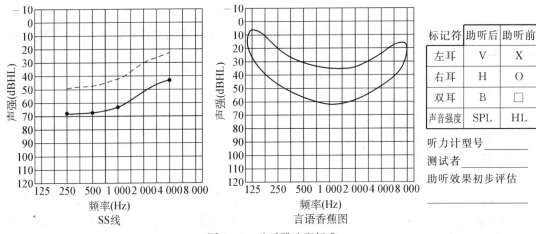

图 4-8 助听器选配标准

如果声场是按声压级(SPL)水平建立的,测得的听阈值与正常人长时间平均会话声谱(SS线)相比较,判断其助听后听阈值是否在正常人听觉言语区域内。一般以 SS 线上 20 dB 为最佳助听效果,达到 SS 线为合适的助听效果。

如果声场是按照听力级(HL)水平建立的,测得的听阈值与正常人言语香蕉图相比较,测听阈值在言语香蕉图内为佳。

若聋儿佩戴助听器后听阈未达到预期目标,可调节助听器的各功能旋钮,使聋儿的听力损失得到较为理想的补偿。

(2) 介入增益测试法

1) 测试音:啭音。

2) 测试环境:测听室≤40 dB(A)。

3) 测试仪器:Madsen IGO-HAT1500、Fonix 6500 型或 Fonix FP40 型介入增益助听

器选配装置。

4）测试方法：测得准确的听力结果，选择相应功率的助听器及在测听仪器内存中选择一个理想的验配计算公式。如婴儿选择 DSL 公式、重度聋选择 POGO2 公式、中重度聋选择 N.A.L 公式等。

将受试者听力图输入介入增益助听器选配装置，计算机可按照测试者所选的助听器验配公式计算出助听器的理想验配标准曲线（目标曲线）。

进行介入增益测试：扬声器位置与测试耳呈 45°角，距离 1 m（适用于 Madsen IGO-HAT1500）或 30 cm（适用于 Fonix 6500 或 Fonix FP40），输入声源信号通常用啭音，强度为 60～70 dB，探管放入耳道的位置从耳屏点计算为 2.5～3.0 cm。首先测量裸耳外耳道共振峰，然后佩戴助听器和耳模后，再测量介入增益，调节助听器的音调、音量等功能旋钮，使介入增益曲线与目标曲线接近。

对聋儿进行助听器适应性训练后，有语言能力的聋儿，通过语言的辨听来评估助听效果；无语言的聋儿，通过助听器阈值声场测定来评估助听效果，助听效果不满意者，就要对助听器和耳模进行适当调整。

(3) 粗略选配法

1）测试音：复合音、语音、乐器声和音乐声。

2）测试环境：安静室内≤45 dB(A)。

3）测试用具选择：有主频明确的语音（如 a、u、sh）；标有特定主频的音响玩具；经过主频标定的电子琴。

4）测试方法：将各音响的主频声压级控制在正常人长时间平均会话声谱的范围内，若聋儿对声音有反应，说明助听器验配基本合适。

(4) 便携式听力计选配法

1）测试音：啭音或窄带噪声。

2）测试环境：安静室内≤45 dB(A)。

3）测试仪器：便携式听力计，如 PA2。

4）测试方法：本法适用于重度聋以上的婴幼儿和不合作儿童的助听器选配。测试时，可让聋儿佩戴好助听器在室内玩，精神放松，测试者抓住受试儿注意力不集中时，避开其视线，在规定的测试距离内突然给声，观察其行为反应。给声的频率顺序为：1 000 Hz、2 000 Hz、500 Hz，如测试 1 000 Hz 无反应可改为测 500 Hz，给声强度为 60 dB SPL，调整助听器的功能旋钮，反复测试，如受试儿对上述声音有反应，则认为助听器基本合适。

2. 听觉功能评估法　选择聋儿学过的词汇或用聋儿听觉康复评估卡，评估聋儿佩戴助听器后对语言声音的识别能力。

(五) 助听器验配步骤

(1) 进行详细的全身和耳科检查，排除助听器佩戴的禁忌证。

(2) 进行全面的听力学检查，获得尽可能多的听力信息，最好能明确从 250～8 000 Hz 各倍频程听力损失的程度。

(3) 提倡双耳佩戴，如没有条件，只能单耳佩戴时，确定佩戴耳。

(4) 制作具有相应声学效果的耳模。对于听力损失较轻的病人也可先用耳塞试戴，大致了解助听器的效果，但听力损失较重的病人一定要先制取耳模再试戴，否则佩戴者会因为助听器的效果不能全部发挥而对此丧失信心。

（5）根据听力检查的结果、佩戴者的意愿、工作的环境、经济条件等选择助听器的功率、种类、式样、外壳的颜色、放大的方式等。

（6）选择适合的增益公式，计算出助听器所需在各个频率上应有的增益（目标曲线）。

（7）根据所选助听器种类的不同，分别通过计算机、介入增益验配仪或手动操作，调节助听器的频响、音量、输出等旋钮，尽量与目标曲线接近。与病人交谈或通过音响器具发声，观察病人对声音的反应，进行适当的细微调整。

（8）让病人试戴一段时间后，在不同的声场环境中（包括安静环境、两人对话环境、团体对话环境以及语言噪声环境）对助听器效果进行评价。包括测试助听听阈和助听后的不适阈。

（9）大龄儿童和成年人佩戴初步调试后的助听器渡过适应期后，再用言语测试对助听器的实用效果进行评价，对于没有语言及不能配合的小儿，也要经常用声场法进行评估。

（10）教会病人或家属使用助听器，教给病人聆听技巧，填写助听器的保修卡。确定定期复查方案，与病人建立长久的联系。

第四节　聋儿听力训练

一、概述

听觉是人的一种主要感觉。凭借听觉人能感知到来自外界的各种声音，并通过辨别这些声音的特点，认识各类事物。更重要的是，人通过听觉途径可以获取知识，习得语言，了解社会。通过语言交际活动，参与社会生活，使得自己的身心得到和谐健康的发展。因此，听觉对一个人的心理发展至关重要，对一个人能否平等参与社会生活起决定性的作用。聋儿由于听力损失而导致语言障碍，必须通过听觉言语训练，才能克服听力残疾带来的影响，才能让聋儿能听会说（即让聋儿用听觉接受信息，用语言交流思想感情），才能让聋儿回归主流平等参与。概括地说，听力语言康复即指全面地综合地协调地应用医学、教育、心理、生态和社会等方面的力量，最大限度地减轻听力残疾给患儿带来的负面影响，发挥其协同作用，使其在助听补偿下经过康复训练，能够自如地与人交流，平等全面地参与社会生活。

听觉言语训练是聋儿早期康复的主要内容。聋儿听力言语训练的目标是：运用科学的训练方法充分发挥聋儿残余听力的作用以及视觉、触觉等其他感官的代偿功能，建立有声语言系统，培养聋儿的语言交往能力，让聋儿学会理解和表达，掌握语言表达技巧，并能通过语言进行记忆、思维、想象、推理。通过语言学习新知识，从而使自己各方面得到全面发展。

二、听觉训练

（一）婴幼儿听觉发展过程及听觉对声音的认识

1~2个月：在睡眠中突然听到声音会出现惊跳反射、上下肢抖动。
3个月：开始出现区别不同声音的能力和情绪反应。如喜欢听音乐，对妈妈的声音特别敏感。
4个月：开始寻找声源，出现听觉注意。
5个月：能感知熟悉的声音，习惯言语声。

6个月:呼唤时能面向发声方向,出现听觉定位。

7个月:开始注意说话者的口型,有了言语听觉。

8个月:开始对声音进行自我调节。

9个月:开始"懂话"。

10个月:能利用听觉模仿学习语言,学习说话。

11个月:可以随着音乐摆手,出现对音乐的欣赏能力。

12个月:能寻找视野以外的声音,主动听取声音的能力大大增强。

1岁至1岁半:能寻找隔壁房间的声音,询问熟悉的画面名称,对语言的理解逐渐增多,从听词和短语发展到听简单句和较长的句子,并开始喜欢听有简单情节的故事。

2岁:理解语言记忆进一步增多,表达能力有了发展,开始有简单的对话能力,能按要求干力所能及的事。

3~4岁:听觉记忆增强,能依次说出物体的名称,开始学习简单的常见词。

5岁:听觉的理解能力及语言能力大大提高,为6岁读书、识字、进入小学做准备。

听觉对声音的认识是有一定规律的。可以分为听觉察知、听觉注意、听觉定向、听觉辨别、听觉记忆、听觉选择和听觉反馈,最后形成听觉概念,对声音信息做出正确的反应,这几个阶段是互相联系、互相促进的,如图4-9所示。

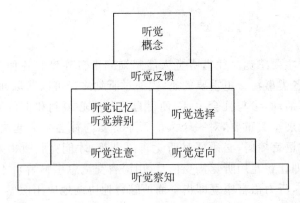

图4-9 听觉对声音的认识

1. **听觉察知** 就是判断声音的有无,是人耳对不同频率、不同音强、不同音色声音的感受能力。

2. **听觉注意** 是一种与听觉有关的心理活动,是人们为了满足某种心理需要而对声音倾注、聆听的活动,它建立在听觉察知的基础之上,并且这种声音对听者还具有某种程度的意义,才会产生听觉注意。聋儿因为对声音知之甚少,而且缺乏对声音意义的认识,因此常常是听而不闻,需要训练者将声音与其意义联系起来,有意识地培养他们聆听的意识和习惯。

3. **听觉定向** 就是辨别声音的方向,即寻找声源的一种能力。双耳听力的存在对听觉定向有很大的作用。这种能力需要建立在听觉感知和听觉注意的基础之上。

4. **听觉辨别** 是区别声音异同的一种能力。它需要有关感官的参与和大脑分析综合作用的参与。聋儿听觉识别能力的提高,有赖于听觉察知、注意、定向等能力的培养,有利于丰富聋儿的听觉经验。帮助聋儿学会把生活中不同声音及其所代表的不同的意义联系起来,建立不同的听觉表象,是培养听觉识别能力的前提。

5. 听觉记忆　是在辨别声音的基础上,声音信号在大脑中的储存。

6. 听觉选择　是在两种以上的声音中,或者在噪声环境中,选择性听取自己需要的,或感兴趣的,有吸引力的声音的一种能力。

7. 听觉反馈　是人们听到声音或语言后出现的一种自我调节反应。例如:在声音环境中提高嗓门说话,或模仿发音时,不断通过听觉反馈进行自我调节,直到准确无误地发声为止。培养聋儿的听觉反馈能力对于学习有声语言,克服言语发音不清等具有极为重要的作用。

8. 听觉概念　是在以上各个阶段熟练的基础上,经过大脑的协同作用,对声音信号所反映出的事物本质的认识。

以上8个阶段是相互联系,互相依存的。在对聋儿进行听觉训练时应遵循由易到难,由简单到复杂的原则,针对不同的个体采取特殊的途径进行专门的听觉训练。同时,不能忽视让聋儿在生活中通过自然途径获得听觉概念的过程,要善于引导聋儿在生活中学会聆听。

听觉训练指的是听觉能力的训练,我们要区分听觉能力和"听力"概念的差别。听力是指人耳对声音的感知能力,是先天的,依赖于正常的听觉器官;而听觉能力是指人有意识地听取声音信号,对接收到的声音进行综合分析、理解记忆的能力,是通过后天学习获得的,依赖于正常的大脑皮质来完成。没有听力就不可能有听觉能力。

(二)听觉训练的意义和目的

1. 听觉训练的意义

(1)听觉训练可以促进听觉功能的发展。

(2)听觉训练是聋儿形成和发展有声语言的必要基础。

(3)听觉训练能帮助聋儿全面、正确地认识周围世界。

(4)听觉训练对丰富和陶冶聋儿的情感具有不可忽视的作用。

2. 听觉训练的目的　最大限度的开发和利用聋儿的残余听力,尽量减少耳聋给聋儿带来的不良影响,让聋儿养成聆听的良好习惯,培养聋儿感受、辨别、理解、记忆和反馈声音的能力,帮助聋儿建立听觉概念。

(三)听觉训练内容

听觉训练的内容主要包括听觉功能的各个方面:对声音的听觉察知、听觉注意、听觉定向、听觉辨别、听觉选择、听觉记忆、听觉反馈、听觉概念和听觉理解等。

(四)听觉训练应注意的问题

(1)要让聋儿感受丰富多彩的声音,包括自然环境声和社会环境声,不能偏颇。

(2)听觉训练应与日常生活相结合,让他们多听有意义的声音学以致用。

(3)听觉训练应和言语训练相结合,你中有我,我中有你。

(4)听觉训练应采用游戏的形式,适合孩子的年龄特点。

(5)在进行听觉训练中,要尽量减少视觉的辅助,以培养聋儿独立地用听觉接受信息和反馈信息的能力。

(6)听觉训练应每天进行,长期坚持。

(7)听觉训练要循序渐进,设定合理的阶段发展目标,切忌本末倒置。

(8) 听觉训练要求根据不同孩子的情况因人而异,不能千人一面。

(五) 听觉训练方法

1. 听觉察知训练 听觉察知的训练是听力训练的基础内容。在训练初期培养聋儿良好的聆听意识和交往习惯是非常重要的,特别是听力补偿较好或佩戴人工耳蜗的聋儿。如与人交往时,要有目光的接触,要注意聆听别人说话。

活动:老师把一辆小汽车放在桌子上,用手拿放好,嘴里模仿小汽车"嘀嘀——"的声音,随即推出小汽车。如此反复几次。要注意发音时间间隔的变化。然后,让聋儿控制小汽车,听到老师发音后推出汽车。为了帮助聋儿尽快理解游戏规则,开始时,最好有另一人协助老师做示范:一人发音,另一人推汽车。当聋儿做时,协助者和聋儿一起拿着小汽车,避免他随意推动汽车而不注意听。当聋儿理解游戏要求后,就让他独立进行,不再提供帮助。游戏中可更换火车、飞机、自行车等物品,以让聋儿听到更丰富的声音,并可以观察他对各频率声音的感受情况。

2. 听觉辨别训练 当聋儿能察觉到声音之后,就要帮助他们了解不同的声音有不同的含义,能够把听到的声音和相应的事物联系起来,这就是听觉辨别训练的主要内容。

声音有四个重要的物理属性:音高、音强、音长和音色。

音高就是声音的高低。声音的高低由发音体在一定时间内振动次数的多少决定,振动的次数越多,发出的声音越高;振动的次数越少,发出的声音就越低。语音的高低与发音人声带的长短、厚薄、松紧有关系。汉语的声调有高低升降的变化,这主要是音高的变化。

音强就是声音的强弱,也叫音势。声音的强弱由发音体在一定时间内音波振动的幅度的大小决定。音波振动的幅度大,声音就强;音波振动的幅度小,声音就弱。

音长就是声音的长短。声音的长短由音波持续时间的久暂决定。

音色也叫音质。音波振动的形式不同,就产生不同的音色。

在听觉分辨的训练中,我们要注意从以上四个方面入手,缺一不可。具体方法如下:

(1) 对音高、音强、音长、音色等的听辨练习:

1) 对音高的听辨:

活动一:老师用乐器给出高音和低音,让聋儿感受。告诉他们:听到高音时站起来,听到低音时蹲下。

活动二:分辨不同频率的乐器声,如"鼓、木鱼、碰钟"等等。先让他们边听边看,然后让他们只听不看,听到声音后拿出相应的乐器。

2) 对音强的听辨:

活动一:用录音机放音乐,让聋儿跟音乐拍手。老师可以调节音量的大小,当音量大时,带领孩子使劲拍手;声音小时,轻轻拍手。

活动二:在聋儿面前放一个大苹果和一个小苹果(也可用其他物品),告诉聋儿:听到大的声音,把大苹果举起来。也可以教聋儿根据声音的变化,用手比"大"或"小"的动作。

3) 对音长的听辨:

活动一:听到长音或短音,分别画长线或短线。

活动二:给聋儿一个玩具火车,当老师发"呜——"的长音时,让他把火车一直向前推出;当老师发"呜、呜、呜"的短音时,让他把火车有停顿地一步一步向前推。

音长的差异是最容易分辨的。

4)对音色的听辨:先让聋儿面对着听鼓、锣、口哨、钢琴等声音,然后转身在去掉视觉辅助的情况下用听觉辨别不同物体发出的声音。

5)对节奏和速度的听辨:让聋儿感受不同的节奏和语速,会对以后学习儿歌、欣赏音乐有很大帮助。老师可以让聋儿分辨或模仿拍手的节奏:××　×××或××　×等等。老师还要让聋儿体会声音速度的快慢,老师快敲时,聋儿就跑;老师慢敲时,聋儿就放慢脚步走。

听音乐做律动也是很好的听觉训练的辅助手段,要尽量让他们体会音乐的旋律和节奏。

6)综合以上各项的听辨练习:分辨交通工具的声响:火车(呜——)、汽车(嘀嘀——)、摩托车(突突突——)、飞机(ri～～～)。火车的声音频率低,是一个长音;摩托车的声音是短音;汽车的声音是短音和长音的结合;飞机的声音有音调高低起伏的变化。

在辨听语词之前,可以让聋儿辨听拟声词。

(2)因素听辨:因素包括元音和辅音两种,元音比辅音易于听辨。

在进行因素差异的听辨训练时,应先将因素放到相应的词语中进行辨听。要区分元音a、o、ao,就可以让聋儿听辨词语"妈、摸、猫"。

(3)对语言的听辨训练:

活动一:买东西

老师扮演顾客,聋儿做售货员。老师说出所要购买物品的名称,让聋儿听到以后拿出来。训练难度要根据聋儿的听力语言水平来决定。如果是听力水平较差的孩子,那么在他面前摆放的物品不宜过多,而且,老师只说一个关键词的短句,如"我要买苹果";对于听力水平较好的聋儿,可以增加物品的种类,并说带两个关键词的句子,如"我要买3个苹果",进一步还可以提高难度,如"我要买3个苹果和香蕉",再进一步提高难度,如"我要买3个苹果和5根香蕉"。

活动二:绘画

老师说出要画的内容,聋儿一边听一边画。最好用一个纸板把老师和聋儿隔开,分别绘画,最后把两幅画放在一起对比,重复一遍,比较对错。这个活动的训练难度也要因人而异,最简单的是听一个词,如"画房子",之后可调节为"画两朵花",再提高难度到"画两朵黄色的花";对更好的孩子可以说"在纸的左下角画两朵黄色的花"。该活动不需要强调聋儿的绘画水平。

活动三:娃娃洗澡

通过给娃娃洗澡的形式进行相应的听觉训练。在让聋儿给娃娃洗澡的游戏中,让他注意听老师的指令,如"洗洗娃娃的头,洗洗娃娃的脚,打肥皂,用水冲一冲……"聋儿听到后做出相应的动作。在听觉训练的同时,还要大量丰富聋儿的语言。如"看看,洗干净了吗?用毛巾擦一擦;帮娃娃穿衣服,好吗?把他放到床上……"

活动四:故事接龙

用一些不同种类物品的图片(图案内容可随意),反面向上摆在一起,大家(最好有3～4人)轮流摸卡片,每次一张。第1人拿起卡片后,说出与图片内容有关的一句话,下一人也要结合自己所摸的图片内容说一句话,但语言内容必须与前一人的话有关联。如此一个一个接下去,编出一个完整的故事。例如:第1人摸到"猫"的图片,说"有一只猫,它很漂亮";第2人摸到"床"的图片,说"它很懒,老要睡觉";第3人摸到"小船",说"有一天,它去划船";又回到第1人摸到"公园",说"小猫划船来到一个公园"……如此接龙下去。在整个游戏过程中,仍要注意不让聋儿看到口型,而是强调让他听。

该游戏适合于能够辨听句子的聋儿,而且要有一定的语言表达水平。这个活动可以更好地帮助聋儿组织语言和使用完整句式,修改病句,提高言语水平。而且该游戏还能提高聋儿的想象力和创造性,为入学后的看图讲述及作文做准备。

（4）在听辨训练期间,应符合循序渐进的原则。即选择范围应由小到大;关键词数量应由少到多;辨听词语的内容应由易到难。老师要有意识地逐步提高训练难度,例如:

1) 首先可以把音节数量不同的词语放在一组,让聋儿辨听。例如"番茄、苹果、梨","小白兔、公鸡、羊"。

2) 让聋儿听辨音节数量相同但差异显著的词语。如"苹果、香蕉、白菜、橘子",它们都是双音节词,但声母、韵母和声调都有明显差异,这种词汇相对难度也比较低。

3) 听辨语音特征较为接近的词语。如"萝卜、蘑菇、菠萝",它们听起来比较容易混淆,听辨难度比前者有明显提高。

4) 老师在做听辨训练时,不应只停留在单词辨听水平上,还要进行句子或者对话交流的辨听训练。

总之,在对聋儿进行听觉训练时一定要注意聋儿个体听力水平的差异。在听觉训练中,不能忽视听觉记忆能力的培养。

三、聋儿构音训练

（一）构音训练的目的

语言是由声音和意义两个方面结合而成,语音是语言的物质外壳,语音、词汇、语法三个要素组成了语言这个统一的整体。听力语言康复的任务就是要让聋儿熟悉语音,理解语义,感受言语规则,在此基础上形成和发展有声语言。语音无疑是有声语言的物质基础,聋儿要获得有声语言,必须进行构音训练。事实上,聋儿的发音器官并没有器质性病变,也就是说他们并不是不能发音,而是由于听力障碍引起发音器官的功能障碍,导致构音异常、发声异常,乃至失语,即不肯发音或不会发音,或发出刺耳的尖音等等,发音训练可以帮助聋儿体会发音要领,掌握发音技巧,形成正确自然的语音习惯,为他们能清楚流利的应用有声语言打下基础。

构音训练的目的为:锻炼聋儿的发音器官,使其学会协调运用各个发音部位,为正确发出语音奠定基础;利用看、听、摸等手段掌握发音要领,学会正确自然地发音;与听觉训练相结合,克服听力障碍导致发音异常,要求聋儿运用听觉反馈矫正自己的语音,提高语言的清晰度。

（二）聋儿构音训练的基本内容和方法

根据语音产生的生理机制以及汉语语音的特点,聋儿的发音训练包括发音器官的训练以及言语技能的训练。另外,针对聋儿的语音问题,在聋儿学语初期应利用各种游戏和手段诱导聋儿发出语音;在聋儿掌握了一定的言语技能之后,还应对其进行语音矫正。

1. 培养聋儿最初的语音意识

（1）诱导发音　让孩子在自然的状态下发出声音,比如挠痒痒,诱导孩子笑出声音。

（2）发音器官的锻炼　呼吸训练目的是锻炼聋儿的言语呼吸的能力。呼吸功能训练包括深呼吸训练和声气结合的练习。

1) 深呼吸:深呼吸主要是为了让聋儿掌握正确的呼吸方法和状态,锻炼呼气肌肉群和吸气肌肉群的力量。

首先训练吸气。用一朵芳香的花或在手绢上洒上香水,让聋儿闻,当他自然地吸闻香气时,就是在进行正确的吸气了,学会吸气后教呼气。进行深呼吸时,两脚分开站稳,距离和左右肩齐,双手下垂脸向前看,胸部和颈部挺起,但不要紧张,保持精神饱满的状态。吸气之前先把肺里的气流呼出,再开始吸气。吸气时双手向前向上平伸举起,举到两臂上下垂直为止,脚后跟不要翘,上举时两臂不要弯曲,以免引起第1肋骨上提以致吸气无力,吸气时,随着两手向上移动,气流徐徐地从鼻孔吸入胸廓和上腹,逐渐向四处扩散,小腹向后缩,使胸腔容积增加,从而吸入大量气流。

2) 呼吸训练体操:呼吸训练体操是一系列的动作练习,目的是帮助聋儿的呼气肌肉群和吸气肌肉群得到正常的发育。

第一节:扩胸运动(二、八呼)

第二节:呼吸运动(四、八呼)

3) 声气结合训练:声气结合训练是锻炼聋儿说话用气和控制气流的能力。

1个葫芦、2个葫芦、3个葫芦……

1个萝卜、2个萝卜、3个萝卜……

4) 游戏:结合聋儿的年龄特点,可以用吹纸条、吹蜡烛、吹龙的方法练习呼吸。吹纸条时气流要匀、细、长。吹龙时气流要控制好,持续的时间越长越好。吹蜡烛时,可点燃数根小蜡烛,看聋儿一口气能吹灭多少根蜡烛,还可以一根一根的吹。还可以吹纸青蛙、纸河马等。

做游戏前,先由训练者示范讲解,听障儿童看明白了再让他们去玩。

口部操:目的为帮助聋儿克服说话时不张口,嘴唇紧张或者无力问题。包括唇,齿以及口部肌肉的锻炼。

舌部操:目的是锻炼舌头的灵活性。包括顶、卷、伸等舌部动作。

做完发音器官的锻炼以后,应马上进行音节的练习,将单纯器官活动与发音结合。如:与孩子手拉手,发"拉、拉、拉……"的音,模仿拍球的动作,发"拍、拍、拍……"的音。

2. 利用多种感官参与的方法,引导聋儿正确发音

(1) 鼻音训练:鼻音练习是让聋儿体会气流从鼻子通过的感觉,为发鼻辅音打下基础。可用鼻音 m、n 进行哼唱,亦可用手指捏鼻翼发"miao"学猫叫。

(2) 嗓音训练:目的是让聋儿熟练掌握发音器官运动的各种技巧,促使聋儿活动声带发出响亮的声音。

(3) 音素训练:包括元音和辅音的练习,促使聋儿掌握汉语语音的发音要领,为正确清晰地发出语音打下基础。

(4) 拼音的训练:汉语拼音是学习汉语的有效工具,也是聋儿正音和识字的基础。拼音训练是让聋儿熟悉汉语拼音的声母,韵母和声调,并通过支架法、碰音法等特殊方法,学会将声韵拼成音节。

(5) 四声训练:声调是汉语音节的重要组成部分,与拼音和语音相结合的声调练习,可以让聋儿说话具抑扬顿挫,能正确、完整地掌握汉语语音。

3. 纠正聋儿的不正确发音

(1) 聋儿的语音问题:

1）发音问题：例如：增音，增加不应有的因素；减音，应有的音素没有发出来；歪曲或替换，把一个音发成另一音。尤其是辅音容易出问题。

2）声音问题：例如：音高平直、假声、声音过弱、气息声、沙哑声、开放性鼻音等。

3）呼吸问题：例如：说话时呼吸短促、不会把握适度的音量、不善于在语言过程中唤气、停顿，缺乏流畅感等。

（2）正音的方法：

1）作为教师，首先应该掌握汉语语音知识，领会汉语语音的发音要领，例如：唇形的大小、舌位的高低、口腔的开合、气流的控制等。

2）找出问题所在，针对性地进行纠正。利用多种感官参与（视觉、触觉、运动觉等）进行纠正。

3）正音时要避免单独地正一个音素，而应该与词汇、句子结合起来练习。

聋儿的正音是一个复杂问题，需要有一个坚持不懈的过程，不能一蹴而就，家长和教师不能急于求成。要让孩子能够说出清晰的语言，首先应最大限度地学会运用听觉反馈来学习，其次是在任何情况下都要养成聋儿正确发音的习惯，在学习和生活中进行正音。

（三）聋儿构音训练的注意事项

（1）构音训练要每天进行，要与日常生活和康复中心的集体活动相结合。例如：每天早晨的晨跑、晨操和户外体育运动，是进行呼吸训练的良好时机；孩子在情绪高涨、兴奋愉快的时候，进行嗓音练习，能够让聋儿的声音放开，达到较好的训练效果。

（2）构音训练要与听觉训练相结合。听觉是学会有声语言的重要途径，在构音训练时，要充分利用孩子残余听力，在听辨的基础上练习发音，既能提高聋儿的听觉能力，又能让聋儿学会有意识地利用听觉反馈来纠正发音，为将来的正音打下良好基础。

（3）构音训练要与语言的学习相结合。做到音不离词，词不离句。在有意义的语言环境中练习发音，可以很好地提高聋儿进行发音训练的主动性和兴趣。

（4）构音训练是一个循序渐进的过程，应根据聋儿的特点由易到难地安排教学内容。例如辅音是聋儿发音的难点，应先教聋儿发较为容易的辅音，如双唇音 b、p、m，最后学习翘舌音 zh、ch、sh、r 和平舌音 z、c、s。再如声调的学习，一般来说，应先教聋儿学会一声和四声，然后再学习三声和二声。

（5）应充分发挥视觉、触觉和其他器官的作用。让聋儿看口型，用手触摸声带或鼻翼感知声音的振动和气流的强弱，用简单手势提示正确的舌位等方法都是聋儿发音训练中常用的方法。

（6）构音训练应注意采用儿童喜闻乐见、丰富多彩的游戏形式，避免枯燥乏味的强化训练。

（7）纠正聋儿的发音是一项长期而艰巨的任务，不能指望一天两天就让孩子能说得清晰明了。尤其是听力损失严重的聋儿，有些语音很难通过听觉加以辨别，而这些音又难以用视觉、触觉加以区分，因此，有的音聋儿在幼儿阶段一直都发不好，上了小学以后才慢慢开始自我纠正和学习。训练者和家长应认识到这一点，对聋儿的发音多一些耐心，多一些方法，保持住孩子自觉自愿练习发音的心态。避免由于强迫和过分强化训练造成的逆反或恐惧发音的心理。

（8）构音训练的组织方式应根据语音的特点，将集体训练和个别训练紧密结合。例如呼吸训练、嗓音训练等比较适宜在集体活动中进行,而音素的练习,尤其是辅音的学习则适合于个别指导。

四、言语训练

（一）儿童语言获得的理论观点

（1）儿童语言的获得具有一定的遗传因素,但不是先天存在的,也不是孤立发展起来的。儿童的语言发展与认知发展有密切的关系,它是在儿童个体与周围环境的相互作用过程中逐步发展起来的。离开了周围丰富的语言和非语言环境的作用,离开了儿童发展其他方面的因素,儿童的语言发展就缺乏基本前提与条件。因此,在儿童语言教育过程中,必须强调语言发展与认知及其他方面的发展同步,强调为儿童提供丰富的学习环境。

（2）儿童语言发展过程是一个动态过程,在这个动态过程中,儿童与语言环境构成一个能动的反应过程,同时儿童语言作用于环境的操作环节,也是各种自身发展因素参与的动态过程。因此,无论是正常的儿童,或是有言语缺陷障碍的儿童,他们都不是语言训练的被动受益者。儿童学习说话,学习使用语言时,都是有着自己的意图和目的的,是积极主动的语言加工者。我们对儿童进行语言教育,应更多地着眼于提供良好的环境,使得儿童乐于学习语言,善于使用语言去进行交往。

（3）儿童语言发展有一个基本的规律,即在语言规则的习得方面要从简单到复杂。儿童习得语言规则的过程体现在语音、语法、语义和语用等各个方面,各方面都有不同的发展阶段。任何一个儿童学习语言都必须遵循这个自然的规律,一个阶段一个阶段地逐步发展。在儿童语言发展过程中,语言获得的进展速度取决于儿童本身。成人的示范和儿童的模仿都有一定的促进作用,但根本上还不能造成超越阶段发展的态势。

（4）在儿童发展过程中,有一个关键期的存在。由于人脑与言语中枢机制成熟的原因,学龄前阶段是儿童语言习得的重要时期,错过了这个时期,儿童习得语言就会发生困难。

（二）聋儿语言发展特点

聋儿是正常发展过程中有听力障碍的儿童。与正常儿童相比,他们虽有本身的特点,但共性仍占主导地位。聋儿语言活动的发生、发展都经历了和正常儿童相同的心理过程。我们应按照正常儿童语言发生、发展的规律来训练聋儿。聋儿的语言发展规律表现为两个方面,即先理解、后表达。而表达阶段也是分成两个部分,先是被动的表达,如先学会模仿发音,回答问题等等；后为主动表达阶段,表现为能主动表达愿望、提问、复述、描述等。聋儿的语言发展是循序渐进的。随着聋儿大脑及其他器官的发育,他们可以逐渐学会有声语言。而这个过程不是一蹴而就的,需要大量的积累,才能有质的飞跃。如：一个刚刚开始学习发音的孩子,缺乏对发音器官的支配能力,很难学会复杂的发音。这就要求我们的训练要尽可能符合聋儿实际水平,一个个步骤的实施,以前一个步骤为基础,又为下一个步骤做准备。这样才能取得好的效果。

我们在训练聋儿的同时千万不能忽视他们的特殊性。由于听力障碍,聋儿存在着智力、语言等方面的差异,需要我们为其提供一种能满足聋儿这种特殊需要的教育。如：为聋儿佩戴合适的助听设备,创造良好的语言环境,以供聋儿像正常儿童那样接触、理解、模仿语言；利用或者创设典型环境,帮助聋儿理解某个词、句的含义。根据聋儿的实际情况,有计划、有

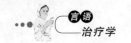

系统地安排训练活动。

(三)聋儿言语训练的常用方法

(1)利用日常生活创设条件激发交往动机,培养聋儿的交往意识和沟通技能　所谓动机,是指引起和维持个体的活动,并使活动朝向某一目标的内在心理过程或内部动力。动机具有三种功能:一是激活功能,即动机会促使人产生某种活动;二是指向功能,即在动机的作用下,人的行为将指向某一目标;三是强化功能,即当活动产生以后,动机可以维持和调整活动。所谓交往动机,即为激发个体进行交往活动,维持已引起的交往活动,并致使行为朝向一定的交往目标的一种内在过程或内部心理状态。

利用日常生活创设条件激发聋儿的交往动机十分重要,这种交往包括非言词性的和言词性的。因为在社会生活中,对于还没有言语产生的孩子或者聋儿来说,以非言词性的表达和交流为主。例如,刚出生的婴儿就会用哭声表达自己的意愿,这种哭声包含有各种含义,有时是要求哺乳,有时则要求调整位置等等。聋儿常会应用身体的动作、表情等告诉成人他们的要求,成人会用语言同时伴随丰富的表情和身体动作,给予孩子答复。这些非言词性的交流和沟通不仅让孩子能更快地适应社会生活,也让他们能获取更多的信息以求发展。对聋儿来说,与他人沟通和交往的需要,是聋儿学习有声语言的动机。听力语言康复训练强调培养孩子的交往意识,教会孩子最初的沟通技巧,并充分利用与孩子的交流激发孩子的学语动机和兴趣,让聋儿在交往中习得语言、应用语言。

1)理解聋儿常用的非言词性信息代表的意义。并能进行行为心理源分析。一般情况下,聋儿常用的非言词性信息大体可以分为以下几种类别。

要求:孩子常用"哭喊"来表示他们的感受,如饥饿、不适、受到挫折等等,教师和家长要学会区别孩子想要干什么,什么时候会有什么样的要求以及他如何进行要求等等。

抗议:比如哭闹不休、摔东西、踢人、打人、拉人等等都是抗议的表达方式,也可能是拒绝玩玩具、抗议吃饭、拒绝洗手等等。孩子的抗议是有原因的,应该找到根源,对症下药,或者转移注意,给予安抚,都是给予孩子的回答。

请求:请求是聋儿向成人提出他的需要。比如,用手指某一件物品,是要索取这件物品。请求得不到满足就会转化为抗议,教师要设法了解孩子的请求,给予恰当的回复,并伴以相适应的语言。例如他要玩球时,告诉他"球"、"拍球"的词汇。

反应:反应是孩子对成人的动作和表达产生的回答。比如:看见成人穿外衣便认为是要外出,就会跑去帮成人取包;看到教师手中拿着食品,就跑到桌前坐下等待分食品。教师要不失时机地对孩子的反应给予鼓励,报以微笑、赞许或奖赏。

描述:孩子在经历了一些有趣的事情后,常试图向成人描述这些事情。他可能是出声的咿咿呀呀,或者不出声的指指点点,或者应用各种姿势和表情力求说得更贴切。教师要耐心地听他的描述。按照他的引导,搞清他的意图。教师也可以用一个惊讶的表情告诉他你已经了解了,并因势利导的告诉他正确的表达方法。

模仿:孩子喜欢模仿,也善于模仿,她会模仿动物的叫声、行走等等。教师可以根据孩子的模仿玩一些游戏,如模仿开汽车,开火车的游戏。同时应表现出对聋儿的活动很有兴趣,鼓励聋儿。

提问:每一个孩子对周围世界都会感到新奇,常常会用迷惑不解的眼光向教师和家长提出问题。要善于关注孩子困惑的目光,抓住时机,给予孩子正确的回答,并用孩子易于理解的语言进行解释。

2）治疗师要善于区分聋儿利用非言词性表达传递的信息，给予孩子正确的反馈。我们强调在与孩子的交往中要充分利用语言的刺激，但对于小年龄的孩子和聋儿来说，语言所伴随的姿势和面部表情是孩子理解语言，进行沟通的更为重要的手段和媒介。这就要求我们关注聋儿以非言词性表达方式发出的各种信息，努力地理解这种信息的意义，并给予恰当地反映。让聋儿体会到与人交往的满足感与愉悦感，让他把教师当成可信赖的交往对象。可能一开始，孩子发出的信息是很微弱的，治疗师可能并不理解，但也要尽可能地去猜测，不要怕猜错误解。比如一个孩子快速走出教室，她可能是想去厕所，或者想要喝水，也有可能是想要到衣柜中取玩具。教师可以依据自己的判断作出反应，聋儿会用行动告诉老师回答是否正确。如果猜对了他的需要，孩子会报以满足而愉快的微笑。一次成功的沟通可以建立孩子与他人交往的自信，也可以激起聋儿再一次与他人交往的动机。作为治疗师，千万不能忽视孩子用非言词性表达发出的信号。前面提到的聋儿利用非言词性表达传递信息时，是治疗师与聋儿进行沟通的最好时机。当孩子向你提出请求时，不给予孩子任何答复，而反复强调让聋儿用语言进行表达，这样会挫伤孩子与你交往的积极性，他会认为你没有"听"懂，或者不喜欢他的表达方式。我们虽然强调要在交往中抓住孩子的需求进行语言的学习，但首先要尽可能保证孩子成功交往积极性，并且估计到孩子语言发展的水平。

3）不仅要尽力去理解孩子非言语表达的含义，而且要善于运用非言词性交往的手段和技巧与聋儿进行交往。在与聋儿交往中常用的非言词性表达手段如下。

姿势：指一些身体的动作，如挥手、转头等我们说话时常伴有的动作，在聋儿的听力语言康复训练中我们较为频繁地应用手势、姿势作为辅助手段，帮助聋儿理解语言。例如：吃饱了拍拍肚子；双手一摊表示"没有了"；双手合十，放在头一侧，并将头歪向这一侧，表示睡觉等。听力障碍的孩子可以借助姿势很好地理解语言，是与没有形成语言的聋儿进行交往的重要手段。

面部表情：惊讶、微笑、生气、痛苦是传递感情和意愿的方式，听力障碍的孩子很早就能辨认表情，从面部表情的变化判断成人的意图，即便是一些有言语能力的孩子，也同样会应用表情这一重要线索来与人交往和沟通。

4）我们还应有意识地在日常生活中培养聋儿的交往技能。我们知道交往是双方之间的事情，也就是"听者"和"说者"之间的沟通。这两种角色是相互轮流、互相交替进行的。因此，这就需要让孩子既要学会"说话"，又要学会"听话"。即孩子不仅要成为主动的交流者，而且又要能够对训练者的"表达"做出反应。这就要求治疗师教会聋儿集中注意地观察交往对方试图表达的事物，并学会注视教师的面部表情和姿势；同时，治疗师应有耐心，并给予足够的时间等待孩子的反应。

孩子的沟通技能是在相互交流中发展起来的，在与聋儿的相互沟通中，要有意识地培养聋儿以下技能。

首先学会目光接触。要做到这一点首先需要有一个良好的交谈姿态，让孩子的目光与成人在同一水平线上。如果孩子站着，成人就应该蹲下身来，如果成人是坐着，可以让聋儿坐在成人的腿上，或者让孩子坐在另一把高一些的椅子上，这样的姿势才能让聋儿更容易与成人进行目光的对视。其次，应让聋儿喜欢与成人对视。当孩子看着你时，要对他微笑，点头或者给予肯定和赞扬。若要让孩子学会与成人进行目光接触，注意成人面部表情及动作，

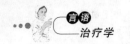

需要做一些注意力集中的特殊训练。可以用有趣的眼镜、面具等吸引聋儿与训练者保持目光接触,并给予鼓励和表扬。

其次是学会轮替。因表达是相互间沟通思想和感情的一种方式,说话人和听话人是构成"谈话"的基本要素,即有呼有应,有问必答,在交谈中两者的位置是相互转换的。我们把这种表达称为双边表达过程,人与人之间交流离不开这个过程。在非言词性的交往中同样存在角色互换的过程。因此,在与聋儿交往中要避免单方面交往强势的存在,也就是说,不能总是成人在有计划地进行教的活动,而不关心孩子的兴趣;或者一直强迫孩子注意成人的活动,剥夺了孩子在交往过程中表达自己的机会和权力。同时也要避免成人毫无主见地跟随孩子频繁地转移注意,跟在孩子后面成为被动的接受者。在交往过程中要保持角色的轮替,需要训练者既要有吸引孩子注意的能力,又要有认识孩子的兴趣及时发现孩子的兴奋点的能力。这种交往模式为将来进一步的语言学习打下良好的基础。

让孩子学会轮替,对于治疗师来说,最重要的一个原则就是学会等待,等待孩子对成人的活动做出反应,给予孩子充足的时间去理解或者模仿。帮助孩子回答或替孩子做出反应,是不能让孩子掌握交往中角色轮替的技能的。

(2) 运用非言词性交往奠定学语基础,并逐渐进行有声语言训练。要在非言词性交往中激发聋儿的学语动机。非言词性的交往,是言词性交往的基础,并为后者铺平道路。聋儿每一次非言语交往的尝试,都是教给他言语的机会。

教师在与聋儿交往的过程中,进行表达的信号,应该是"语言"加"动作"的信号。非言词性交往中,成人的语言示范是孩子理解有声语言最重要的途径。在聋儿接受成人的表达信号时,语言是动作的概括,动作是对语言的理解和说明。

1) 训练者在非言词性交往中所用的语言,是简明、扼要、清晰的,并要注意关键词的应用。

2) 在重复同一件事情时,所使用的信号必须一致,前后连贯。否则,会含糊不清,不利于孩子理解;训练者说话的语气、表情、姿势都是合拍、和谐的。

3) 抓住聋儿每一次非言词性的表达,进行有声语言的学习。例如,当孩子用手指一只玩具时,表示他想玩这个玩具,这个时候是教他词汇的最好时机,告诉他玩具的名称,然后把玩具给他,并可以让孩子模仿发音。

(3) 发挥内隐认知的作用,加强理解性语言的学习:内隐认知主要指无意识认知,包括内隐记忆、内隐学习与自动化加工等。内隐记忆是指在无需达到意识状态或有意回忆的情况下,个体已获得的经验自动对当前任务产生正面影响而表现出来的记忆效果。内隐学习是一种产生抽象知识,平行于外显学习方式的无意识加工。人类的知识可分为陈述性知识和程序性知识,内隐学习所获得的主要是一种程序性而非陈述性的知识。不同于外显学习过程,内隐学习机制是自发地起作用的,不需任何有意识的智力参与概括复杂的关系,也不需任何有意识的控制加工来完成,并难以用语言对这种学习的过程及其内容予以描述。

相对于有计划、分阶段、按明确逻辑程序进行的外显学习活动来说,内隐学习并无确定和严密的逻辑程序,然而却具有突发性,能在一瞬间通过直觉、顿悟等方式解决问题,抽象出刺激材料隐含的潜在结构与底层规则。且其学习结果存在于主体意识之外,主体虽不能像对外显学习结果那样有意识地加以提取和运用,但却能在适当的情境下自动激活、自行发挥作用。它不易受个体学习动机与情绪状态的影响,比外显记忆具有更强的持久性。人类的许多知识,尤其是与生活密切相关的经验,往往是在潜移默化中无意识地习得的。从记忆方面看,虽然成人对自己婴幼儿时期的记忆内容几乎无法提取,但这一时期的经验、技能等习性的获得却是不可低估的。从信息加工的角度分析,这一时期婴幼儿对记忆信息内容的编码可以被认为是以一种无意识的自动编码方式进行的,这种不可控的编码方式不同于成人在知识获得与提取过程中所用的有意识控制的信息编码方式。这两种编码方式的不匹配导致了成人难以有意识地以外显记忆的形式去提取婴幼儿时期的记忆内容,但这些不可提取的记忆内容却能以内隐记忆的形式对他的行为产生无意识的影响。另外,仅存在于儿童期的"记忆回涨"现象也暗示了存在着由无意识内隐记忆向有意识外显记忆的过渡阶段,在儿童的记忆过程中存在一定程度的内隐加工机制。

1) 理解性语言和表达性语言:理解性语言又称接受性语言,是与表达性语言相对而言的。每个孩子在学会语言表达之前,必须先要理解和熟悉语言。理解语言是儿童学习语言的第一步,理解性语言掌握得多少,直接影响孩子表达性语言的形成和发展。孩子在能独立使用一个字、词之前,必须先理解它。孩子对词和句接受、理解得越多,就越能准确地理解别人的话,对别人说的话理解得越多,接受得越多,就越能发展他们的表达性语言。聋儿接受性语言的获得靠的是积累,尤其是听力补偿之后在日常交往中的语言积累。

表达性语言是在理解性语言的基础上形成和发展起来的,表达性语言的形成表现为不仅能够理解语言的含义,而且能够主动说出有意义的词汇、句子或段落。

在儿童言语发生、发展的过程中,理解与表达两个过程并不完全同步,一般来说,接受性语言即对语言的认知和理解,先于表达性语言而出现。理解先于表达,理解是表达的基础。

2) 理解性语言的训练:理解性语言是聋儿学语的第一步。聋儿的理解性语言通过两个途径来获得:其一是在日常生活中与人的交往,其二是特殊的语言学习。

a. 在生活中为聋儿创造良好的语言环境。在日常生活中,为聋儿提供大量的足够的言语刺激,为其创造一个言语刺激的环境,是聋儿获得接受性语言的重要途径。

借助日常生活情境的训练是发展聋儿接受性语言的基本训练方法之一。在家庭生活中,家长应抓住每一次与孩子共同参与的日常活动机会,进行言语训练。比如:早餐、晚餐或吃点心时都提供了大量的语言学习机会,同时也是积累和理解各种日常生活用语的好时机;饭前、饭后、洗漱、睡前或者与孩子共同外出的活动,都要给予适时的语言刺激。要抓住生活的各个环节,为孩子创造语言学习的环境。

b. 借助内隐认知,进行专门的、有计划的言语训练。

幼儿期词汇发展的特点:正常儿童词汇的发展主要表现为词汇数量的增加,词类范围的扩大以及词汇理解的加深三个方面。

幼儿期掌握的词类日益扩大。根据词能否作句法结构成分,把词分为实词和虚词两大类。能单独充当句法结构成分的是实词,不能单独充当句法结构成分的是虚词。实词包括名词、动词、形容词、数量词、代词、副词等;虚词包括连词、介词、助词、语气词等。幼儿一般先掌握实词,然后掌握虚词。实词中最先掌握的是名词,其次是动词、形容词、副词,最后是数量词。

最初幼儿掌握的是一些具体的词汇,后来逐渐掌握一些抽象性和概括性比较高的词。幼儿对词义的理解,先是意义比较具体的词,如标志物体的名称的词,可感知性状特征的词,后才开始理解比较抽象概括的词。

词汇的选择:为聋儿选择第一个或第一批词汇的学习,应注意以下几点:

以名词和动词为主。我们知道儿童的思维特征是以形象思维为主,在学语的过程中,那些能亲眼看到、亲手摸到、亲身感受的事物,孩子掌握的速度比较快。

听觉上易于听到的词汇。如:妈妈、爸爸等。

选择的词汇使用频率要高。例如生活中经常出现的,或在孩子游戏中经常使用的。与儿童生活经验联系密切的词汇是最好的学习材料。

选择的词汇是聋儿感兴趣的事物。比如:视频、玩具、小动物等,都是孩子较为喜爱的事物。这些词汇都可以作为聋儿开始接受性语言学习的主要内容。

教聋儿理解词汇应注意的问题:选择好学习的内容之后,让聋儿理解词的含义,应注意以下几点:①创造条件使用所学的词汇。②多次重复。③词汇的概念要完整。我们在教授一个名词时,最好能找出多样实物供孩子进行比较。比如教"杯子"一词,就要把不同大小、颜色、材料、质地的杯子都给孩子看,如:玻璃杯、小酒杯、塑料杯等,以便相互比较,体会共同点,抽象出完整的概念。④概念要正确。注意情境的暗示作用。聋儿在习得语言之前,能依据情境对语言作出反应,这就是情境的暗示作用。语言的学习要很好的利用情境的暗示作用,帮助孩子理解词汇的含义。让孩子利用已有的生活经验去理解词语。另一方面,在孩子理解了某个词以后,就应该消除情境的影响。

c. 理解性语言的学习是一个长期的进程。提供高于其表达水平的新的语言刺激,扩大丰富聋儿的生活经验。应知道:①清楚了解孩子语言水平。②针对性的语言教学要与日常生活及教学中的一般性语言习得相结合。③重视已有词汇在以后教学中的复现率,强调温故知新。首先要注意复习学过的内容,其次,在教授新词时,可以利用已有的词汇进行解释。④拓展聋儿的生活经验,提高其认知能力。⑤利用聋儿喜爱的教学形式进行理解性语言的训练,同时不忘内隐认知的作用。

(4) 多实践,加强表达性语言的学习　遵循从词汇→短句→句子→段落的学习过程。聋儿表达性语言的学习,即培养和发展聋儿说的能力,让聋儿能自如地与人交流。包括说出词、短语、句子以及连贯性语言。

1) 词汇的表达:通过无数遍的听、看以及情境的提示,聋儿理解了词的含义。

a. 要根据汉语的特点,从语音学的角度考虑,选择聋儿容易发音,又容易理解的词作为聋儿开始学习表达性语言的词汇。

b. 表达性语言的学习要在有意义的交际活动中进行,避免纯语音模仿的"鹦鹉学舌"式的教学。

c. 利用直观的形式进行口语表达的练习。

d. 让孩子学习表达应以鼓励为主。

2) 短语的学习:短语是从词到完整句的过渡。例如你好、再见、请进、坐下、起来、过来、吃饼干等。我们要利用游戏活动或创设生活场景进行学习。在一问一答、一呼一应的角色扮演中,学习多个实用的短语。

在聋儿的一日生活作息中,蕴含着大量的日常生活短语,治疗师应不失时机地教给聋儿并应用于生活。

3) 完整句的学习:包括陈述句、疑问句、祈使句、感叹句。

a. 日常的谈话活动：日常生活中的谈话，也称对话，带有极大的情景性和感情色彩。交谈双方相互借助有声语言及各种丰富的手势、眼神、表情、语调等进行交流和沟通。

常用的日常对话内容：应体会语言的灵活性，要能够让聋儿体验到与人进行语言交往的成功与喜悦，从而促进其语言学习的积极性。

在生活各个环节中的日常对话，是聋儿学说完整句的重要途径。

b. 围绕主题的谈话活动：①主题内容是聋儿生活经验之内的或是具有一定知识储备的内容。以四季为主的谈话是较好的主题内容，以时间为顺序讲述一天的活动亦是不错的选择。②治疗师要善于提问，善于引导聋儿做出正确回答。③谈话中要充分运用直观材料。如实物、模型等。④在谈话过程中，要注意治疗师的语言示范。

4）专门的句子学习：句子学习常用的方法；聋儿在学习句子的表达方面常出现以下问题：句子不完整或前后顺序颠倒，常常遗漏句子的重要成分。

5）连贯性语言的表达：幼儿连贯性语言的发展是通过讲述活动来进行的。在幼儿园进行的讲述活动分两大类。一类是复述，其特点是：讲述内容与形式都是现成的，复述时的语调也基本是模仿，基本上是凭记忆进行的讲述；另一类是讲述，即幼儿独立选择内容、形式进行的讲述，从心理学的角度可将这类讲述分为凭感知、记忆、想象进行的讲述。

培养聋儿讲述的方法有以下几种。

儿歌朗诵：儿歌是儿童最早接触的文学样式。它的词句简短，结构单纯，内容生动，想象丰富，有优美的节奏。

儿歌学习要注意以下几点：①内容的选择要符合聋儿的语言水平和年龄特点。②教授儿歌要在理解意义的基础上，学会朗读和背诵。③儿歌的朗读和背诵，要伴随一定的手势、表情或身体动作，边说边演，不仅可以利于聋儿记忆，而且可以提高聋儿的兴趣。④注意复习。

聋儿在复述儿歌时常出现的问题：①发音不清；②节奏不对。

看图说话：看图讲述在图片后面蕴含着的情节，或者通过推理可以预测到的结果。

讲故事：聋儿讲故事训练包含两个方面的目标，即理解故事内容和学会讲述故事。前者是接受水平的目标，是通过治疗师的讲述达到的；后者则属表达水平的目标，通过孩子的模仿、记忆完成和复述完成。步骤为：①准备工作；②治疗师讲述故事；③患儿复述故事。

（黄燕平）

思考题

一、名词解释

1. 耳聋
2. 早期干预
3. 听觉训练
4. 语言训练

二、填空题

1. 依病变损害的部位分析，耳聋可分为_____、_____和_____。

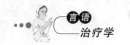

2. 行为测听包括_____、_____、_____、_____、_____、_____、_____。
3. 依助听器的应用范围可分为_____、_____。
4. 听觉对声音的认识是有一定规律的。可以分为_____、_____、_____、_____、_____和_____,最后形成听觉概念。
5. 聋儿表达性语言的学习,包括_____、_____、_____以及连贯性语言。
6. 完整句的教学,包括_____、_____、_____、_____。

三、单项选择题

1. 几个月的婴儿能对妈妈的声音和玩具的声音产生注意,并转头寻找(　　)
   A. 0~3个月　　　B. 3~4个月　　　C. 4~7个月　　　D. 7~9个月
2. 纯音测听法适用于(　　)以上经过听力训练的儿童
   A. 1岁　　　　　B. 3岁　　　　　C. 5岁　　　　　D. 7岁
3. 根据ISO耳聋分级法,听力阈值71~90 dB称为(　　)
   A. 正常听力　　　B. 轻度聋　　　　C. 中度聋　　　　D. 重度聋
4. 助听器适用于下列哪一类病人(　　)
   A. 长期耳聋　　　　　　　　　　　B. 耳聋程度不稳定者
   C. 经手术治疗有治愈可能者　　　　D. 中枢性耳聋
5. 下列哪一项不是聋儿在听辨训练期间需遵循的原则(　　)
   A. 选择范围应由小到大　　　　　　B. 关键词数量应由少到多
   C. 训练时间由短变长　　　　　　　D. 辨听词语的内容应由易到难

四、简答题

1. 感音神经性耳聋的主要病因有哪些?
2. 婴幼儿听力测试有哪些方法?
3. 怎样对聋儿进行听力训练?
4. 早期干预对聋儿有何作用?
5. 助听器选配的适应证是什么?

五、论述题

1. 试谈聋儿听力语言训练的可行性。
2. 什么是音频补偿法?实际中怎样应用?

第五章
儿童语言发育迟缓

第一节 概 述

一、儿童语言发育迟缓的定义

语言发育迟缓(language development delay)是儿童语言障碍的一种表现,是指处于语言发展期间的儿童因为各种原因所致在预期的时期内不能与正常儿童同样用语言符号进行语言理解、表达和交流。临床表现为说话延迟及言语的理解和(或)表达障碍,是由于语言功能发育障碍所致。其本质不只是言语(speech)障碍,还有语言(language)障碍,同时不仅有语言构造方面的发育迟缓,也包含智力障碍和行为障碍问题。

二、儿童语言发育迟缓的常见病因

造成语言发育迟缓的原因有很多,有相关的纵向研究证据支持语言成分的脆弱性存在一个等级结构,出现语言发育迟缓的儿童是因为其不同的言语成分受到了影响,而那些言语症状随时间得以消除的儿童,则是沿等级结构自下而上逐渐恢复的。这个结构从最脆弱的成分到最不脆弱的成分依次为:表达性语音、表达性句法和词法、表达性语义、接收性语言,因此,某些致病因素会引起所有语言障碍,而另一些致病因素只对特定的障碍起作用。把这些可能会引起语言发育迟缓的原因分为两大类。

(一) 内在因素

1. **性别** 各种语言发育迟滞问题在男孩中都比在女孩中更常见,例如儿童孤独症有语言发育迟滞的症状,其男女孩发病有明显的性别差异,多数报道为 4~5∶1,我国报道为 6.5~9∶1。

2. **遗传** 遗传对继发性语言迟滞和特定性接收—表达性语言障碍起着重要的作用,但遗传可能并不影响早期出现的特定表达性语言迟滞。

(二) 外在因素

(1) 母孕期严重营养不良或慢性消耗性疾病,影响语言中枢的正常发育,使得出生后语言的接受(理解)和表达(发出)发育迟缓。

(2) 其他感觉障碍,如视觉、听觉障碍都会影响儿童语言的发展,并且不同的感觉障碍会对语言发育造成不同程度的影响:视觉障碍对于语言中表示方位的名词、表示色彩的形容词等运用时显示出较明显的障碍;而听觉障碍对儿童语言发育的影响是最明显的,主要是听

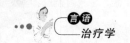

觉性语言信息输入障碍,从而导致了语言障碍,这种听觉障碍可能是由多方面的原因引起的,如反复发作的中耳炎,这会影响儿童语言的学习过程。

(3) 复杂的生活经历和不恰当的父母教养方式。在儿童语言发育的关键时期,特别是口语发育的1~3岁阶段,处于混杂的语言环境中,不利于小儿母语的获得,另外,父母过于溺爱或亲子沟通不足,都可能使孩子失去了语言学习的机会。

(4) 心理因素。在维持儿童言语问题方面,心理因素发挥着重要的作用,家庭社会经济地位低下、人口众多和亲子交互模式存在问题,儿童出现品行障碍等,是许多言语障碍儿童具有的特征。通常言语障碍越严重,品行问题也越严重。同时,社会和情绪的困扰可能会引起语言和交流的障碍,在儿童时期出现心理障碍如注意力缺陷、多动障碍、行为障碍、逆反性行为问题、心境障碍、焦虑障碍、抑郁、选择性缄默、儿童期精神分裂症等都会造成个体的语言发育问题,具有情绪和行为问题的儿童很容易受外界环境中无关刺激的影响导致与他人交往的障碍,如有情绪困扰的儿童可能会由于将过多的注意力投向自己的情绪,而没有心情接受外来的刺激,不愿意与他人交往,从而造成语言发育迟缓。

同时,早产儿、低出生体重儿和极低出生体重儿的整体发育落后,也会影响语言接受能力及发育的进程。

总之,语言发育迟缓受到内在和外在综合因素的影响,在不同的年龄其影响力的大小各不相同。临床上,语言发育迟缓可以分为单纯性语言发育迟缓和合并性语言发育迟缓。后者的主要问题通常不是语言发展问题,而是其他问题,如前面所提到的听力、视力、脑伤、智力落后等。而单纯的语言发育迟缓一般没有其他明显的问题,但也正是因为这样,易被家人忽略而失去最佳矫正和训练机会。

三、儿童语言发育迟缓的主要表现

1. **言语表达障碍** 语言发育迟缓的患儿运用语音和表达口语的能力明显低于同年龄小儿的平均水平,或伴有发音的异常,同时患儿的非语言交流能力正常,可用示范、手势、模仿作为代偿,因此可见2岁小儿不会讲单词,3岁不会讲2个词的短句,3岁以后词汇量少、讲话过短、句子结构幼稚、语法错误多、常忽略开头和结尾等。与此同时,由于说的话不被人理解,患儿可出现焦虑不安甚至哭闹等情绪障碍、社交困难、行为问题、多动注意力缺陷等问题。

2. **交流障碍** 部分语言发育迟缓的患儿可出现言语或非言语交流障碍,表现为发音含糊不清,令人难以理解或回答问题时出现鹦鹉学舌样表现;3岁以下的小儿若仍经常使用手势或发出声响来表达自己的欲望,以及避免与父母或其他家庭成员进行眼神接触等,就要怀疑言语和语言发育迟缓。

3. **对事物或口语理解障碍** 患儿在表达和交流障碍的同时,也可表现为对事物或他人口语的理解障碍,特别是在智力发育迟缓的患儿表现得尤其明显,这可能与智力发育迟缓儿童听觉分析系统方面障碍所致使之长期不能辨别周围人的言语,长时间不能掌握新的词句造成的。

总之,语言发育迟缓的可从三个方面表现出来:语言发展的起点迟、发展的速度慢、发展达到的水平低。事实上,这也都是与同龄正常小儿的语言发展水平和速度相比较之后得出的,是一个相对的概念。

第二节 儿童语言发育迟缓的评定

一、评定目的

对语言发育迟缓的儿童进行评定的意义有三个层面：一是确定是否存在语言发育迟缓；二是确定这种语言发育迟缓属于哪一种类型；三是目前患儿的语言水平与正常儿童相比处于哪一个阶段。评定的结果是制订训练计划的重要依据，因此，不能满足于初诊时的初次评定，在训练过程中，患儿的语言能力会有不同程度的改善，需要不断再评定并为进一步的训练和调整计划提供依据。

二、评定程序

语言发育迟缓儿童的评定涉及多学科和多专业的知识，基本的评定程序如下。

（一）基本资料的收集

资料收集是评定的第1步，可先通过对家长或主要抚养者的问诊，获得儿童语言发育迟缓的相关情况，然后进行相关的有针对性的检查，完善病史。

这些基本资料包括：儿童的发展史、特殊的疾病史、教育史、语言发展情况、智力发展情况、家庭生活情况、兄弟姐妹相处情况、语言发展中最大的问题、个性发展情况、是否接受过特殊的语言教育与训练、是否爱看书、什么样的书、谁能听懂他的话、平时会不会主动说话、喜欢什么玩具、能否和陌生的小朋友一起玩耍等。

以上收集的资料有利于正确评定患儿的语言情况，推测预后以及选择合适的训练方式。但这些资料不一定能在第一时刻内完全收集到，因此可以在训练计划制订过程中逐步收集，不断调整。

除了这些资料以外，在此阶段还可通过与父母或其他监护人交谈、观察儿童的行为来了解儿童的基本情况。有研究者根据儿童不同年龄的发展情况提出了言语和语言发展迟缓儿童可能出现的症状，这些症状是家长在教养过程中需要密切关注的，因此，可有针对性地提出这些问题。

3岁以下的小儿，如果出现下列症状就要怀疑语言发展迟缓：

* 咀嚼和吞咽食物困难，或者拒绝食用很难咀嚼的食物
* 用吸管喝饮料或者吸吮有困难
* 坐着时嘴巴张开，舌头外露
* 比其他儿童更容易在喝饮料或者吃东西时噎住
* 当食物吃完有少许留在脸上很难感觉到
* 对模仿语音和单词很少感兴趣
* 避免与父母和其他家庭成员进行眼神接触
* 使用手势或发出声响来表达自己的欲望
* 对听故事或与父母一起看书很少感兴趣
* 非常安静、被动，很少主动交流

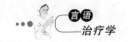

* 对一般的儿童游戏没有反应或不会模仿,比如摇手表示再见
* 不会使用一致的、能够被辨认的单词(14个月以后)
* 不会以游戏方式发出响声或自己的声音

对于3~5岁的儿童,如果有以下表现就需要考虑是否存在言语或语言发展迟缓。

* 当别人不理解他们想要什么时,表现出受挫折的神情
* 不喜欢和(或)逃避复述某些节奏
* 唱歌时回忆歌词很难,即使是每天都在听的歌
* 仍旧存在进食方面的问题:需要比同年龄的儿童切得更细些
* 用吸管吸浓稠的液体(如豆腐花)时有困难
* 依赖手势来补充他说的内容
* 会玩玩偶但很少对它说话
* 在解释什么事情让他们感到难受方面有困难;父母需要询问很多问题才能了解发生了什么
* 看电视或电影后不能说出其中重要的情节
* 常常听熟悉的故事,但不能随着故事情节发展翻书和复述故事情节

(二)相关检查

生理上的一些原因可能会造成个体语言发育迟缓,如听力障碍、视觉障碍、脑伤等,因此,进行必要的听力、视力、构音器官、脑电图或CT检查,若检查证实有这些生理缺陷,则对儿童的语言干预计划和内容就应作相应的调整。有时即使医学检查没有明显的生理异常,但患儿存在某些器官功能缺陷时也可导致语言发育迟缓,因此,这些问题也应引起重视。

(三)心理评估

儿童时期的各种心理问题可能会影响语言的发展,包括智力发展情况、情绪状态、注意力特征、记忆特点等,收集这些心理方面的资料是对患儿进行全方位干预的基础,在对患儿的问题行为、情绪问题等加以控制时,可以间接提高儿童语言获得的可能性。

三、常用评定方法

语言发育迟缓的检查方法很多,且各种方法各有利弊,目前我国采取的是语言发育迟缓检查法,又称"S-S语言发育迟缓检查法",是根据符号形式-指示内容关系(sign-significate reations)由日本音声言语医学会言语委员会语言发育迟缓委员会小寺富子等经过多年临床研究、观察修订后制作而成。

通过S-S法检查,可以查出语言发育迟缓儿童的语言发育年龄与实际生理年龄的差距,语言发育各个侧面的平衡情况以及语言发育迟缓的现状及性质(语言发育总体障碍程度及各个侧面的功能障碍程度),为评价及临床诊断提供客观依据。同时,根据检查结果和临床表现制订的训练计划和康复目标,能按照S-S法各个侧面的水平阶段选择合适的训练方法,使其得到全面的改善和语言发育水平的提高。

S-S法适合因各种原因所致的语言发育迟缓的患儿,但不适合病因为听力障碍的语言障碍。中国康复研究中心在S-S法的基础上,结合汉语特点设计的系统语言发育检测法,

称 CRRC 法。

从认知研究的角度,语言行为可分为语法、语义、语用三个方面,S-S 是根据此理论对语言发育迟缓儿童进行评定的,在此检查法中对"符号形式与指示内容关系"、"促进学习有关的基础性过程"和"交流态度"三方面进行评定,并对其语言障碍进行诊断、评分、分类和针对性治疗。

具体检查内容是对符号形式与指示内容关系、基础性过程、交流态度三个方面进行综合评定,但其核心内容是以言语符号与指示内容的关系予以阶段化(表5-1),并可以根据其发育阶段与语言发育正常儿童的实际发育年龄相比较,进行症状分类、评价、诊断;还可以根据其发育阶段进行制订综合性训练计划,制订康复目标。凡是语言发育迟缓儿童全部适合本检查法。

表5-1 符号形式与指示内容关系的阶段

阶段	内容	阶段	内容
第1阶段	对事物、事物状态理解困难	第4阶段	组句,主要句子成分
第2阶段	事物的基础概念	4-1阶段	二词句
2-1阶段	功能性操作	4-2阶段	三词句
2-1阶段	匹配	第五阶段	句子形式
2-3阶段	选择	5-1阶段	语序
第3阶段	对事物用符号理解表达阶段	5-2阶段	被动语态
3-1阶段	手势符号(象征性符号)		
3-2阶段	言语符号		
	幼儿语(象征性符号)		
	成人语(任意性符号)		

1. 阶段1——事物、事物状态理解困难阶段 此阶段儿童对语言尚未掌握,并且对事物、事物状态处于尚未分化阶段。

此阶段儿童对物品的抓握、舔咬、摇动、敲打一般为无目的性,属于自娱性质。如拿起勺子不是为了吃饭,而是敲打、在床边玩或放到嘴里咬,此时儿童对于自己的欲求也不能用某种手段来表现与实现。可见这个阶段的儿童毫无目的的摇晃身体、摇摆或将唾液或排泄物抹到床上、手上等反复的自我行为。

2. 阶段2——事物的基础概念阶段 此阶段的儿童也是语言尚未获得阶段,但与阶段1不同的是对事物开始概念化,如能根据常用物品的功能进行操作,对事物的状况开始能够理解,并能将人领到物品的面前,利用呈现物品的行动来表达自己的要求。显然阶段2儿童的发育水平也有高低差异,因此又分为三个亚阶段:2-1 的功能性操作;2-2 的匹配;2-3 的选择。其中匹配与选择都是利用示范项进行操作,因为检查顺序不同,对儿童的一样也不同,故分为2项:

(1) 阶段2-1(事物的功能性操作):此阶段的儿童开始对事物进行功能性操作。如由原来拿起电话听筒的胡乱敲打发展为能将听筒放到耳朵边做打电话状或按键状,此阶段儿童在日常生活中经过介助与促进,对事物的功能性操作还是可以完成的。此时检查分为三项:事物,配对事物,镶嵌板。

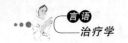

(2) 阶段2-2(匹配)：此阶段儿童对成对事物能够辨别出差距,并能在规定的范围内进行比较匹配成对事物。如电话-听筒；文具-书包；鼓-鼓槌等。如果能将书放到书架上,积木放到玩具箱里,可以说"匹配行为"成立。

(3) 阶段2-3(选择)：此阶段儿童能够根据他人提示给予显示的范项,从几个选择项中将与示范项有关的成对事物选择出来。这一阶段比2-2不同的在于本阶段是他人拿着物品或出示物品作为示范项,而2-2是儿童拿物品去匹配示范项。

做这个检查时要注意：儿童和出示的示范项之间,要有一定的空间距离,否则发育阶段低的儿童视线转向很困难,会导致选择行为很难成立。此时检查用具和"匹配"一样。

3. **阶段3——事物的符号阶段** 此阶段的儿童符号形式与指示内容关系开始分化。语言符号大致可以分为2个阶段：受事物特性限制的象征性符号——手势符号、幼儿语阶段；与事物的特性关联性极少的任意性符号——成人语阶段。

本检查法将手势符号、幼儿语、成人语全部包含在阶段3中,但又分别做了具体的亚项分类：①阶段3-1,手势符号(象征性符号)。②阶段3-2,幼儿语(象征性符号)、成人语(任意性符号)。

(1) 阶段3-1(手势符号)：此阶段开始学习用手势符号来理解与表现事物,可以通过他人的手势开始理解意思,还能够用手势表达自己的需求。

手势语和幼儿语是并非同一层次的符号体系。从神经回路来看,手势符号为视觉→运动回路,而幼儿语为听觉→言语回路,前者无论从感觉还是运动与指示内容的关系都是直接的、鲜明的、"一目了然"的,而后者更复杂,在运动产生时,又必须经过口腔器官的精细协调运动,因此,听觉→言语比视觉→运动更难以掌握。故将此两项分为阶段3-1手势符号与阶段3-2言语符号。

(2) 阶段3-2(言语符号)：此阶段儿童能将言语符号与事物相联系。从语言发育的角度来看,儿童掌握言语符号的规律是：能用手势符号、幼儿语、成人语三种符号进行表达事物名称→只能用手势符号及成人语进行表达事物名称→只能用幼儿语及成人语表达事物名称→仅能用成人语表达事物名称。

本检查方法选择事物名称16个词汇(面包、凉鞋、汽车、大象等),身体部位6个词汇(手、鼻子、脚、嘴、眼睛、耳朵等),动词5个词汇(哭、睡、切、洗、吃等)、表示性状的2个种类(大、小)。阶段3-1手势符号的检查词汇中,用的是阶段3-2事物的基础概念中的词汇,以及阶段3-2言语符号词汇中的相对应的手势符号。

4. **阶段4——组句(语言规则)阶段** 此阶段儿童能将事物及事物状态用2~3个词组合连成句子,此阶段又可根据句子的长短及语法关系将二词句和三词句分为两个阶段。

(1) 阶段4-1(二词句)：此阶段儿童能够开始学习用2个词组合起来表现事物和事物状态。儿童在此阶段能理解及表达的二词句有各种各样,在本检查中仅举出四种形式：事物的性状(大、小)+事物；事物的性状(颜色)+事物；主语+宾语；谓语+宾语。

(2) 阶段4-2(三词句,语言规则)：此阶段儿童能够理解与表达三词句,但句子的表现形式与语法关系是多种多样的,在此检查中只限定了具有代表性的两种形式：事物的性状(大小)+事物的性状(颜色)+事物,如小的黄色的凉鞋,大红帽等；主语+谓语+宾语,如妈妈洗苹果等。

此阶段要求句子的非可逆态,即儿童能够理解句子的构成成分是不能相互颠倒的,如

"妈妈洗苹果"而不能为"苹果洗妈妈"。

5. 阶段5——句子形式阶段　此阶段儿童能够用三词句理解与表达事物状态,但与阶段4不同在于,此阶段的句子为可逆状态。如"小鸡追小猫",可逆为"小猫追小鸡",而句子的意思完全不同。5-1阶段为主动语态,如"小鸡追小鸭";5-2阶段则为被动语态,如"小鸭被小鸡追"。后一阶段要求能理解事物与语法规则之间的关系,因此对儿童来说难度较大。语言发育阶段达不到阶段5的儿童常将主语和宾语相互颠倒。

四、评定结果分析

以上检查结束后,分析问诊和检查结果,综合各种信息后进行评定和诊断。

1. 评定总结　将S-S法检查结果显示的阶段与实际年龄语言水平阶段进行比较,如低于相应阶段,可诊断为语言发育迟缓,各阶段与年龄的关系如表5-2和表5-3所示。

表5-2　符号形式-指示内容的关系及年龄可通过阶段

内容	年　龄	阶段	内容	年　龄	阶段
言语符号	1.5～2.0岁	3-2	语序规则	3.5～5岁	5-1
主谓+动宾	2.0～2.5岁	4-1	被动语态	5～6.5岁	5-2
主谓宾	2.5～3.5岁	4-2			

表5-3　基础性过程检查结果(操作性课题)与年龄阶段对照表

年　龄	镶嵌图形	积木	描画	投入小球及延续性
5岁以上			◇	
3岁6个月至4岁11个月			△、□	
3岁至3岁5个月	10种图形 10/10+			
2岁至2岁5个月	10种图形 7/10+	隧道		
1岁9个月至1岁11个月	6种图形 3/6～4/6	排列		
1岁6个月至1岁11个月	3种图形 3/3+	堆积		+
1岁至1岁5个月				部分儿童+

2. 分类

(1) 按日常生活交流态度分类:分为两群:Ⅰ群:良好;Ⅱ群:不良。

(2) 按符号形式与指示内容关系的阶段:将语言符号已掌握的儿童与尚未掌握语言符号的儿童,根据其掌握语言的情况予以阶段化。并可根据其语言发育阶段分析出儿童语言发育的年龄与实际年龄的差距。例如:阶段1是事物、事物状态理解困难阶段;阶段2是事物的基础概念阶段;阶段3是手势符号阶段。此三阶段均属于言语符号尚未掌握阶段,将此类儿童归类于A群,即言语符号尚未掌握阶段。

(3) 按言语符号理解与表达之间的差别:根据儿童语言发育以及对言语符号理解与表达之间的差别分类。例如:言语符号理解＞言语符号表达归类于B群,即言语表达困难阶段。言语符号理解＜言语符号表达归类于C群d,即言语表达可,言语理解不可阶段。

（4）按言语符号与操作性课题之间的差别：根据儿童言语符号的发育阶段与操作性课题之间的差别进行分类（图5-1）。

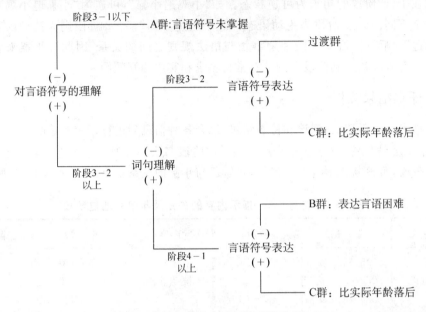

图5-1 语言发育迟缓的症状分类

例如：言语性课题＜操作性课题归类于A群b，即操作性课题比言语性课题好的阶段。

（5）按个体语言功能、能力间的差别：在正常儿童语言发育过程中也存在着个体语言功能、能力间发育不平衡的问题，因此，语言发育迟缓的儿童也存在这个问题，但根据其不平衡程度的不同，不能都认为是发育不平衡造成的"差别"。比如正常儿童语言发育过程中的某个时期会出现理解＞表达的情况，而这又是语言发育迟缓儿童的常见症状（如言语理解＞表达；操作性课题＞言语性课题等），像这种情况，根据程度的轻重具体分析，程度轻的，随着年龄的增长，语言发育是可以改善的，不能称之为有"差别"，真正的有"差别"，是指在正常发育过程中一般很少出现的能力间的极端差别，并且持续一定的时间，症状较固定，很难自然改善。

A群：言语符号尚未掌握，符号与指示内容关系的检查在3-1阶段以下，不能理解口语中的名词。

A群a：操作性课题与符号形式与指示内容的相关检查均落后于实际年龄。

A群b：操作性课题好于符号形式与指示内容的相关检查。

B群言语表达困难：诊断条件：①实际年龄为4岁以上；②符号形式—指示内容关系的理解水平在阶段4-1（二词句）以上；③表达方面，原则上有数词左右；④言语模仿不可或有波动性；⑤以上状态持续1年以上，且症状固定；⑥无明显构音器官运动功能障碍。B群的诊断与A、C群不同，初诊评价时难以明确诊断，需要在训练过程中，逐步发现问题，根据临床表现，慎重诊断。

C群：语言发育比实际生活年龄迟缓。

C群a：动作性课题和言语符号与指示内容相关的理解和表达全面落后。

即：动作性课题＝言语符号的理解＝表达

C群b:动作性课题好于言语符号与指示内容的相关情况。

即:动作性课题＞言语符号的理解＝表达

C群c:言语符号的理解好于表达,操作性课题检查基本与言语符号理解相当。

即:动作性课题＝言语符号的理解＞表达

C群d:言语符号表达尚可,但理解不好,此亚群多见于孤独症或有孤独倾向的儿童。

第三节 儿童语言发育迟缓训练

一、干预原则

对语言发育迟滞儿童进行训练的目的是促进患儿语言发育,促进其利用语言符号与他人进行语言交流活动。因此,在干预过程中必须遵循一些基本原则:

1. 医学优先原则 即如果患儿的语言发育迟缓存在明显的医学原因,或有显著的生理改变,如脑CT病变、发声器官的异常、听力障碍等则先进行医学治疗,或在医学治疗的同时进行语言矫正或干预。

2. 心理治疗并进原则 即若患儿存在人格、行为或心理方面的问题需要进行心理方面的治疗与咨询时,特别是一些有明显情绪问题的个体,宜先进行心理咨询或治疗。

3. 适合性原则 在对患儿进行语言训练时,要了解患儿目前的智力发展、社会适应、语言能力水平等,选择患儿感兴趣的、适合其水平的刺激,在整个训练过程中,要给予积极的鼓励和关注,创造一个轻松愉快的训练环境。

基于这样一些基本的干预原则,对存在语言发育迟缓的儿童进行语言训练时要注意以下几个问题。

首先是要以评定的语言阶段为训练的出发点。如检查结果显示其语言阶段处于3-1水平,训练者就可以从单词(事物的名称)的认知开始训练,训练时要朝两个方向努力:即同一阶段的横向发展和下一阶段(即提高一阶段)的纵向提高。在训练过程中,对事物名称理解可以的儿童,在单词水平内扩大词汇量,进一步向动词、形容词扩展(横向扩展),再进一步将单词与单词二词组合,学习运用二词句(纵向提高)。进而,要求儿童在训练场合能做到的事,必须在实际生活中学会使用。

其次要求家长和家属改变患儿所处的不恰当的语言环境,以便训练效果得以持续和发展,否则训练效果只会局限在某些特定的场合,则训练目标不易达到。

最后要求训练者和患儿家长充分考虑并及时消除可能会影响患儿语言获得的因素,如听力障碍、智力低下、交往障碍等,采取适合的方法减少对语言学习的影响,如可佩戴助听器、提高智力水平、建立良好的交流气氛和适宜的方式等。

二、训练方法

(一)游戏疗法

游戏是幼儿的主要活动形式,也是儿童在社会生活中满足自身身心发展需要而反应现实生活的活动,具有虚构性、兴趣性、愉悦性和具体性的特点。以语言为主要行为表现的游戏,是以语音、语词、字形、词义、语调、语法等语言要素为内容和目的游戏,使游戏者在探索、操纵语言符号本身的过程中获得娱乐,因此,语言发育迟缓儿童的语言训练,可适当地加入游戏能使训练更易进行。但加入的游戏内容及比例要根据发育阶段及行为特征的差异而不同。

1. 语言尚未掌握阶段(符号形式-指示内容关系阶段1~3初期,0~2岁左右) 此时期的语言训练的目标是形成事物、事物状态的一些基本概念,以促进儿童语言向符号化发展以及促进儿童语言交流为主。此时期的语言治疗与游戏无法分隔开来,在语言训练或游戏中观察儿童的主动性行为,发现、提供能诱发其行为的有效线索(包括物品、运动),逐渐将感兴趣的东西作为条件进行统一控制。

2. 语言获得时期(符号形式-指示内容阶段3-2以上,2岁以后) 语言训练逐步步入正轨,在此阶段游戏要应用已学过的词汇和词句,并增加新词汇和词句,促进交往行为的发展,且以游戏作为语言训练后的放松活动。此时,让儿童不受限制地自由游戏,在游戏中观察儿童的兴趣和游戏的方式以作为今后修订训练计划时的参考。

3. 高阶段语言获得时期(符号形式-指示内容关系阶段5以上,4~5岁左右) 此阶段儿童在语言训练中游戏的比例要逐渐减少,但是游戏的作用与以上同样,必须适当地处理。此时期的儿童要经常参加一些集体游戏或常到公共场所与他人一起交流,指导家长在语言训练的同时多让儿童参加一些社交活动,以便将来回归社会。

(二)手势符号的训练

手势符号是利用本人的手势作为一定意义的示意符号,可以通过手势符号表示意愿。也可以用来与他人进行非语言的交流。

手势符号训练的适应证:中度至重度语言发育迟缓,对言语符号的理解与表达尚未掌握的儿童;言语符号理解尚可,但表达不能的儿童;与动作性课题相比,言语方面理解与表达均迟缓的儿童(如B群儿童)。

训练手势符号时,应先训练状况依存的手势符号,如问候、给我等。这种训练主要在日常的生活场面及训练时的游戏场面中进行促进,如儿童要喜欢的玩具时,必须让其看着"给我"的手势(两手叠放一起拍打),然后令其模仿,从手势模仿中逐渐进入到自发产生的阶段,若手势模仿不可能,可进行适当的借助,再逐渐减少借助,此时,重点在于培养儿童能够注意手势符号的存在。

对于言语符号尚未掌握的儿童,可进行选择性课题的同时进行表示事物的手势符号的训练,力求手势符号与指示内容相结合,开始要利用一定的道具(如玩具娃娃、镶嵌性母版等)进行选择,逐渐过渡到单纯用手势符号进行选择,从而促进对手势符号的理解。

教材一般先采用选择性课题最容易建立的教材,一般是从实物→镶嵌板→图片。由抽象性低向抽象性高的教材进展,但有的儿童对镶嵌板比实物更容易掌握,因此教材及课题的选择必须根据儿童的具体情况而定。

为促进儿童对手势符号的注意,在进行理解性课题时,一定要让儿童进行手势符号的模仿。

利用手势符号进行动词及短句训练是手势符号训练的最后阶段,可在日常生活的场面中,根据儿童当时的行为及要求,给予言语刺激的同时给予一定的手势符号,让儿童也模仿手势符号,逐渐将次行动固定下来作为此行为及要求的手势符号,并在每天的生活中予以强化。与此同时,认识相对的空间关系、训练对事物及状况对应关系的记忆、组句训练等,都可利用手势符号达到训练的目的。

在手势符号训练中要注意两个问题:儿童对训练者的手势符号是否真正注意、真正关心以及是否模仿手势符号;儿童对手势符号的模仿是否是机械模仿,与指示事物(选择项)是否能够对应。

(三) 文字训练

文字训练是语言发育迟缓儿童作为语言行动形成的一种有效的学习方法,也可作为言语的代用手段。可利用以下方法进行训练。

1. 文字形的辨别学习　先从类似性较低的单文字结构逐渐向类似性较高的文字过渡,然后进行单词水平的辨别。

2. 文字单词与图片结合学习　可在文字和图片之间进行匹配和选择,若言语有一定的程度,可指着每一个文字与训练者一起朗读,为下一步训练做准备。

3. 词汇选择　从言语能够理解的词汇开始,选择项目的组合,并将文字作为媒介,促进言语表达。

4. 文字单词与言语符号的结合学习　用言语(单词的音行)进行文字单词的选择。

5. 用文字的部分(偏旁部首)进行单词的构成训练　根据训练者呈现的图片、言语、用文字的偏旁部首等构成文字单词。

(四) 符号形式与指示内容关系训练

1. 符号形式与指示内容关系阶段1的训练　此阶段儿童对外界的刺激尚不能充分理解,是属于自我刺激的阶段,拍手、笑、玩、将东西放入口中等,这些行为大部分与事物的本来功能毫无关系。

训练时可利用各种方法让患儿充分注意外界,关心外界的人和物的存在,以此作为训练目标。在训练者中仔细观察患儿的主动性行为,将患儿从自我的圈子里诱导出来,为下一步训练打基础。可采用伴有运动的游戏、物品操作等,加强对患儿感觉器官的刺激,并让患儿学习注视他人和将意愿传达给他人的方法。

2. 符号形式与指示内容关系阶段2的训练　此阶段儿童可分为三个小阶段:①能将限定的物品进行目的性处理。但这种行为是看到物品后才能引起其反应称之为被动阶段,如看见杯子要喝水。②能将同时呈现的复数物品,予以鉴别,并根据其功能进行操作。这种行为是将物品抓到手里才引起相应反应,仅让儿童看一眼,很难引起相应的行为。如将鼓、电话摆在一起,儿童可以拿起鼓槌敲鼓,将话筒放到话机上。③能够只要看到物品就进行相应的选择。此阶段儿童看到鼓槌就会主动选择鼓。

训练时可选择与生活密切相关的2~3个物品作为教材,如帽子、鞋、牙刷、衣服等,让患儿分别往自己身体部位或玩具娃娃的身体部位进行匹配。开始可以借助,逐渐减少并达到能主动操作为止。在训练时应注意,治疗师要将事物的名称反复多次地说出来,让患儿听到后模仿,为下一步语言训练打基础。

3. 符号形式与指示内容关系阶段3的训练　此阶段的儿童是事物的概念形成阶段。可以日常生活较接近的事物和所感兴趣的日常用品、动物、食品及交通工具训练词汇的选择,以后逐渐扩大词汇量。在训练过程中注意患儿的表达方面的功能,要从单纯言语模仿向主动言语表达过渡。

4. 符号形式与指示内容关系阶段 4 前准备训练方法　此阶段儿童对形容词和自己的身体部位尚需概念化,训练要根据患儿的具体情况组合教材和选择词汇。

根据儿童形容词使用的顺序,先选择描述物体特征如颜色的形容词,再进行描述味觉、触觉、机体觉等形容词,其次是空间维度的形容词。训练时将图片显示在儿童面前,可以同时选择几张图片进行几分之几的选择。例如:大/小的训练,在两张图片上分别画一个大圆圈和一个小圆圈,然后让患儿分辨其大小,掌握大小的概念,其后再配以大小的事物进行训练,反复强化。

5. 符号形式与指示内容关系阶段 4(词句)以上训练方法　训练形式以图片为主,训练图片组合根据患儿的具体实际水平而选择,先进行言语理解训练,然后进行言语表达训练。

(五) 交流训练

交流训练贯穿着语言发育迟缓儿童整个训练过程中,不需要特殊教材,主要是选用适合儿童发育水平的课题进行训练,可利用符号形式与指示内容关系的各个阶段的训练课题,从而促进患儿发挥其表达者、理解者、向他人传递信息者的作用。

交流训练的具体方法可以游戏的形式进行,如过家家、做游戏等,主要是培养儿童使用已掌握的言语符号进行交流活动,提高其理解和表达的能力,扩大交流对象(从成人→儿童之间),并能将交流行为运用到日常生活中。

(张玉千)

思考题

一、名词解释

1. 语言发育迟缓
2. S-S语言发育迟缓检查法

二、填空题

1. 语言发育迟缓临床表现为_____及_____,是由于语言功能发育障碍所致。
2. 儿童口头语言发展的关键年龄是_____岁。
3. 对语言发育迟缓儿童进行语言训练中应遵循_____、_____和_____三个基本原则。

三、选择题

1. 对待3岁前婴儿"口吃"现象(　　)
   A. 应强迫孩子再说一遍
   B. 这是学话初期常见的正常现象不必紧张
   C. 应反复练习加以矫正
   D. 应进行心理治疗
   E. 应带孩子到专门机构进行检查
2. 小儿语言发育三个阶段的顺序是(　　)
   A. 发音、理解、表达　　　　　　B. 理解、表达、发音

C．表达、理解、发音 D．听觉、发音、理解

E．模仿、表达、理解

3．下列不属于语言发育迟缓评定内容的是( )

A．智力发展情况 B．语言环境

C．平时喜欢和谁说话 D．注意力是否集中

E．对其他儿童不感兴趣

4．关于S-S语言发育迟缓检查法，不正确的是( )

A．评定的结果为制订训练计划提供依据

B．可以检查出语言发育年龄和实际生理年龄之间的差异

C．适合任何原因导致的语言发育迟缓

D．检查的核心内容是以言语符号与指示内容之间的关系予以阶段化

E．检查结果有五个阶段

四、简答题

1．对语言发育迟缓的患儿进行评定的最终目的是什么？

2．简单说出S-S语言发育迟缓检查法的基本步骤。

3．对语言发育迟缓的儿童进行训练时有哪些注意事项？

第六章 脑性瘫痪儿童言语障碍

> **学习目标**
> 1. 掌握脑瘫儿童语言障碍的原因及常见类型;脑瘫儿童构音障碍的康复评定及训练。
> 2. 熟悉脑瘫的定义、临床表现及分型。
> 3. 了解脑瘫的常见病因、早期表现及诊断标准。

第一节 概 述

一、脑瘫的定义

脑性瘫痪(cerebral palsy,CP)简称脑瘫,是指出生前至出生1个月内大脑发育过程中各种致病因素所致的非进行性脑损伤综合征,以中枢神经性运动障碍及姿势异常为主要表现,并常伴有不同程度的精神发育迟滞、智力障碍、癫痫、语言及视觉、听觉、行为和感知异常等多种障碍,病变常损伤椎体束和椎体外系,与脑缺氧、感染、外伤和出血有直接关系。在发达国家每1 000个活婴中就有2~3个脑瘫患儿,我国该病的患病率为2‰左右。20世纪80年代以后,由于低体重儿存活率增高,脑瘫患病率也呈上升趋势。小儿脑瘫严重影响到小儿的生长发育和今后的学习、就业,同时给家庭和社会带来难以承受的精神和经济负担。因此,积极防治、早期发现、正确治疗小儿脑瘫,对提高儿童人口素质具有非常重要的现实意义。

二、脑瘫的常见病因

脑瘫的直接原因是脑损伤和脑发育缺陷,很多原因都可以构成高危因素,根据从怀孕到出生的过程可将其分为妊娠期因素、分娩时因素及出生后因素,归纳如下。

1. **妊娠期因素** 在妊娠过程中,任何导致胎儿缺血、缺氧的因素,均可导致胎儿大脑受损。

(1) 孕期感染:母体在胚儿期遭受风疹、巨细胞病毒、弓形体病毒、梅毒、单纯疱疹病毒、EB病毒等感染通过胎盘侵及胎儿产生先天性感染与畸形。

(2) 理化因素:胚胎在母体子宫内发育时,射线、机械因素、高温、严寒、微波、缺氧等物理、化学或生物因子都可引起胚胎的分化发育障碍,产生先天性畸形。孕妇吸烟、吸毒及用药不当也可导致胎儿大脑发育异常。

（3）疾病因素：孕妇孕期患慢性疾病或合并妊娠并发症均可导致胎儿大脑发育异常，如先兆流产、产前出血、妊娠毒血症、妊娠高血压综合征、子痫、低氧血症、营养障碍、心力衰竭、孕妇腹部外伤、大出血、休克、重度贫血、胎盘异常、糖尿病、肺结核、慢性肝炎、慢性肾炎等。

（4）遗传因素：母亲智能低下、近亲结婚史等均为儿童脑性瘫痪发生的高危因素。

（5）其他：如多胎及母婴血型不合等。

2. 分娩时因素

（1）难产：如头盆不称、骨盆狭窄、胎位不正、高龄初产、巨大儿、子宫收缩乏力等使产程延长，发生滞产，引起胎儿宫内窘迫，未能及时处理者。

（2）手术操作不当：如高位产钳、胎头吸引、臀位产后出头困难可致婴儿头部受伤、颅内血肿等。

（3）早产：早产儿体重小、发育不完善，较易发生缺氧和颅内损伤。临床研究表明，新生儿体重少于 2 500 g，脑瘫可能性大大增加（脑瘫儿童中约有 40% 的体重低于 2 500 g）。

（4）胎盘异常：如胎盘早剥、前置胎盘、胎盘梗死或胎盘功能不良等。

（5）新生儿窒息：如脐带过短、打结、绕颈或脱垂以及出生时无呼吸、滥用激素催产等均可使婴儿缺氧而致脑损伤。

3. 出生后因素

（1）新生儿期呼吸障碍、惊厥：新生儿呼吸窘迫综合征、吸入性肺炎、肺不张、肺透明膜病、肺水肿及持续惊厥抽搐，都可影响脑组织的供血供氧，导致缺氧缺血性脑病。

（2）高胆红素血症（新生儿核黄疸）：如母儿血型不合、新生儿败血症等造成核黄疸，脑组织细胞的线粒体的氧化磷酸化的解偶联作用发生障碍，脑细胞能量产生不足而变性坏死，造成小儿脑瘫。

（3）新生儿颅脑受伤或脑部感染：脑血管意外、急性脑炎、脑膜炎、败血症等感染等以及颅脑外伤引起的新生儿休克等导致脑组织缺氧缺血。

（4）其他：感染引起的高热或严重腹泻引起重度脱水以及新生儿维生素 K 缺乏引起颅内出血等。

总体上讲，脑瘫的出生前原因约占 20%，围生期与分娩原因占 70%～80%，出生后的原因为 15%～20%。一般认为，缺氧窒息、未成熟儿、重症黄疸为脑性瘫痪的三大主要致病因素。

三、脑瘫的临床特点

脑瘫患儿由于病变受累部位不一，个体之间差异很大，临床表现多样且复杂。即使同一个病人，在不同年龄阶段表现也不尽相同。但患儿一般都有中枢性运动障碍及姿势异常的表现，可不同程度地合并智力、感觉、语言等障碍或癫痫。

（一）基本临床表现

脑瘫的基本临床表现为中枢性运动障碍及姿势异常，具体表现在下面 4 个方面。

（1）运动发育落后，主动运动减少：脑瘫患儿运动发育比同龄儿童明显落后，表现为抬头、翻身、坐立及行走困难，往往不能达到"三翻、六坐、八爬、周走"这个小儿运动发育规律。

病儿的肢体很少动作,下肢尤为明显,常表现为偏瘫、双侧瘫、四肢瘫等。由于自主运动困难,动作僵硬,不协调,常出现异常的运动模式。

(2) 肌张力异常:脑瘫患儿的肌张力可表现为增高、降低、波动不定或不协调,因临床类型不同而异。痉挛型表现为肌张力增高,肢体僵硬,动作不协调;肌张力不全型主要表现为肌张力明显降低,肢体松软而无法维持正常体位;手足徐动型患儿肌张力波动不定,运动不协调而出现共济失调、运动缓慢。

(3) 姿势异常:脑瘫患儿的异常姿势与大脑受损伤的部位密切相关。锥体外系或基底节有病变时,主要表现为异常动作、运动增强、手足徐动症、舞蹈症、肌强直;小脑有病变时出现共济失调、肌张力低下;大脑广泛病变时出现肌肉强直、震颤等。

(4) 反射异常:多数原始反射(如抓握反射、觅食反射等)消失延迟,病理反射持续存在。

(二) 临床分型

由于脑瘫病因多样,临床表现各异,并随年龄增长而不同,因此,至今仍无统一的分类。临床上可根据运动障碍的特点、麻痹侧肢体躯干、日常(生活)活动、ADL 程度、运动障碍等级以及治疗学等分别进行分型,本书主要介绍前三种分型。

1. 根据运动障碍的特点分型 根据 2002 年 2 月第 1 版全国七年制《神经病学》规划教材,依据脑瘫患儿运动障碍的性质和体征,临床分为 5 种类型。

(1) 痉挛型脑性瘫痪:是最典型和常见的类型,约占全部病例的 50%~60%,病变主要累及锥体系。临床主要表现为以双下肢为主的痉挛性截瘫或四肢瘫痪。患儿行走、站立困难,走路足尖着地呈剪刀步态。肌张力明显增高,有折刀样痉挛,腱反射亢进,病理反射阳性。常伴有语言及智能障碍。

(2) 肌张力不全型脑性瘫痪:多见于幼儿,可能因锥体系和锥体外系同时受累,导致瘫痪肢体松软,不能站立、行走,头颈不能抬起,运动障碍明显,关节活动幅度过大。肌张力明显降低但腱反射活跃,可出现病理反射。常伴有失语及智能低下。

(3) 手足徐动型脑性瘫痪:多由核黄疸、新生儿窒息引起基底核损害而发病,表现为面、舌、唇及躯干肢体不自主的舞蹈样或徐动样动作,主动用力或紧张时症状加重,运动意愿与运动结果不一致。病理反射一般为阴性,侧弯反射经常为阳性,常常伴构音障碍。

(4) 共济失调型脑性瘫痪:较为少见,病变主要在小脑,病人平衡能力差,表现为肢体运动不协调,距离感差,步态不稳,可伴意向性震颤、构音障碍及运动发育迟缓。

(5) 混合型:具有上述类型两种或以上特点者,常为锥体系和锥体外系或小脑均受损引起,也为临床常见类型。

2. 根据麻痹侧肢体躯干分型

(1) 四肢瘫:四肢与躯干均受累,并且四肢瘫痪程度相似。

(2) 三肢瘫:三个肢体受累。

(3) 截瘫:双下肢受累,双上肢及躯干正常。

(4) 偏瘫:一侧肢体及躯干受累,一般上肢较严重。

(5) 单瘫:单个肢体受累,此型较少见。

(6) 双瘫:四肢及躯干受累,双下肢较严重。

(7) 双重型偏瘫:四肢及躯干受累,双上肢较严重。

3. ADL 程度分型

(1) 轻度:ADL≥60 分,日常生活完全自理。

(2) 中度:ADL 41～60 分,日常生活活动部分依赖别人。

(3) 重度:ADL≤40 分,日常生活活动全部依赖别人。

(三) 合并障碍

1. 智力低下　约有 2/3 以上患儿智能落后,约 1/4 为重度智能落后,痉挛型四肢瘫及强直型脑瘫者智能常更差。手足徐动型患儿智能严重低下者少见。

2. 语言障碍　约 1/3 至 2/3 患儿有不同程度语言障碍。表现为语言发育迟缓,发音困难,构音不清,不能说成句的话,不能正确表达自己的意思,有的患儿完全失语。手足徐动型和共济失调型患儿常伴语言障碍。痉挛性四肢瘫、双侧瘫患儿也常伴语言障碍。

3. 视力障碍　25%～50%的患儿伴视力障碍,最常见者为眼球内斜视和屈光不正,如近视、弱视、斜视等。少数有眼震,偶为全盲。偏瘫患儿可有同侧偏盲。视觉缺陷可影响眼-手协调功能。

4. 听力障碍　约有 25%伴有听力减退甚至全聋,以新生儿患高胆红素血症引起的手足徐动型患儿最为常见。

5. 感觉和认知异常　脑瘫患儿常有触觉、位置觉、实体觉、两点辨别觉缺失。患儿多缺乏正确的视觉空间和立体感觉,其认知功能缺陷较为突出。患儿对复杂的图形辨认力差,分不清物体形状与其所处空间背景的关系,对颜色的辨认力也很差。

6. 癫痫发作　至少有 10%～40%以上的患儿在不同年龄阶段出现癫痫发作,以痉挛型四肢瘫、偏瘫、单肢瘫和伴有智能低下者更为多见,手足徐动型、共济失调型患儿则很少见。

7. 口面、牙功能障碍　约有 25%的脑瘫患儿伴有吸吮无力,吞咽、咀嚼困难,口唇闭合不佳,经常流涎,有些患龋齿或牙齿发育不全,这些症状以手足徐动型患儿最为多见。

8. 情绪、行为障碍　大多数脑瘫患儿有情绪或行为异常,此与脑功能受损有关。患儿常表现为好哭、任性、固执、孤僻、脾气古怪、情感脆弱、易于激动,有的有明朗感、快活感、情绪不稳定等,手足徐动型患儿较为常见。此外,多数脑瘫患儿表现有活动过多、注意力分散、行为散乱等。偶见患儿用手猛击头部、下颌等自身伤害的"强迫"行为。

9. 骨与关节发育畸形　最常见的上肢畸形有:肩关节内收、内旋,肘关节屈曲,前臂旋前,腕关节屈曲,拇指屈曲或可伴有内收以及手指屈曲等;常见的下肢畸形有:骨盆倾斜,髋臼发育不良,髋关节脱位或半脱位,髋内收、髋屈曲内旋等,膝关节屈曲,膝内翻,膝外翻,髌骨脱位或半脱位,足下垂,足外翻,足内翻,马蹄足畸形,爪形趾畸形以及变形性颈椎病,颈椎不稳定,脊椎侧弯等。

10. 其他　多数患儿有体格发育落后,营养不良且因免疫功能低下,常易患呼吸道感染性疾患等。患儿因躯体运动、感觉、智能、语言、情绪、行为等单项或多项缺陷,以致常有学习和社交困难。通常脑瘫患儿的运动障碍与上述并存的相关缺陷相互影响。智能障碍加重语言障碍,各种感觉、认知障碍、癫痫发作、学习困难等又加重智能障碍。

第二节 脑性瘫痪的早期诊断与鉴别诊断

一、早期诊断

脑性瘫痪简称脑瘫,缺乏特异性诊断指标,主要依靠临床诊断。典型的脑瘫病人通过详细询问病史,如母亲的妊娠情况、分娩情况等以及全面细致的神经检查,即可诊断。

(一)诊断标准

我国小儿脑瘫会议(1988)制订的脑瘫诊断标准包括以下三点。

(1)婴儿期内出现中枢性瘫痪。

(2)可伴智力低下、惊厥、行为异常、感知障碍及其他异常。

(3)需除外进行性疾病所致的中枢性瘫痪及正常小儿一过运动发育落后。

(二)早期指征

脑瘫患儿的临床表现大多开始于婴儿期,但是,又不是所有的脑瘫患儿都会在早期表现出明显的异常症状,特别是轻症患儿,在 6 个月前,甚至 9 个月前,很难确切诊断。而脑瘫患儿康复的效果与康复开始的时间密切相关,也就是说康复开始的越早,康复的效果越好。因此,早发现、早诊断至关重要。以下情况可以为早期诊断脑瘫提供线索。

(1)妊娠期、分娩期及新生儿期存在脑瘫高危因素的婴儿。

(2)小儿出生不久常少哭、少动、哭声低弱,反应迟钝或激惹无反应;或多哭、易激惹、易惊吓或反复出现肉跳。

(3)喂养困难,常表现吸吮无力,吞咽不协调,特别容易呛奶。

(4)运动发育迟滞,伴异常动作或姿势。例如,2~3 个月时不会笑、不能抬头,手指不会张开;4~5 个月还不会翻身,双手常握拳,不能用前臂支撑负重;8 个月仍不会坐,甚至不会抓、握,也不会把手放到嘴边。扶站时双腿屈曲不能负重或以足尖着地,可表现两下肢过于挺直、交叉。也可出现面部、四肢不自主运动,运动不对称、不协调,头不能保持中立位,上肢内收、内旋等。

(三)辅助检查

脑瘫患儿的脑部 CT 和 MRI 表现能帮助临床进一步分析脑瘫与影像学的关系,不断提高对脑瘫的成因、诊断及预后的认识,有利于早期诊断、早期干预。通常 1/3~1/2 的脑瘫患儿可有头颅 CT 或 MRI 异常,但正常者不能否定本病的诊断。脑瘫患儿的脑电图可能正常,也可表现异常背景活动,伴有痫性放电者应注意合并癫痫的可能性。其他有助于脑瘫早期诊断的检查还包括脑干听觉诱发电位(BAEP)、头颅超声、肌电图和神经传导检查及智力测试等。

二、鉴别诊断

(一)进行性肌营养不良

此病是一种身体横纹肌系统的原发性进行性疾病,也是一种遗传性家族性疾病,患儿婴儿期运动发育往往无异常,2 岁以后学走路慢,动作不灵活,易摔跤,以后逐渐出现双下肢无力,步行摇摆,上楼梯困难,出现一手扶栏杆,一手压大腿以助大腿伸肌力量。病程呈进展性,不伴智力语言障碍。

(二)小儿麻痹

主要由于病毒感染所致,发病年龄多在8～24个月,瘫痪肢体多见于下肢,膝反射或其他腱反射皆减弱或消失。此种瘫痪表现为弛缓型,一般不影响患儿的智力、思维、感觉系统,病情也不会加剧。

(三)先天性肌弛缓

患儿生后即有明显的肌张力低下、肌无力及深反射低下或消失,平时常易并发呼吸道感染。本病有时误诊为肌张力低下型脑瘫,但后者腱反射一般能引出。

(四)婴儿型脊髓性进行性肌萎缩症

多于婴儿期起病,肌无力呈进行性加重,肌萎缩明显,腱反射减退或消失,常因呼吸肌功能不全反复呼吸道感染,肌肉活检可助确诊。

(五)遗传性痉挛性截瘫

单纯型儿童期起病,双下肢肌张力增高、腱反射亢进、病理征阳性及弓形足,缓慢进展病程,有家族史。

(六)共济失调毛细血管扩张症

常染色体隐性遗传病,呈进展性,表现共济失调、椎体外系症状、眼结合膜毛细血管扩张和甲胎球蛋白显著增高等。

此外,痉挛型脑性瘫痪还应与脑发育畸形、脑积水、脑炎后遗症、颅内肿瘤、脊髓损伤、脑白质营养不良、先天性脊柱裂等疾病相鉴别;应与以松软儿表现为主的脑性瘫痪相鉴别的疾病有良性先天性肌张力低下症、智力低下、先天性肌营养不良(福山型)、先天性肌病、乳儿型肌强直性肌营养不良、Duchenne型肌营养不良、糖原累积病、脑脂质病等;共济失调型脑性瘫痪应与进行缓慢的小脑退行性变鉴别。

第三节 脑性瘫痪儿童语言障碍的特点及评定

一、脑瘫儿童语言障碍的特点

脑瘫患儿的脑损伤可直接损害语言脑区,而合并的视觉、听觉等感觉系统异常、智能异常、口运动异常及行为异常,加之口腔中残存的原始反射(如觅食反射、吸吮反射、咬合反射)等问题使语言的输入、输出和中枢处理过程不同程度地受损并限制了正常模式的语言发育,而活动范围受限以及家庭和社会对患儿的失望及不适当的补偿更促成语言障碍的发生。脑瘫儿童的语言障碍可根据其不同表现归纳为以下几类:构音障碍、语言发育迟缓迟滞、听觉障碍等。

(一)构音障碍

正常言语的运动控制依赖于三个亚系统的协调活动,分别是动力系统(呼吸系统)、振动系统(喉、声带)和共鸣系统(口唇、舌、下颌、软腭、鼻咽腔),其中任何一个环节出现问题都可影响到言语功能。脑损伤所致呼吸器官及发音器官的运动障碍和功能异常,可影响言语的清晰度及流畅度,这种类型的语言障碍称构音障碍。脑瘫儿童的构音障碍主要为运动性构音障碍,分以下4种类型。

1. **痉挛型构音障碍** 主要见于痉挛型脑瘫。言语特征为说话缓慢费力,鼻音较重,缺乏音量控制,音量低沉,语音语调异常,舌交替运动减退,说话时舌、唇运动差,软腭上抬困难,常伴有吞咽、咀嚼困难。

2. **运动失调型构音障碍** 主要见于失调型脑瘫。构音肌群运动范围、运动方向的控制能力差而引起。临床上以声音的高度及强度急剧变动,说话呈中断性而突然爆出一句为其特征,还可表现为发音不清、含糊、不规则、重音过度或均等,言语速度减慢,说话时舌运动差,舌抬高和交替运动差。多伴肢体运动的共济失调。

3. **运动障碍型构音障碍** 主要见于手足徐动型脑瘫。特征为发音低平、单调,有颤音及第一字音的重复性口吃,语音语调差,语速快,音量控制差,音量小,发声时间缩短,舌抬高差,说话时舌运动不恰当,流涎,类似运动失调型构音障碍的部分表现(发音高低、长短、快慢不一,字音突然发出)。

4. **混合型构音障碍** 主要见于混合型脑瘫,其表现因病变部位不同而不同。

(二)语言发育迟缓迟滞

正常儿童出生5个月能发出单个音节,7～8个月可发出"爸爸妈妈"的复音,12个月可叫出物品的名称,2岁会说2～3个字组成的句子,3岁会说歌谣。脑瘫患儿由于语言及周围环境的限制以及运动发育阶梯性发展等诸多因素的影响,语言能力明显落后于同龄儿童,语言发育迟缓的发病率相当高。脑瘫患儿语言发育迟缓的特点为理解和表达能力均低下,理解能力比表达要好一些,但对词语的内涵理解很困难。主要表现为开始讲话的时间比较晚、词汇量少,复杂词运用、组句能力获得迟,进一步读、写能力均存在不同程度的问题,可概括为发展的起点迟,发展的速度慢,达到的水平低。

(三)听觉障碍而导致的语言障碍

脑瘫儿童听觉障碍发生率很高,特别是既往有核黄疸病史的手足徐动型患儿,大多数伴有高频障碍型的感音性耳聋,由于母亲在孕期受到风疹等病毒感染的结果,使小儿听神经在宫体内受到损伤,出生后出现特殊频率上的听力障碍或听觉敏感性低下等听力问题。临床上可以表现听力低下,吐字不清楚,词汇量不足,组词能力的不足,因此不能正确掌握周围人所讲的内容,同时也难以阅读理解文章。即使去除构音障碍,讲话或者写文章时也很难正确表达其意图。

(四)其他

1. **语言心理障碍** 脑瘫患儿由于随意运动障碍,发音以及用上肢进行手势表达等功能均有一定障碍,表达意愿的能力低下。随着年龄的增长,常出现自卑心理,不喜欢在人前说话,尤其是在陌生人面前更容易表现消极的态度。

2. **内化性语言功能障碍** 有些脑瘫患儿可以理解言语,但不能用口语或文字表达;有些患儿则可以听到声音,但不能理解话语的内容,称作"儿童失语症"。有些是因为情绪困扰而导致的缄默或自闭症。

二、脑瘫儿童语言障碍的评定

对脑瘫儿童进行语言训练之前,语言治疗师必须对患儿进行语言障碍的检查,找出病因,作出正确的评价,这对决定语言训练的方法、判定训练效果及预后均有重要的作用。

(一)构音器官形态与功能评定

1. 呼吸器官形态及功能　检查安静呼吸时胸腹部状态及呼吸状况,检查项目如下:

(1)胸腹部发育情况　肋骨下端是否有异常突起或凹陷;肋骨形态左右是否对称;腹部有无凹陷;腹直肌是否过度紧张;是否有肌张力低下等。

(2)呼吸状况

1) 1分钟呼吸次数。

2) 胸腹部运动的节律与呼吸类型的稳定性。

3) 有无反相呼吸。

4) 有无口鼻呼吸分离状况　该检查适合5个月以上脑瘫儿童。检查时在床上取仰卧位,堵住鼻子或嘴的一方,同时令其呼吸,然后观察口呼吸与鼻呼吸交替状况。如出现呼吸困难或交替不流畅时则为咽喉周围功能发育不全或异常。

5) 随意性呼吸　此项检查主要用于简单评估脑瘫患儿的肺功能。检查时令患儿做深呼吸,分别记录吸气时间、吸气保持时间及呼气持续时间。

脑瘫患儿的呼吸异常常表现为呼吸浅快、无节律或节律不稳,呼吸时胸部和腹部运动不协调。

2. 发音器官形态及功能　主要检查脑瘫儿童静止时发音器官的形态是否异常,下颌、口唇、舌、软腭的运动功能是否受损,具体内容如表6-1所示。

表6-1　发音器官形态及功能评定

发音器官形态及运动功能	颜面	a. 对称性(是、否)　b. 不随意运动(有、无)
	下颌	a. 自然位置(张口、闭口)　b. 对称性(是、否)　c. 半脱臼(有、无)　d. 不随意运动(有、无)　e. 张闭口(困难、左右错位)　f. 随意性运动、模式、速度
	口唇	a. 自然位置(张开、闭合)　b. 对称性(是、否)　c. 不随意运动(有、无)　d. 原始反射(残存)　e. 闭合(持续、瞬间、不可)　e. 撅嘴、龇牙、吹气、吹口哨(可、不可)　f. 运动时伴有协同运动或不随意运动(有,无)
	舌	a. 静止时形态、大小、对称性(正常,异常)　b. 不随意运动(伸舌、震颤)　c. 伸舌、伸缩交替、舌尖上下、舔左右口角(正常,运动范围受限,运动不对称,伴协同运动或不随意运动,不可)
	软腭	a. 形态(正常、短缩)　b. 对称性　c. 发音时上下运动(正常,运动受限,运动不对称,伴不随意运动,不可)　d. 鼻咽腔闭锁功能(正常,漏气)　e. 刺激时呕吐反射(有,无)
	硬腭	a. 对称性　b. 形状(正常、扁平、窄深)
	牙齿	a. 牙齿缺如(有、无)　b. 齿列异常(有,无)　c. 咬合(正常、异常)

3. 发音功能检查　主要检查声音的大小、高低、音质、流畅度、从意欲发音到发出声音所需要的时间、发音持续时间,发音吸气情况,随意性发音停顿等。

4. 构音检查　主要检查脑瘫儿童的会话、单词、音节复述、文章朗读、构音等类似运动,对于能进行句子水平对话的脑瘫患儿,还要进行音质和韵律方面的检查。临床常采用中国康复研究中心构音障碍检查法、弗郎蔡(Frenchay)构音障碍评定法以及计算机辅助检查。

(1) 中国康复研究中心构音障碍检查法:该法是参照日本构音障碍检查法按照汉语普通话发音特点编制,于1992年开始用于临床,是目前国内较广泛应用的评定方法。此评定方法分为两个部分:构音器官检查和构音检查(参见第三章表3-1,3-2)。

构音器官检查就是指通过对参与构音的器官及肌肉的形态、运动及神经反射的观察以确定是否存在运动障碍和(或)器质异常。评定内容包括肺(呼吸情况)、喉、面部、口部肌肉、硬腭、腭咽机制、下颌、反射九个方面。主要通过观察安静状态下构音器官的同时,通过指示和模仿,使其做粗大运动并对构音器官的形态及运动作出评价。

构音检查是以普通话语音为标准音,结合构音类似运动对病人的各个言语水平以及其异常的运动障碍进行系统评价。评定内容包括:①会话;②单词检查:由包含所测50个单词的50张图片组成;③音节复述检查:选用140个常用和比较常用音节;④文章检查;⑤构音类似运动检查:选用代表性的15个音的构音类似运动。通过对上述检查结果的分析,确定错音、错音条件、错误方式、发声方法、错法、被刺激性、构音类似运动、错误类型。该检查法可通过构音评估找出错误的构音及错误构音的特点,对构音障碍的训练有明确的指导作用,操作时采用描记的方式进行记录,便于临床应用,但无等级量化,不便于疗效的分析和比较。

(2) 弗朗蔡(Frenchay)构音障碍评定法:此法由英国弗郎蔡的 Pamela 博士编写,评定内容包括反射、呼吸、舌、唇、颌、软腭、喉、言语可理解度8大项目,29个分测验,每个分测验都设立了5个级别的评分标准(a、b、c、d、e,其中e为1分,a为9分),详见构音障碍分测验总结表(表6-2)。此检测方法是英美国家广泛使用的构音障碍评定法,着重于运动性构音障碍的检查,采用9分制记录病人各分测验的结果,可将得分记入图中,评价完成后病人的障碍类型清楚可见,易于发现哪些功能受损及受损程度,且易于横向比较和进行疗效分析。但对汉语语音的错误点评测易出现漏查,对错误构音点的指导性欠佳。

表6-2 构音障碍分测验总结表

姓名　　　年龄　　　性别　　　科室　　　住院号　　　床

	反射	呼吸	唇			颌	软腭		喉				舌					言语				
功能正常 A																						
B																						
C																						
功能异常 D																						
E	咳嗽	吞咽	流涎	静止状态	言语	静止状态	外展	闭唇	交替	言语	静止状态	言语	流音	抬高	时间	音质	音量	言语	静止状态	伸出	抬高	两侧运动	交替	言语	复述	描述	会话	速度

音评结果:声态:A 音质(正常、嘶哑声、沙哑声、气息声、耳语声、鼻音);B 音量(正常、过大、过小);C 声调(过大、过小、突变);D 流畅度(正常、过快、过慢、中断、重言、迟滞)

构音:正常、痉挛型、迟缓型、运动失调型、运动过强型、混合型、言语失用

结论:

(3) 计算机辅助检查:近年来随着计算机应用的普及,利用计算机进行声谱分析得到了发展。通过计算机的人工神经网络系统,制订标准的语音频谱曲线图,对受试者的语音通过语音识别系统与标准样本比较进行分析,更具有客观性和稳定性。国内目前主要有语言障碍诊治仪 ZM2.1 及微机言语评价系统。

值得注意的是脑瘫儿童的构音障碍,除辅音障碍外,大多同时伴元音障碍,因此在检查类似构音运动时,必须注意检查元音构音时下颌、口唇、舌的协调运动,而且必须在抑制异常姿势或反射的基础上进行。脑瘫儿童常见的构音异常包括:省略、置换、歪曲、口唇化、齿背化、硬腭化、送气音化、不送气音化、边音化、鼻音化、无声音化、摩擦不充分化、软腭化。

(二) 口腔反射与进食检查与评定

1. **口腔反射检查** 口腔反射包括吸吮反射、咬合反射、呕吐反射、觅食反射。以上反射均为生后出现,如果上述反射该出现而不出现或者该消失时而不消失均提示病理状况,不但妨碍进食运动的发育,也阻碍了构音器官的运动功能,从而导致发生语言障碍。

(1) 吸吮反射:用手指轻触小儿唇部或伸入口内,婴儿张口并出现口唇及舌的吸吮动作。此反射生后即出现,4 个月时渐被主动的进食动作所替代。

(2) 咬合反射:检查者将手指放入婴儿口内,并触摸牙床的咬合面,婴儿会作出上下牙咬合的反应。正常的咬合反射始于新生儿,至 6 个月咀嚼运动出现后消失。

(3) 呕吐反射:检查者用示指伸入婴儿口中,触碰舌根部,正常婴儿会产生呕吐,并延续终身。

(4) 觅食反射:检查者用手指触摸婴儿口周皮肤或上下唇,婴儿将头转向受刺激方向,用嘴作侧向运动,并企图吃手指。正常新生儿即生后具有此反射,4 个月后消失。

2. **进食检查与评定** 下颌、口唇、舌、软腭等构音器官同时也担负着协助进食的功能。脑瘫儿童进食功能的发育常较正常儿童延迟,从而导致上述构音器官的运动异常,发生语言障碍。要使脑瘫儿童的语言障碍得到正确的评价与治疗,必须对进食运动的各个功能阶段进行观察和评价。

正常进食分为口前相、口相、咽相、食管相、胃肠相,前两者受意识支配,属主动相,后三者不受意识支配,属不自主相。口运动与进食技能随年龄逐渐发展,新生儿及小婴儿的进食模式是舌伸缩运动吸吮进食,受原始反射支配,3~4 个月出现舌的侧方运动,开始出现主动进食,6~8 个月出现咀嚼运动,18~24 个月旋转性咀嚼技能和舌侧方活动增加,2 岁左右的儿童已基本具备成人水平的进食技能。脑瘫儿童进食技能的发育常常落后于这个规律。

脑瘫患儿口腔原始反射残存和刺激减少常致口腔高敏感性、口内实体辨别觉下降,而肢体运动障碍、受挫的进食经验导致患儿缺乏食欲和厌食。临床上,脑瘫儿童进食技能障碍主要表现在口相和口前相,口相受口运动的影响,表现为进食过程中的口颜面肌肉功能障碍,包括舌外推食物,吞咽不充分,用口呼吸,口面不平衡,唇与下颌运动不良,牙齿咬合不正和咀嚼困难等;口前相则受进食姿势和肢体运动障碍影响,头颈、躯干、上肢不稳定、运动障碍,不能将食物送入口中,此外,进食的种类、使用的餐具、喂食者的态度和方法等,都可影响患儿的进食。

(三) 语言障碍评定

1. **语言发育检查** 如上所述,脑瘫儿童语言发育迟缓的发生率相当高。所谓语言发育

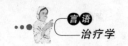

迟缓是指语言发育期的儿童因各种原因所致在预期的时期内,不能与正常儿童一样用语言符号进行语言理解与表达,与他人的正常生活语言交流也不能像正常儿童一样进行。儿童语言发育迟缓的检查可参照中国康复研究中心在日本 S-S(sign-significate relation)语言发育迟缓检查法的基础上,根据汉语特点设计的一个系统语言发育检测法,称 CRRC 法,即利用文字符号测试交流状态和基础发育的检查方法,可早期发现语言障碍(具体方法请参见本书第五章二节"儿童语言发育迟缓的评定"。)该检查方法在构成上包括三个方面:①基础性过程;②符号形式与指示内容的关系;③交流态度。通过此检查可以发现语言发育迟缓儿童的语言水平与正常儿童的差别,不但可以早期发现这种语言障碍,还可以为训练计划的制订提供重要依据。

2. 语言交流评价 一般通过询问患儿日常生活中的表现以及观察和患儿交流、互动时患儿的表现来评价患儿的语言交流态度。如和患儿打招呼、说话时患儿是理睬还是不理睬地转过脸去;和患儿对视时他的表现;检查过程中是否和他人接触、模仿;对提问的反应;和周围人的关系如何;是否愿意和小朋友一起玩等。

3. 智力检查 语言能力与智力水平密不可分。脑瘫儿童大多伴有不同程度的智力障碍,智力测试可帮助发现智力水平对语言障碍的影响。智力检查包括诊断性智力检查和筛选性智力检查两类,临床常根据脑瘫患儿的不同障碍表现,采取不同的检查方法。常用方法有韦氏儿童智力量表、韦氏学龄前儿童量表、皮勃迪图片词汇测试法(peabody picture vocabularytest,PPVT)、丹佛发育筛查测试(denverdevelopmentalscreeningtest,DDST)、学龄前50项等。

第四节 脑性瘫痪儿童的语言训练

脑瘫儿童语言训练的目的是为了提高患儿的语言表达能力和理解能力,恢复患儿的语言交流能力。由于大多数脑瘫儿童的语言障碍在牙牙学语时即出现,且表现各异,其语言治疗又需要一个长期的过程,除了在医疗机构的训练和治疗外还需要家长的密切配合,使训练内容在患儿的日常生活中不断地得到巩固及应用,因此脑瘫儿童语言治疗的原则为早期治疗、因材施教、持之以恒、医疗和家庭相结合。通过综合、系统的语言训练,使轻度语言障碍的患儿能改善语言功能,力争恢复入学;中度语言障碍的患儿能部分利用残存功能,在交流上做到自理;重度语言障碍的儿童能利用残存功能和代偿方法进行简单的日常交流。

一、语言训练的基本条件

1. 训练场所 脑瘫儿童的语言训练应在安静、宽敞、安全、充满儿童所喜爱的气氛的房间内进行。训练室最好有隔音效果。

2. 训练设备 脑瘫儿童的语言训练须具备面签、纱布、压舌板、手电筒、口哨、镜子、节拍器、录音机、各种日常用品和食品的实物或图片、字词句卡片及其相对应的图片等。由于脑瘫儿童大多都有肢体姿势异常及运动障碍,治疗室最好备有可固定患儿体位的脑瘫儿童所特有的坐椅。各种儿童所喜爱的玩具,尤其是声控玩具也必不可少,这些玩具可吸引患儿的注意力,增加训练的趣味性。此外,可根据条件配备具有专门软件系统的计算机。

3. 训练时间　脑瘫儿童的语言训练每次为半小时至1小时为宜,选在儿童注意力比较集中的上午为好,也可上下午各1次。每次训练宜进行2～3个课题,而且要根据患儿的反应和进展修订计划和调整训练的内容,争取尽快达到训练目标。

4. 训练方式　脑瘫儿童语言训练的方式主要有一对一训练、小组训练和家庭训练三种形式,以一对一训练为主,辅以家庭训练。

二、运动性构音障碍的训练

脑瘫儿童的运动性构音障碍除了与构音器官的运动障碍有关,还与患儿全身的异常姿势和口腔知觉障碍、原始反射残存及进食功能发育落后或障碍密切相关。因此,脑瘫儿童运动性构音障碍的语言训练与其他构音障碍相比,除了构音器官功能及构音训练外,还包括抑制异常姿势反射训练、进食训练和口腔知觉训练。

（一）抑制异常姿势反射训练

进行构音器官运动训练及构音训练之前,必须重视患儿的全身状态,只有全身状态趋于正常,患儿才能正常发音,下颌、口唇、舌才能正常运动。肌张力低下的儿童应借助椅子或抱姿,将患儿的躯干或头部保持中立。肌张力过高的患儿,应先对其异常姿势予以抑制,可根据患儿的具体情况选用如下任何一种方法。

（1）患儿平躺在床上,屈髋屈膝,语言治疗师将一手前臂放入患儿的肩下,将患儿的肩部向上抬离病床,使其脊柱、肩屈曲,头向后仰。

（2）患儿平躺在床上,双膝沿床沿屈曲,双小腿自然垂下,髋关节与脊柱伸展,语言治疗师将一手放入患儿的头下,将患儿的头部向上抬离病床并向前屈曲,另一手按住患儿对侧的肩部,避免患儿肩部离开病床。

（3）治疗师跪坐在地上,从患儿的后面将患儿抱起,令患儿坐在其腿上,轻轻地转动患儿的躯干及骨盆,以缓解患儿躯干、骨盆的紧张度,然后再将患儿双手放到前面桌面或训练台上,双脚在地上放平。

（4）对于年龄较小的患儿,可以让其俯卧在床上,胸部放一个小枕头,两上臂撑起上身,做头部前伸、侧屈和旋转运动。

那种带有头部靠垫、椅面配有防滑垫及大腿固定带以及配备可以放置双臂的活动桌板的坐椅或轮椅可很好地帮助患儿保持合适的训练体位。

（二）口腔知觉训练

正常小儿在口腔功能发育的过程中,常常喜欢把各种物品放在口内,通过口腔知觉来感受物体的形状和特点,同时也进一步促进口腔知觉功能的发展。而脑瘫患儿多数有颜面及口腔内触觉异常敏感,对这些部位的触摸或进食活动都可能引起患儿的反感,甚至导致全身紧张、痉挛。在进食及构音器官功能训练之前,首先要对患儿的口腔进行脱敏。

（1）用感觉刺激的方法对口腔或相关颜面肌肉进行脱敏,包括用冰块对口唇及舌进行冷刺激;用刷子快速地对口周、口唇、下颌内侧进行刺激;用手指拍打下颌中央部位及颞颌关节附近的皮肤。

（2）把各种形状及硬度的物体分别放在患儿的口腔内,对其口腔及舌进行刺激,改善口腔知觉。

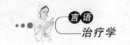

(3)治疗师用洗净的手指在患儿的口腔内进行不同部位的按摩,调动口唇、舌、软腭的动作,促进口腔知觉的发育。

(三)进食训练

脑瘫患儿的进食训练可以提高口腔诸器官的协调运动功能,可促进构音运动,是发音训练的基础。

1. **餐具要求** 应该用硬塑料餐具,盘子或碗下放一个防滑垫或湿毛巾,盘和碗最好都有一个把手。饭勺面要浅平,勺柄长而粗且易抓握,或加一个套子。喝水杯的边缘要厚些,可带两个手柄,便于患儿抓握。或用斜口杯,用时斜面向上,防止喝水时杯口碰到患儿的鼻子,避免头部后仰动作。此外,使用固定杯、碗、盆的装置也有利于进食。

2. **食物选择** 根据脑瘫患儿口腔功能发育情况,在选择食品的种类和结构上一般可按下列程序逐步过渡:婴儿饮食(流食,半流食)→软食(奶糕、米糊、稀饭、烂面条)→固体食物(米饭、馒头、蛋糕)→正常饮食(含油炸食物、难嚼、难咽,难消化的食物)。若患儿有明显的吞咽困难,应从糊状饮食开始。

3. **进食的姿势** 喂食时最重要的是应该保持患儿的正确姿势,即头和肩向前、髋关节弯曲90°。如患儿肌张力过高,可缓慢活动其头部,降低紧张性,使头稳定在正中。坐不稳的患儿可用背架支持着喂食,或把他的双腿分开,坐在家长的大腿上,并控制患儿肩部保持向前。如患儿能自行进食,应双脚平放在地面上,膝、髋部屈曲,双腿稍分开,上身自然弓形,帮助者站在他的左边。

4. **控制嘴的功能** 家长或训练者位于患儿右侧,用右手大拇指放在患儿耳前下颌关节处,示指在下唇与下颌之间,中指放在下颌的后面,给予稳定持续的压力。

5. **进食分解训练** 训练患儿自己吃饭时可把吃饭动作分解成几个连贯的小动作(如握勺—将装有饭的小勺送到口边—送进口里),分别训练,然后再将动作连贯起来。训练时也可将上述过程反向训练,即先从把装有饭的小勺送到口中开始。熟练后,再训练送到口边,最后再训练挖饭和握勺等动作。当整个喂饭程序都熟练后再正过来进行系统练习。这种方法的优点在于患儿经过努力,很易获得成功。这比首先训练单调的握勺动作更能使患儿产生兴趣。

训练中需要注意:糊状和软食训练应取抱姿,要先进行口鼻呼吸分离训练,对于高敏感型口腔功能障碍者以及残存口腔原始反射者,还要先进行口腔功能训练,使口腔器官脱敏、抑制原始反射。

(四)构音器官及其功能训练

1. **放松训练** 痉挛型构音障碍患儿往往存在咽喉肌紧张性损害,同时表现肢体张力增高的体征。当随意肌群完全放松,躯体非随意肌群就可松弛。上述抑制异常姿势反射训练可使患儿痉挛的肌肉得到一定程度的放松,对于年龄较大且能配合的患儿还可采用全身或局部肌肉松弛训练,使发音肌群的紧张性降低。

放松训练主要是要求患儿将注意力集中在需要放松的部位,先使该部位的肌肉收缩、紧张,保持3秒后放松,重复数次,鼓励患儿通过紧张与放松的对比,体验松弛感。训练时要求室内安静,无外界干扰。治疗师的言语要缓慢,语调平稳,声调要低,保持平静、松弛的气氛。训练最好取坐位进行,患儿情况较差也可卧位,精力集中,闭目。可以从头部开始逐步向下放松至足部,也可按足、腿、臀——→腹、胸、背——→手与上肢——→肩、颈、头的顺序,也可根据患儿的情况,把更多的时间用在某一部位的活动上。第一次运动时间一般为15~20分钟,当病人对运动熟悉后,可缩短时间。如果患儿学会了某些放松的基本技巧后,还应在家中继续实践。

2. 呼吸训练　呼吸是构音的动力,呼吸气流的量和呼吸气流的控制是正确发声的基础,而且注意呼吸控制还可降低咽喉部的肌紧张,把紧张性转移到腹肌和膈肌,因此建立规则、可控制的呼吸是进行许多其他治疗活动的基础。

(1) 深呼吸训练:将患儿口鼻同时堵住,屏住呼吸,在一定时间后迅速放开,从而促进深呼吸。

(2) 腹式呼吸训练:嘱患儿平稳地由鼻吸气,然后缓慢地由嘴呼出。吸气时上腹部向外隆起,呼气时上腹部下陷。每次呼吸之间要有停顿,防止过度换气。对一些欠配合或病情稍重的患儿,可让他对着镜子深吸气,然后哈气。

(3) 呼气时间及力量训练:嘱患儿深吸一口气后缓慢地将气体呼出,呼气时尽可能延长呼气时间。可以让患儿练习吹口琴、吹哨子、吹纸片、吹熄蜡烛,用吸管在水中吹气,形成泡泡或吹肥皂泡等,然后逐渐增加嘴与蜡烛的距离或换用口径较细的吸管。这些训练一方面可以引导气流,另一方面可以训练患儿延长呼气时间并增加呼气的力量。也可以在呼气的时候数数或尽可能长地发"s"、"f"等摩擦音将呼气与发音结合起来训练。对于不能配合的患儿可在呼气时用手压迫其腹部以增加呼气的力量。

(4) 控制气流训练:呼气发摩擦音时做强弱变化或一长一短、一长两短等节奏变化,并在一口气内尽量作多次强度或节奏的改变,直到患儿能感受膈部的运动和压力,这表明其能够对进出气流进行控制。

(5) 口鼻呼吸分离训练:在水杯中放一根吸管,让患儿含着吸管吸水,进行口鼻呼吸分离训练。

训练时应注意,对能坐者,要调整坐姿,躯干直立,双肩水平,头正中位;对年龄小、肌张力低下不能坐稳者,可在椅子中固定躯干和体位;肌张力过高的患儿,应先对其异常姿势予以抑制;呼气短弱者,可取卧位。每次呼吸训练的时间或项目应根据患儿的具体情况而定,有的患儿5分钟呼吸训练即可,而有的患儿可行15~20分钟。

3. 发音器官的运动训练　分析病人的评价结果,可发现发音器官的运动力量、范围、运动的准确性是否正常。首先集中训练运动力量、范围和运动的准确性,随后再进行速度、重复和交替运动练习,这些运动对产生准确的、清晰的发音是非常重要的。

(1) 下颌和口唇的运动训练:脑瘫患儿下颌运动障碍,口唇难以正常地开闭,因而无法构音。对于智力较好的患儿可以用语言指示,让其做张口、闭口、龇牙、咧嘴、圆唇、鼓腮、微笑等动作,每个动作重复5次,反复进行训练,直至熟练为止。此外,如用吸管回吸、奶嘴吸吮,在口中放入食物,吹气泡、吹羽毛、吹泡泡糖等,都可较好地增加唇闭合的力量。对于张口、口唇不能闭合的儿童,可以采取以下几种方法促其闭合:①压舌板刺激法:用压舌板伸入患儿口腔内稍加压力后拉出,为了防止压舌板拉出,患儿可反射性地出现闭唇动作;②冰块刺激法:用冰块在口唇或其周围进行摩擦,刺激促进口唇闭合;③毛刷法:用软毛刷在口唇或其周围进行快速扫刷(5次/秒),促进口唇闭合;④拍打法:用手轻轻拍打下颌及下颌关节附近的皮肤,诱发下颌反射,促进下颌上抬,口唇闭合;⑤治疗师用一手放在患儿颌下,另

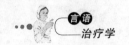

一手放在其头部,帮助患儿做下颌上举和下拉的运动,逐步使双唇闭合。

(2)舌的运动训练:舌的运动包括向外伸出、回缩、上抬、下降,左右侧向运动,舔上腭,向上向后卷起,沿上下牙龈做环形"清扫"动作。开始时每个动作重复5次,以后逐渐增加运动的次数和速度,熟练后还可用压舌板进行适当的抵抗,以增加舌的力量。对不能配合完成上述动作的患儿,可用食物放在其口唇前方,使患儿出现伸舌舐物的动作,或将蜂蜜涂在口周,鼓励患儿做出伸舌舔蜜糖的动作。

(3)软腭抬高训练:构音障碍常见的共鸣异常多有鼻音过重,这是由于软腭运动无力或软腭的运动不协调,以及运动速度和范围减退。用力叹气可促进软腭抬高。重复发"a"音,或重复发爆破音与开元音"pa、da"、摩擦音与闭元音"si、shu"和鼻音与元音"ma、ni",可促进软腭上抬,注意每次发音之后要休息3~5秒。此外,用细毛刷等物直接刺激软腭,或用冰块快速擦软腭数秒后休息,可增加肌张力。在刺激后立即发元音,同时想象软腭抬高,然后交替发鼻音与唇音,作为对照。发元音时,将镜子、手指或纸巾放在鼻孔下,观察是否有漏气。

(4)交替运动:发音器官的运动速度对发音的准确性和言语的可理解度起重要作用。交替运动主要是唇舌的运动,是早期发音训练的主要部分。在刚开始进行交替运动时,可不发音,只做发音动作,以后再练习发音。颌的交替运动为张闭嘴动作。唇的交替运动为唇的前噘回缩。舌的交替运动包括舌伸出缩回、舌尖于口腔内抬高降低和舌由一侧嘴角向另一侧移动。鼓励患儿尽快重复这些动作,随后交替发下列音:①u—i;②da—ta;③ga—ka;④ba—pa;⑤ka—la;⑥te—ke;⑦le—te;⑧p—t—k;⑨b—d—g。

4. 构音训练 脑瘫儿童构音障碍个体差异很大,制订训练计划要考虑全面,既要有近期训练目标,又要有远期训练目标,其原则为:①在做唇、舌、下颌运动的基础上,先做无声发音,后做轻声发音。②先发元音,后发辅音。③先发双唇音,后与元音结合。④上述内容熟练后,采取元音+辅音+元音的形式进行训练。⑤最后训练单词和句子。训练要按照语言发育的规律,与视觉、触觉、听觉等功能配合,多利用患儿已发出的音。训练时让患儿注意观察治疗师发音的口型,反复模仿。具体训练方法可参照本书第三章第三节构音训练。

5. 克服鼻音化训练 鼻音化由软腭运动减弱、腭咽不能适当闭合所致。可通过训练引导气流通过口腔而改进,其方法有:①吹蜡烛、喇叭、哨子;②大龄儿童可采用"推撑"疗法,两手放桌面上向下推,或两手放桌面下向上推,同时发"啊"音,促进腭肌收缩和上抬;③发舌根音"卡"可加强软腭肌力促进腭咽闭合。

6. 音量、音调与韵律训练 构音障碍的脑瘫患儿,发音的音量小、音调低,没有重音及抑扬顿挫的变化。要提高患儿的音量,首先是通过呼吸训练达到足够的气流量,然后在复述练习中,鼓励应用最大音量,治疗师逐步拉长与患儿的距离,直到治疗室可容下最长距离。鼓励患儿让声音充满房间。提醒病人尽可能地放松,深呼吸。对音量的控制训练,可在数数或发音时改变音量,由小至大,由大至小,或一大一小交替。此外还可利用乐器让患儿随音的变化或利用特殊的语音训练软件训练音调和音量。年龄小的儿童可采用带音量控制开关的声控玩具进行训练。韵律训练可使用节拍器,让患儿随节奏发音纠正节律。

(五)交流辅助系统应用训练

交流辅助系统适用于通过各种手段治疗仍不能讲话,或虽能讲话但清晰度低的患儿,包括图片、文字交流板,交流仪器等。最简单的有图片和词板,通过板上的内容表达各种意愿。

设计交流板和词板应注意要使其内容适合患儿水平,充分利用残余机能。然后还要训练患儿如何使用交流板,并随患儿交流水平的提高,及时调整和增加交流板上的内容,比如当患儿可以阅读文字时,便可以由图片过渡到单词板并增加适当的语言结构。

三、语言发育迟缓的训练

脑瘫儿童语言发育迟缓的训练必须以其语言发育的阶段为基础,制订具体的训练计划。训练中应遵循在同阶段横向发展,并进一步向上一水平纵向扩展的原则。如对事物名称可以理解的儿童,先在单词水平内扩大词汇量,然后向动词、形容词扩展(横向扩展),再进一步将单词与单词组合,学习运用词句(纵向提高)。如患儿已学会"苹果"一词,可横向扩展再学习动词"洗",然后再把两者结合起来学说"洗苹果",从而纵向提高到两词句水平。此外,语言发育迟缓型脑瘫患儿的语言训练还需要家长的密切配合,把训练的内容尽量在生活中应用并加以巩固,以促进交往行为的发展。其具体训练内容可参见本书第五章第三节"儿童语言发育迟缓训练"。

四、日常交流能力的训练

脑瘫儿童的自我表达意识常因养育者的介入造成二次性障碍,需尽早预防及改善。为了更好地改善患儿的交流能力,提高脑瘫患儿的日常生活水平,除了上述语言功能训练外,也应对其日常交流能力进行训练。训练时需注意以下几点。

(1) 从新生儿期开始,就必须尽最大可能利用和开发随意运动,这对提高脑瘫儿童的主动性、促进其语言发育方面具有重要意义。

(2) 日常交流能力的训练不需要特殊的材料,主要根据儿童的发育水平选用合适的训练项目进行训练。训练的场所也不仅仅限于训练室,应在家庭、社会中随时随地进行,尽可能给予患儿对身边物品及事物状态辨别、判断的机会,帮助他们参与家庭和社会的活动,鼓励他们和正常儿童一起玩耍,像正常儿童一样活动,增进其社会交往能力。

(3) 不要把表达的手段只限定在语言上,要充分利用手势语、表情等可利用的随意运动及各种交流辅助手段,这不仅能促进患儿的语言发育,也是提高患儿日常生活交流能力的重要手段。

五、语言训练的注意事项

由于语言障碍的脑瘫儿童绝大多数存在中枢性运动异常或姿势异常,同时还可能伴有智力障碍、听觉障碍等多种障碍。在对脑瘫患儿进行语言训练时应注意以下几点。

(1) 语言训练尤其是构音障碍训练要在采取抑制异常姿势反射措施后进行,如出现肌张力增高,即终止训练,采取抑制异常姿势反射措施或放松训练降低肌张力后再继续进行。

(2) 大部分语言障碍的脑瘫儿童都伴有智力低下,对理解、反应能力差的患儿,应采取刺激—反应—处理的方法。如患儿对刺激产生正确反应,即予以肯定并给予适当奖励;产生不良反应时应及时纠正并用正面语言予以启发;如无反应,则需给予提示,并反复强化,直至最终理解。

(3) 对注意力不集中、多动的患儿,应采取行为治疗,将患儿限制在某一环境中,或要求其安静,如不听从,就剥夺其一部分享乐的权利。最重要的是治疗师应尽量应用手势或肢体语言使患儿逐步获得自控能力。

（王　红　龚金生）

思考题

一、名词解释

1. 脑瘫
2. 咬合反射

二、填空题

1. 很多原因都可以构成脑性瘫痪的高危因素，根据从怀孕到出生的过程可将其分为妊娠期因素、分娩时因素及出生后因素，其中_____、_____、_____为脑性瘫痪的三大主要致病因素。
2. 通常情况下，正常儿童出生5个月能发出单个音节，_____个月可发出"爸爸妈妈"的复音，12个月可叫出物品的名称，_____岁会说2～3个字组成的句子，3岁会说歌谣。
3. 脑瘫患儿构音器官形态与功能评定包括_____、_____、_____、_____。
4. 脑瘫患儿的中枢性运动障碍及姿势异常表现在_____、_____、_____、_____四个方面。

三、单项选择题

1. 以下哪一种类型的脑瘫病变主要累及椎体系，临床主要表现以双下肢为主的痉挛性截瘫或四肢瘫痪。患儿行走、站立困难，走路足尖着地呈剪刀步态。肌张力明显增高，有折刀样痉挛，腱反射亢进，病理反射阳性。常伴有语言及智能障碍（　　）
   A．痉挛型脑性瘫痪　　　　　　　　B．肌张力不全型脑性瘫痪
   C．手足徐动型脑性瘫痪　　　　　　D．共济失调型脑性瘫痪
   E．混合型

2. 以下哪一种类型的脑瘫多由核黄疸、新生儿窒息引起基底核损害而发病，表现为面、舌、唇及躯干肢体不自主的舞蹈样或徐动样动作，主动用力或紧张时症状加重，运动意愿与运动结果不一致。病理反射一般为阴性，侧弯反射经常为阳性，常常伴构音障碍（　　）
   A．痉挛型脑性瘫痪　　　　　　　　B．肌张力不全型脑性瘫痪
   C．手足徐动型脑性瘫痪　　　　　　D．共济失调型脑性瘫痪
   E．混合型

3. 脑瘫儿童的构音障碍不包括（　　）
   A．痉挛型构音障碍　　　　　　　　B．运动失调型构音障碍
   C．运动障碍型构音障碍　　　　　　D．功能性构音障碍
   E．混合型构音障碍

4. 以下不属于脑瘫儿童构音障碍的训练是（　　）
   A．呼吸训练　　　　　　　　　　　B．松弛训练
   C．转换练习训练　　　　　　　　　D．言语替代交流训练
   E．口面与发音器官运动训练

5. 以下类型的构音障碍中最易出现重音、语调和停顿不当与不协调等语言节奏异常而需进行针

对性语言节奏训练的是（　　）

A．痉挛型构音障碍　　　　　　　B．迟缓型构音障碍

C．运动过多型构音障碍　　　　　D．共济失调型构音障碍

E．混合型构音障碍

6．刺激时呕吐反射是检查下列哪一种发音器官的运动功能（　　）

A．下颌　　　　　　　　　　　　B．口唇

C．舌　　　　　　　　　　　　　D．软腭

E．硬腭

7．通常情况下新生儿开始出现咀嚼运动的时间为（　　）

A．3~4个月　　　　　　　　　　B．6~8个月

C．12~14个月　　　　　　　　　D．16~18个月

E．20~24个月

8．以下哪一项为脑瘫儿童口腔反射检查（　　）

A．吸吮反射　　　　　　　　　　B．咬合反射

C．呕吐反射　　　　　　　　　　D．觅食反射

E．以上全部

9．克服鼻音化训练不包括以下哪一项措施（　　）

A．鼻吸气-口呼气　　　　　　　B．吹气

C．发声　　　　　　　　　　　　D．软腭抬高

E．舌伸缩

10．以下哪一项为舌的抗阻训练（　　）

A．先做舌外伸训练，然后做舌伸缩交替训练

B．在舌外伸的基础上，进行舌尖向上、向下的反复交替运动

C．在舌外伸的基础上，进行舌尖向左、向右的反复交替运动

D．以舌尖顺时针（或逆时针）环行舔吮口唇周围

E．用压舌板抵抗舌根部，练习舌根抬高

11．呼吸训练在构音障碍治疗中的作用不包括（　　）

A．控制呼吸气流　　　　　　　　B．改善鼻咽腔闭锁功能

C．降低咽喉部的肌紧张　　　　　D．把紧张性转移到腹肌和膈肌

E．有利于发声

四、简答题

1．试述脑瘫儿童语言障碍的原因及常见类型。

2．脑瘫儿童构音障碍的康复训练包括哪些内容？

3．试述脑瘫儿童进食训练的内容及意义。

4．试述脑瘫儿童语言训练的注意事项。

第七章
口　吃

学习目标

1. 掌握口吃的定义、治疗方法。
2. 熟悉口吃的病因、症状以及评定方法。
3. 了解口吃的发展阶段。

第一节　概　　述

一、口吃的定义

口吃俗称"结巴"，口吃是指说话时以言语中断、重复、不流畅为主要症状的语言障碍，表现在说话发音延长或停顿，不自觉地阻断或语塞，间歇地重复一个字或一个词，失去正常的说话节律。

口吃是一种常见的言语流畅性障碍，具有以下特点：①经常出现语音或音节的重复或延长，语句的中断，影响说话的流畅性；②出现紧张性生理反应以及情绪困扰；③有刻意掩饰言语障碍的行为；④人际交往的心理障碍。

统计表明，任何种族、文化、语言都有口吃发生。全世界约1%的人患有口吃，一般认为男性的口吃发生率高于女性，口吃开始的年龄大多在2~5岁，到5岁时达到最高峰。口吃会严重影响病人的学习、工作和生活，它给病人带来巨大的心理压力、精神负担和痛苦创伤。

二、口吃的病因

对口吃的研究已有很长的历史，但关于口吃的原因至今尚无公认的结论，国内外对于病因的研究已有很大进展。口吃发生的原因有多种，主要有以下几种。

（一）大脑皮质优势学说

一侧大脑半球在言语和运动活动方面比另一侧占优势，人们常常将控制说话能力的大脑半球称为优势半球，习惯使用右手的人优势半球在左半球，习惯使用左手的人优势半球在右半球。如果让人从惯用的一只手改到用另一只手，使发送到言语肌肉的神经冲动的传递受到干扰出现功能混乱，导致口吃的发生。

（二）遗传因素

这种观点认为口吃与遗传有关，统计资料表明，口吃病人家族中口吃的发生率高达65%；同卵双生子口吃发生率高于异卵双生子；很多研究认为在口吃发生中遗传起主要作用。

（三）模仿和暗示

口吃是儿童在语言习得过程中形成一种不良的反应行为。儿童时期是模仿性最强和易接受暗示的时期，儿童不仅喜欢模仿成年人的动作，也喜欢模仿同伴、同学的动作。口吃的感染性很强，儿童们又具有强烈的好奇心，他们与口吃者经常接触，觉得口吃的人说话好玩而模仿，久而久之就容易养成口吃的习惯。

（四）心理因素

一些研究说明，口吃的发生与个体心理因素存在着密切的关系。大量事实表明，口吃是儿童受到强烈惊吓、重大生活事件打击、过度紧张、环境突然改变等引起恐惧、焦虑情绪的结果。另外，成人对儿童说话重复或停顿不耐烦、随意打断、过多矫正甚至训斥，使儿童对自己的说话能力过多关注或反应强烈，一说话就紧张。形成了紧张-口吃-紧张-加重口吃的恶性循环。

（五）疾病因素

如儿童脑部感染、头部受伤以及百日咳、麻疹、猩红热等传染病也易引起口吃。

也有研究认为，口吃与中枢神经系统异常有关，例如 Pool 等报道口吃病人大脑血流的异常，左颞上、左颞中和前扣带区血流不对称等。研究口吃的原因涉及言语科学、神经病学、言语语言疾病学、神经生理学、心理学等多学科研究成果。总之，口吃的发生有多方面的原因，不同的人发生口吃的原因也不完全相同。

三、口吃的症状分类

进行口吃症状分类，首先必须分析从开始口吃到目前发展的全部经过。要注意环境因素对口吃发展的影响。必须详细了解病人的居住环境、语言环境、家庭环境家族史及其变迁等，以及这些情况对病人的影响。随着口吃的进展，还会出现心理方面的问题（因病例也有心理问题导致口吃者），所以也要了解病人本人觉察到口吃时，对本人口吃情况如何考虑的，病人的自我评价如何。

口吃表现从发展的角度考虑，如图7-1所示，将口吃的瞬间状态称之为口吃症状。图中的一贯性、适应性是指在朗读或谈话时说一句话的过程中的表现。另外，口吃与非口吃有时会交替出现，在此用"波动性"来表示。

口吃症状是指说话困难，或预感到说话困难时所引起的一系列反应。从言语方面、运动方面、情绪方面考虑，由分别以"言语症状"、"伴随症状"、"情绪反应"、"努力性"等亚项来进行具体分析。这些症状根据具体病例不同，表现的程度以及症状出现的先后也不同，为了便于症状分类，所以在检查和评价时要予以全面分析为好。

1. **言语症状** 如前所述，口吃主要为言语方面异常，根据口吃症状及口吃在几个方面的临床表现，日本森山晴之等将其总结分析归纳为几个症候群（表7-1）。

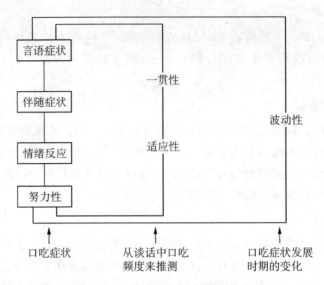

图 7-1 口吃症状与发展过程的分析

表 7-1 口吃的言语症状

群	略语	症 状 表 现
A群	SR	音、音节的重复 sound and syllable repetition
	PR	词的部分重复 part-word repetition
	CPr	辅音部延长 consonant prolongation
	VPr	元音部延长 vowel prolongation
	St	重音或爆发式发音(在不自然的位置中出现) stress, burst
	Ds	歪曲或紧张(努力发声结果出现歪曲音,或由于器官的过度紧张而出现的紧张性发音) disortion-tense
	Br	间断(在词中或句中出现) break
	Bl	中断(构音运动停止) block
B群	Prep	准备(在说话前构音器官的准备性运动) preparation
	AR	异常呼吸(在说话前的急速呼吸) abnormal respiration

续 表

群	略语	症 状 表 现
C群	WR	词句的重复(词句以上连贯的重复,并非强调及感情的表现) word and phrase repetition
	Er	说错话(言语的失误,也包括朗读错误) error
	Rv	自我修正(包括语法、句子成分等的修正、反复) revision
	Ij	插入(在整个句子中插入意义上不需要的语音、词、短句等) interjection
	Ic	中止(在词、词组或句子未完时停止) incomplete
	Pa	间隔(词句中不自然的间隔) pause
D群	Rt	速度变化(说话速度突然变化) change of rate
	Voi	声音大小、高低、音质的变化(由于紧张在说话途中突然变化) change of loudness, pitch and quality
	RA	用残留的呼气说话(用残留的呼气继续发音) speaking on residual air
	Oth	其他(A~D均不属于的) other

2. **伴随症状** 口吃病人为了克服言语困难而产生的身体紧张、附加运动等(表7-2)。

表7-2 口吃病人的伴随症状

伴 随 症 状	正常说话所不需要的运动
构音、呼吸系统伴随紧张、运动	喘气、伸舌、弹舌、嘴歪、张嘴、下颌开、合
颜面所出现的表现	眨眼、闭眼、睁大眼睛、抽噎、张着鼻孔、颜面鼓起来
头、颈运动	脖子向前、后、侧面等乱动
躯干运动	前屈、后仰、坐不稳、四肢僵硬
四肢运动	手舞足蹈、用手拍脸或身体、用脚踢地、握拳、四肢僵硬

3. **努力性** 口吃病人为了避免口吃或极力想从口吃状态中解脱出来所表现的解除反应,"助跑"样表现,延长,回避等(表7-3)。

表7-3 努力性表现

RM	解除反应 release mechanisms	努力从口吃中解脱出来	出现口吃时想方设法	用力,加紧拍子,说话暂停,再试试
Sta	"助跑"现象 starter	为了不口吃、想办法"助跑"	想办法的目的性很明确	伴随运动、插入、速度、韵律方面出现问题时有目的地使用,重复开始的语句
PD	延长 postponement	想办法将发的困难音延长	最终目的是将目的音发出来	前面有婉转表现,或貌似思考;突出间隔
AV	回避 avoidance	尽量避开该发的音	尽量不发目的音	放弃说话,或用别的词代替,或用"不知道"回答,使用言语以外的方法如手势语等

4. 情绪性反应 口吃病人的情绪性反应,不但表现在口吃时,也表现在说话前预感到口吃时,或口吃发生之后等(表7-4)。

表7-4 口吃病人情绪方面的表现

表现的侧面	具 体 表 现
表情	脸红、表情紧张、表情为难
视线	将视线移开、视线不定、偷看对方、睁大眼睛(吃惊的样子)、死死地盯住对方(吃惊的样子)
态度	故作镇静、虚张声势、采取攻击的态度、作怪相、很害羞的样子、心神不定
行为	像害羞似的笑、焦躁、手脚乱动、屏息不出声、假咳嗽、从这个地方逃走(有此意图)、癫痫发作、事先避开这种场合或对方
说话方式	开始很急、说话量急速变化、声音变小、说话单调、将要说的又咽回去

5. 一贯性、适应性 一贯性效果是Johnson等命名的,是指在同一篇文章反复朗读时,在同一位置、同一章节中出现口吃的情况,这种情况在谈话中也经常可见到,通常重度口吃病人一贯性较高。

适应效果也是由Johnson等首先发表的,是指在同一篇文章反复朗读时每重复一次口吃频率就降低一次,口吃越严重适应性就越低。

6. 波动性 口吃初期、流畅期与非流畅期经常交替出现,在此称为"波动性",但随着年龄的增长及口吃的进展,其流畅期会越来越短。

四、口吃的症状表现

(一)言语症状

1. 连发性 口吃病人讲话时,在某一个字上要重复3次以上才能继续说下来,如"北、北、北、北京天安门"或"北京天、天、天、天安门",但是语句本身不中断。病人越严重,连发的音越多,在儿童病人中较多见。

2. 中阻性 正在流利的说话,但中途遇到自己平时最难发、惧怕的字词时心中紧张、呼

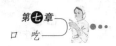

吸紧张,说话突然受阻无法顺利进行。如"你在哪所大学读书,是学、学、学、学……?"

3. 难发性　病人说话时,第一个字就说不出来的现象,越着急越说不出来,有时经过一番努力才说出来,例如:"……请问先生……新华书店……怎么走?"说话时常会发生摇头跺脚、手足乱动等动作。这种病人自己感到说话困难,又怕别人笑话,平时就不愿意多说话,直到非讲不可时才讲。

4. 无义重音　在说话时掺入一个与语句无关的音,如:"你在呀……呀……等着我,"很容易造成理解上的困难,以儿童多见。

（二）伴随运动

伴随运动不是病人本身的意思而表现出来的动作,而是借此摆脱言语困难。最常见的伴随动作有摇头、跺脚、用手拍腿、挤眼、瞪眼、歪嘴、张嘴吐舌、身体摆动等,例如病人在发音时遇到困难时,无意摇头或跺脚等,把发不出来的音激发出来,认为摇头或跺脚可以帮助顺利说话。以后遇到发不出音时,就会有意识的摇头跺脚等动作来帮助自己说话。当伴随运动变成习惯后,以后每次遇到口吃就要做动作,刚开始可能有些帮助,以后作用不明显,而成为习惯了。例如在说话前先咳嗽几声,或伸舌头、拍腿等。

（三）呼吸

口吃病人最显著的症状是:异常呼吸,在口吃的同时,病人的呼吸变得急促而断断续续的,在说话前,呼吸开始紊乱,说话后,仍要紊乱一会,表现为胸闷、气短、呼吸急促等。

（四）痉挛

发生口吃时,发音器官出现抽搐性运动以及各组肌肉的痉挛,致使呼吸及发音器官的正常运动受到破坏,出现言语障碍。病人出现口吃时,面部出现痉挛、咽喉部好像突然堵塞、舌、唇僵硬,不能自由活动、手脚或全身颤抖等。

（五）心理障碍

口吃病人在言语流畅性发生障碍时,通常同时还出现某种心理障碍,例如恐惧感、挫折感、内疚感等。

口吃者由于在早期言语表达时受到严重挫折,受到别人的嘲笑、讽刺,常使病人深感羞愧和苦闷,终日焦虑,同时病人还会加强心理防卫机制,常采取消极逃避对策,日久逐渐产生退缩、羞怯、自卑、胆怯等性格特征。

久而久之,病人每次说话前便产生顾虑,越是顾虑越口吃,越口吃也就越加深病人说话害怕的心理。由于这种恶性循环的结果,导致病人的症状越来越严重。

五、口吃的发展

Bloodstein认为口吃的发展可分为四期,各期之间可有重叠,个体之间也会出现差异。

1. 第1期　口吃是偶尔发生的,常发生于儿童紧张、要说很多话的时候,或是感觉到压力的时候,此时的口吃主要表现为句子开始时的某些单词或音节重复。这一时期,儿童并不逃避说话,很少表现出对言语不流利的焦虑或其他消极情绪反应。

2. 第 2 期　口吃变成较慢性的,儿童也认为自己口吃,口吃在言语的大部分时间内发生,在兴奋或快速言语的情况下加重。儿童很少对说话困难表现出焦虑等情绪反应,这一时期的口吃者常常是小学学生。

3. 第 3 期　口吃随着具体情况而发生变化。口吃者有一些特别的语音和单词比其他的发音更困难,他会避免说这些词和选择其他单词替代,开始逃避一些说话场合,儿童开始担心口吃的产生,并用愤怒反应来表示他的言语困难。

4. 第 4 期　口吃者对口吃有恐惧心理。害怕说某些语音、单词和处在某种说话情境,经常有单词替代的现象,避开说话的场合,对口吃感到害怕、难堪、无助。这一时期通常发生于青年后期或成年期。

第二节　口吃的评定

口吃病人的症状表现多种多样。要保证口吃治疗效果,必须针对每个口吃病人的具体情况。因此,对每个口吃者的口吃作出准确的检测和评价是非常重要的。对口吃病人评定时,口吃的实际表现具有较大的偶然性,每个口吃病人的口吃表现都是随时变化的,有时较轻,有时较重,有时还可能完全不发生,看上去与一般人完全相同。所以,要对口吃者的口吃作出准确的评定,必须经过较长时间的临床观察。但通常采用的方式只能是在较短的时间内完成评定检查。

一、初发性口吃的检查与评定

口吃评定常用检查方法 A,它是根据森山晴之等的检查方法改编的,该检查方法主要从以下几个方面考虑制订:①口吃时语言环境不同的反差情况。②口吃时对语言不同的反差情况。③口吃时语言学的组合要素等,另外,在制订检查项目时要将影响口吃的诸因素及口吃在临床的各种表现予以全面考虑,检查结果分析根据前面介绍的表 7-1～7-4 及图 7-1 的总结情况而填写。

1. 学龄前儿童口吃检查　儿童的口吃检查,根据检查目的设定如下几项:①自由会话以了解在日常生活中的说话状态。②图片单词命名(选 30 单词)。在命名当中了解出现口吃的情况以及根据语音的种类来推测口吃的特点。③句子描述(选 8 张情景图片)。以了解在不同句子长度及不同句型当中口吃情况。④复句描述(选 2 张情景图片)。以了解描述时口吃情况。⑤复述或相伴复述(与治疗师一起复述)。以了解口吃是否有被刺激性及口吃在相伴复述的情况下改善的情况。⑥回答问题。了解口吃病人是否有回避现象及说话困难程度。⑦母子间谈话。以了解母子间的交流状态。进行此项检查,需要设定母子游戏场合,让病人越放松越好。

2. 学龄期与成人口吃检查　学龄期与成人期的口吃检查略有不同,检查项目相同但检查内容的难易度不同:①单词命名(30 个词汇)。②句子描述。③复句描述。上述①～③的检查目的与儿童口吃检查相同。④单词朗读(用单词词卡)。⑤朗读句子。⑥朗读短文。⑦回答问题。⑧自由会话。⑨复述及相伴复述,相伴复述指与他人(治疗师)一起复述。⑩对口吃的预感性(表 7-5)。

表7-5 口吃检查、评价与结果记录表

检查日期：　　　　年　月　日
检查时间：
检查者姓名：

1. 基本情况：
    姓名：　　　　　　　　　　性别：
    出生年月日：　　　　　　　年龄：
    职业或学校：
    幼儿园或托儿所：
    住址：
    家庭成员：
    近亲中是否有类似疾患：
2. 主诉：

3. 口吃以外的障碍：
    (1)　　　　　　　　　　发病年龄：
    (2)　　　　　　　　　　发病年龄：
    (3)　　　　　　　　　　发病年龄：
    (4)　　　　　　　　　　发病年龄：
4. 生长史、口吃史、现病史：
    (1) 生长史(包括发育方面、环境方面、既往史)：

    (2) 口吃史的总结：

    (3) 现在口吃状态以及对口吃的态度：
    (4) 其他专科检查结果：
    (5) 检查及观察小结：
    1) 交流态度：
    2) 语言行为：
    3) 非语言行为(游戏、非语言行为中智力发育情况，日常生活行为等)：
    4) 运动发育(身体发育、粗大运动、精细运动发育等)：
    5) 发音说话器官的形态及功能(发声、持续呼气、舌运动等)：
    6) 口吃症状的评价及小结：
    7) 口吃特征：
        a. 言语症状：
        b. 伴随症状：
        c. 努力性：
        d. 情绪性反应：
    8) 引起口吃的场面：
    9) 是否有可变性：
        a. 一贯性：
        b. 适应性：
    10) 预感口吃发生的自我判断：
    11) 促进口吃的原因：
        a. 本人方面的条件：
        b. 环境方面的条件：

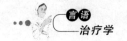

二、顽固性口吃的检查与评定

顽固性口吃与刚刚开始发生的口吃具有不同的特点,检查方法也不完全相同。

对顽固性口吃进行检查时,检查师要注意3个方面:①要描述言语流畅性方面的问题;②要评价消极情绪状况和程度;③检查口吃者的态度和心理调整。具体检查法可参照表7-6。

表7-6 口吃程度诊断表

	讲话时间(秒)	口吃次数	口吃形式
A			
B			
C			
D			
E			
F			
G			
H			
I			
J			
合计			

顽固性口吃的检查内容。

A. 按要求说一段简单的话:从1数到20;从星期一数到星期日;背一首短诗或说一首歌谣等。

B. 复述:跟着测验人员说字、词、词组或句子。例如鱼 虫 沙发 电脑 电视机 手提袋 天涯海角 画蛇添足 我们的家乡 美丽的鲜花 他在河里游泳 小孩在做游戏 妈妈细心照顾他等等。

C. 朗读:依人的文化层次选择约需1分钟的文章片段。

D. 看图说话:选用10张看图识字卡片,每次说一两个字。

E. 自言自语(测验人员及其他人员要离开现场):自行选择话题。

F. 讲一段故事情节:可讲述最近看过的某一个电视节目、电影、或自己的亲身经历。

G. 问答:例如"你叫什么名字?你是哪里人?你从事什么职业?你有什么爱好?"等等。

H. 交谈:测验人员与口吃者交谈,话题自选,时间约2分钟。

I. 打电话(儿童可不做此项):假装给朋友或亲戚打电话,谈一件事情。

以上项目检查在治疗室进行。

J. 观察口吃者在其他场合的言语情况,包括问路、交谈等。此项目不在治疗室内进行。

口吃的评价总结:

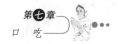

$$\text{每分钟口吃次数} = \frac{\text{口吃总次数}}{\text{总时间(min)}}$$

测验时的口吃印象程度：1　2　3　4　5　6　7

本检查的注意事项：

(1) 诊断时要录音(J项除外)。计时只计口吃者的谈话和朗读的部分。

(2) 儿童感到有困难的项目可以略去不做。

(3) 口吃次数：计算重复拖长、阻塞等障碍的出现次数。

(4) 可选择朗读和对话两部分作为筛查。

(5) 测验时的口吃印象程度指的是口吃者本人或家长对测验时的口吃情况与近几个月口吃情况的比较。如果近几个月内最轻的程度计为1，最重的程度计为7，请口吃者本人或家长指出测验时的口吃程度大致相当于哪一级。由此可推测口吃者平时的口吃程度。

治疗结束时，对口吃病人用此表再作测验，与治疗初期时的检查结果做比较，以判定治疗最终的效果。

评定完成之后，需要完成病人的口吃评定报告，在报告中要详细描述病人的口吃行为，判断口吃问题的严重程度，并对口吃的可能病因及家庭环境的情况进行判断，为制订详细而周密的治疗计划提供有力的依据。

第三节　口吃的治疗

口吃的治疗已经有悠久的历史，早在古希腊时期就有关于口吃治疗的文献记载，目前，世界上有很多国家都有职业口吃治疗与研究人员，包括口吃在内的言语病理学已经成为一门新兴的学科。在我国，口吃治疗也有多年的历史，从事口吃治疗与研究的人员也越来越多，积累了较为丰富的治疗经验。

口吃是一种非常复杂的言语障碍，口吃的治疗方法有很多种，有的方法对一些口吃病人有效，对另外一些口吃病人则效果不明显。口吃治疗必须兼顾言语流畅性与心理等其他方面的障碍，由于每个口吃病人的口吃言语症状以及年龄、文化、性格等方面的差异，进行口吃治疗时必须充分考虑每个口吃病人的具体表现，有针对性地进行治疗。

一、口吃治愈的标准

根据Silverman标准，口吃治愈应达到以下条件。

(1) 病人言语不流利的数量在正常范围内。

(2) 病人的流利程度在正常范围内持续至少5年。

(3) 病人不再认为他/她有流利性障碍或再次发生此类问题。

对于口吃的治疗，根据口吃病人的不同发展程度而有所不同。将分别从初发性口吃和顽固性口吃两个方面加以说明。

二、初发性口吃的治疗

初发性口吃病人是那些还未形成恐惧和其他消极心理情绪的人，基本上都是儿童。这些口吃儿童大多数能流畅地说话,只是重复某些音节或延长某些音,而且很少注意自己的口吃症状。他们中间大多数口吃儿童可以在别人的帮助或无需别人帮助就能克服自己的口吃。一般认为,约80%的儿童口吃随着年龄增长而自愈,但是有些儿童如果不进行有针对性、及时的治疗,就会发展成为顽固性口吃。对初发性口吃的治疗有以下一些方法。

(一)改善语言环境

口吃的形成与儿童周围的环境因素有一定的关系,只有消除导致口吃的环境因素才可能减少口吃。首先要向患儿以及周围人介绍口吃的性质与病因,要求父母、老师、同学以及周围人不要过分注意患儿的言语障碍,不要模仿、讥笑,指责患儿的说话;其次,用平静、柔和的语气与患儿讲话,使患儿模仿从容的语气,减少口吃;其三,要耐心听患儿讲话,不要轻易打断讲话,也不要当面议论其口吃。因此,要创造平静和谐的家庭气氛和轻松愉快的语言环境,使儿童免受不良心理刺激而引起精神紧张,以促进口吃的改善。

(二)心理支持疗法

鼓励患儿树立战胜口吃的信心,培养开朗冷静的性格,鼓励患儿积极参加各种人际交往和社会活动,消除或减轻挫折感、焦虑感、内疚感等消极情绪以及改善不融洽的人际关系,从而减轻口吃的心理障碍。

(三)言语行为疗法

1. **系统脱敏法** 先让患儿在安静无人的环境里,从容地练习发音,先练习单词,依次练习短句、长句。可以配合音乐舞蹈、节拍器等有节奏地练习讲话,也可以朗读诗歌或童话故事,逐渐克服口吃,达到流畅说话。然后建议患儿到公共场合,比如公园、商场、火车站等人多的地方,进行言语练习,消除其心理障碍。

2. **阳性强化法** 言语训练时,治疗师或家长可使用阳性强化法。患儿出现口吃时不予理睬,而说话无口吃时,给予适当的表扬或鼓励,逐渐对患儿增加讲话速度和提高流利程度的要求,每当患儿有进步,要及时给予口头或物质奖励,以提高训练的积极主动性。

3. **减慢语速** 训练患儿减慢说话的速度,既可减少口吃的发生,又可使人听得清楚。当孩子不再口吃时,再慢慢提高其说话速度。

(四)呼吸训练法

口吃病人在说话时常常出现呼吸紊乱,呼吸方式不当,或呼吸和发音不协调。可以采用符合发音规律的呼吸疗法,进行呼吸和发音的协调训练,以便于进一步改善口吃。如调整呼吸法,具体方法主要是当病人口吃,无法继续进行流畅地说话时,立刻让病人停止说话,保持安静然后要求进行深呼吸。

(五)建立健康的生活方式

有规律的生活、充足的睡眠,可以消除紧张、焦虑、抑郁等不良的情绪,使儿童的口吃症状减轻。

(六)游戏疗法

游戏可以缓解口吃儿童的紧张、焦虑等情绪,使儿童能轻松流利地说话。治疗师或家长可以指导儿童进行各种适合他们年龄的游戏,让儿童在游戏中扮演各种角色,使他们在游戏中充分释放自己的压力与焦虑,同时也让儿童在游戏中自由的表演与说话,达到训练的

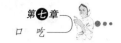

目的。

在治疗实施过程中,治疗师要获得患儿家长的充分理解和支持,与家长共同努力实施治疗方案。在治疗开始时,要向他们介绍治疗方案、具体方法、该如何配合等,还要他们积极参与到改善语言环境、做好家庭训练以及巩固"疗效"等工作。

三、顽固性口吃的治疗

顽固性口吃病人一般是成年人,口吃发展到此阶段就成了一种自我强化的障碍。顽固性口吃的治疗是个复杂的过程,因为病人无论是口吃的言语症状,还是心理特点都是非常复杂,所以选择行之有效的方法进行训练,并且一定要有持之以恒的信心,才能获得较好的治疗效果。具体方法有以下几个方面。

(一)心理治疗

一些对顽固性口吃病人的研究显示,口吃病人不仅有口吃的言语症状,还表现出焦虑、抑郁、强迫、敏感等负面情绪,影响其社会活动和人际交往,给病人带来严重心理压力和精神负担,从而使口吃症状加重,形成口吃的恶性循环。

1. 心理支持治疗 通过心理治疗帮助病人抒发负面情绪,让病人逐渐说出心中的各种焦虑、挫折等情绪,纠正病人不合理的认知观念,让病人明白即使有口吃也不能自暴自弃,减轻心理负担,要对自己有信心,学会用积极的心态来面对人生。

2. 松弛训练 在语言训练时配合松弛训练可以提高言语的流畅性,具体方法是指导病人体验肌肉收缩与松弛的对比效果,经过反复训练,达到全身肌肉松弛,消除病人焦虑、紧张情绪,从而减少口吃。

3. 系统脱敏疗法 在治疗前,划分出引起口吃不同程度的环境等级,让病人逐步接触各种不同的环境及与不同的人进行交谈,逐级消除紧张、恐惧、焦虑、抑郁等负面情绪,使病人养成平静、镇定的心态。另外,还可以鼓励他们参加演讲、朗诵等各种竞赛,让他们在各种场合中锻炼自己,建立战胜口吃的信心。

(二)言语流畅性训练

言语流畅性训练是指调整病人的说话方式,以避免发生口吃,或发生口吃时可以控制口吃使得言语交流能够继续下去。言语流畅性训练是治疗口吃的重要方法,主要有以下几种方法。

1. 发音训练 发音训练时,要求场所安静,病人保持平静、松弛状态,首先进行单词发音训练,逐步进行句子以及朗读训练。经过上述训练,病人说话如果基本比较流利时,可以尝试在各种场合进行交谈,起初选择病人较熟悉的场合,逐步过渡到与生人谈话,最后再到众人面前去讲话。

2. 减慢语速 言语的流畅性与语速有很大的关系,话说得快就易导致口吃,因此,防止口吃发生的有效手段是减慢语速。要使口吃病人能放慢语速,要经过一定的训练,具体方法是让病人做到每个字、每个词、每个词组直至每一句话都要放慢语速,还要学会以不同的语速说话,要有意识地不断改变语速,做到想快就快、想慢就慢,在训练时,也可以用节拍器或手指敲打桌面来控制语速。在以后的学习生活中养成慢说话的习惯。

3. 长句子分段 口吃通常发生于说较长的句子时,并且是句子越长越易口吃,越短越

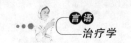

不易口吃。所以,将一个长句子分成几个短语,各短语之间有一定的停顿,就能防止口吃。但在分断句子时不仅要考虑语法结构,还要考虑语言的节律规律,使语句听起来很自然。

在言语流畅性训练中,减慢语速和长句子分断可以同时进行。

4. 韵律训练　选用一些单词让病人将字与字之间用韵律连接起来,使之接近正常的速率、节律和抑扬顿挫。熟练以后可以用同样的方法训练句子,重塑言语的正常韵律。

口吃治疗的形式既可以采用集体治疗,也可以采用一对一的个别治疗,每次训练时间为30分钟至1小时,具体视病人情况进行调整。对于大多数口吃病人期望经过短时间的治疗就根除口吃是不可能的,在治疗中要尽量发挥病人的主动作用,帮助病人掌握对口吃言语症状的控制,减少口吃的发生,达到改善口吃的目的。

总之,由于不同类型的口吃病人的病因、严重程度以及心理障碍的不同,因此,在口吃治疗时需要针对病人的具体情况进行针对性的训练,并能及时调整训练方案。

(冯　芳)

思考题

一、名词解释
口吃

二、填空题
口吃开始的年龄大多在＿＿＿＿岁,全世界约＿＿＿＿的人患有口吃,一般认为男性的口吃发生率＿＿＿＿女性。

三、单项选择题
1. 以下哪一项不属于口吃的原因(　　)
　　A. 遗传因素　　　B. 心理因素　　　C. 脑外伤　　　D. 模仿和暗示
2. 口吃病人讲话时,在某一个字上要重复3次以上才能继续说下来,这种言语症状是(　　)
　　A. 中阻性　　　B. 连发性　　　C. 难发性　　　D. 重复性

四、简答题
1. 口吃治愈的标准有哪些?
2. 对于初发性口吃的病人应如何进行治疗?

五、病例分析
最近,一位母亲来信反映她3岁半的孩子患口吃至今已一年多。表现为一说话便高度紧张,言语断断续续,尤其是在人多的场合更是如此。虽然夫妇俩经常提醒、纠正孩子的说话,有时甚至还吓唬、惩罚孩子,但收效很小。孩子已变得十分沉默、自卑。据这位母亲反映,他们夫妇俩及孩子的直系亲属的言语能力均属正常;孩子的听觉、发音等器官及相关的言语系统经医院检查也无异常。这位母亲十分焦虑、苦恼,但再也不知怎样做才好。请你帮助这位母亲就其孩子患口吃的原因进行准确的分析并提出有效的矫治方法。

第八章 吞咽障碍

 学习目标

1. 掌握吞咽障碍的定义；评估方法；训练内容。
2. 熟悉吞咽障碍的分类；临床表现；诊断与鉴别诊断。
3. 了解吞咽障碍的病因与病理过程。

一、概述

从严格意义上说吞咽障碍并不归属于言语障碍。但部分言语障碍病人常会伴有吞咽障碍。言语治疗师也经常治疗吞咽障碍病人，故在本书中增加了对吞咽障碍的阐述。

（一）定义

吞咽障碍（swallowing disorder，dysphagia）是指将食物经口转移到胃的生理功能发生障碍。本病并不包括食物进入口腔之前的转移障碍（摄食障碍，eating disorder），也不包括食物到达胃部之后的转移障碍（如十二指肠漏）。

（二）吞咽障碍的分类

吞咽障碍根据其病因一般可分为三类，包括精神性吞咽障碍、病理性吞咽障碍和神经源性吞咽障碍。

1. 病理性吞咽障碍　病理性吞咽障碍是指吞咽通道的结构出现了病理改变，引起的食团由口腔运送到胃的过程受阻。大部分病理性吞咽障碍发生于食管期。气管插管也可导致病理性吞咽障碍，是因为插管妨碍了喉与气管的向上牵拉运动。

2. 神经源性吞咽障碍　神经源性吞咽障碍是指因神经系统疾病引起的与吞咽功能有关的肌肉无力、不协调或运动不精确造成的吞咽障碍。中枢神经系统、周围神经系统、肌肉病变均可造成神经源性吞咽障碍。

3. 精神性吞咽障碍　精神性吞咽困难又称为功能性吞咽障碍，指病人无器质性病变，主要表现为害怕吞咽或拒绝吃东西的临床症状。诊断此类吞咽障碍必须首先排除器质性疾病后方能做出诊断。

（三）诊治吞咽障碍的意义

1. 功能重要　健康人每天约需吞咽600次，是日常生活活动能力的基本组成部分之一。

2. 发病率高　35%～45%的脑卒中急性期病人存在吞咽障碍。这些病人中约半数无法在发病后的第一周内恢复吞咽功能,从而在卒中后出现长达数月甚至持续终生的吞咽障碍。脑外伤病人在急性期过后也有约 60%存在不同程度的吞咽障碍。

3. 后果严重　吸入性肺炎、营养不良和脱水是吞咽障碍的三大内科问题。食物侵入气道、营养不良和脱水是发生肺炎的三大危险因素。

在脑卒中所引发的死亡中,肺炎所导致的约占 34%。在度过急性期而存活下来的脑卒中病人中,如果持续存在吞咽障碍,在第一年内约有 20%死于窒息,37%发生吸入性肺炎。在伴有吞咽障碍的脑卒中病人中,一周后有 48.3%开始出现营养不良。

营养不良会导致病人体能低下和免疫力下降,从而无法实施肢体功能康复计划。吞咽障碍可能导致病人不敢喝水或不能喝水,从而引起慢性脱水状态。唾液分泌减少,容易发生口腔和肺部感染;导致乏力、嗜睡和淡漠状态,进一步影响吞咽能力。

此外,还有可能出现食物在口腔残留导致的感染和龋病、进食和口腔护理不当导致的软组织或牙齿的损伤、颞下颌关节制动和龋齿等因素导致的疼痛、流涎和口臭导致的社会心理问题等。这些并发症均显著影响病人的生活质量,增加病人致残率和死亡率。

4. 吞咽治疗有效　吞咽治疗能有效减少并发症、提高病人生存质量、延长病人生存期。部分病人通过吞咽治疗可恢复生理性吞咽功能。

二、摄食-吞咽的生理和病理机制

如果将一次吞咽所能咽下的食物看作具有一定体积的食团,那么根据食团的位置,吞咽的生理过程可以粗略分为 3 个期:口腔期(oral phase)、咽部期(pharyngeal phase)和食管期(esophageal phase)。其中口腔期又可以细分为口腔准备期(oral preparatory phase)和口腔转运期(oral transit phase)。虽然在吞咽障碍的界定中并不包括摄食阶段,但是由于摄食和吞咽是一个连续的主动进行的过程,因此通常将这个过程合称为"摄食-吞咽"过程。如果从摄食阶段的先行期开始,摄食-吞咽过程可以划分为 5 个时期:先行期→口腔准备期→口腔转运期→咽部期→食管期。

(一)先行期

1. 生理　包括对食物和工具的感知和认知、对摄食程序的计划和摄食动作的执行。大脑皮质接受食物信息并进行分析,认识食物的硬度、黏稠度、温度、气味和一口量等信息,决定进食速度与食量,同时预测口腔内处理方法,还可以反射性引起唾液和胃液等分泌增加。这个阶段以食物入口为止。

2. 病理　理论上而言,任何影响到食物认知和摄食动作的神经肌肉系统损伤都会引起先行期摄食障碍。在脑损伤方面常见有以下几种情况。

(1)额叶损伤:主要是执行功能障碍,对摄食产生以下一项或多项影响:①行为启动障碍:可以是进食的内驱力降低,也可以出现言行不一致的"病理性惯性",即病人可以说出应该如何正确摄食,但却不能真正实施,严重者表现为淡漠、无反应或缄默;②行为切换障碍:出现持续现象或刻板行为,例如病人持续不断地进行摄食动作,即便将餐具和食物取走之后仍然不停止,或者病人对不同的食物和进餐环境始终执行同一套刻板的摄食动作;③终止障碍:通常被家属描述为进食失去控制,狼吞虎咽和暴饮暴食;④自我觉知能力障碍:病人不能意识到自己的缺陷,行为不考虑场合和社会习俗,甚至出现极端化的人格。

（2）非优势半球皮质受损:尤多见于顶叶下部受损病人。对右利手的右侧半球损伤病人而言,常出现左侧空间忽略、左侧进食忽略和左侧食物残留。

（3）颞叶、顶叶和枕叶受损:尤其是涉及多种感觉信息加工的皮质联合区(association areas of the cortex)受损,出现失认和失用,从而影响正确的食物认知和食具使用。

（4）椎体系受损:典型的是损伤到皮质脊髓束的内囊血管病变。早期肢体软瘫,随后出现痉挛性偏瘫和反射亢进,上肢随意运动受累导致摄食动作无法完成。

（5）椎体外系受损:典型的是基底核病变,例如帕金森病或亨廷顿舞蹈病,主要表现为协调运动障碍,由于不能正常抓取食物而影响摄食功能。

（6）前庭-小脑病变:出现共济失调,并且伴有眼球震颤、平衡障碍、步行困难或构音障碍。摄食时无法准确地将食物送入口中。

（7）脑干和多脑神经功能障碍:临床表现多样,从轻度意识障碍和肢体运动障碍到严重危及生命体征稳定的病变均可发生。不仅可影响先行期的摄食功能,而且还常常影响到吞咽的其他阶段。

（二）口腔准备期

1. 生理　食物进入口中得到咀嚼的阶段,其关键在于形成大小和黏稠度适于下咽的食团。唇、颚和舌部肌肉的协调运动、正常的味觉、温度觉、触觉和本体觉是完成这一过程的必要条件。唇部闭合保证食物不从口腔溢出,舌根与软腭相接避免食物落入咽部,由此而使口腔形成一个封闭空间。

颞下颌关节是咀嚼运动的重要关节。在咀嚼和研磨运动中,下颌在两侧轮流进行前伸和后缩运动,并伴有升降运动。因此而使得下颌牙齿可以呈对角线方式磨过上颚牙齿,食物得到充分研磨。在这个过程中,所有咀嚼肌都被动员起来。这些肌肉有节律地轮流收缩而配合完成咀嚼运动。翼内肌是产生对角斜线运动的主要肌肉。

为了能够将食物保持在牙齿之间并防止其落入齿颊沟中,颊肌和舌肌都分别要在咀嚼中起到相应的作用。颊肌运动负责将存在于齿颊沟内食物挤出。舌肌运动负责将食物搅拌成食团,并且将食团推向前外侧与硬腭挤压研磨。

2. 病理　影响上述生理环节的多种因素均可引起口腔准备期的功能障碍。

（1）口腔前部闭合不良:唇部闭合不良导致食物溢出口腔。唇齿部的扣合动作是触发吞咽的要素之一。病人即便存在吞咽反射,也有可能因为扣合动作不良而产生呛咳。

（2）口腔后部闭合不良:舌根与软腭之间闭合不良,导致食物容易向后落入气道引起误吸。齿颊沟内食物残留:通常由颊肌瘫痪导致,而舌肌运动障碍则导致病人无法将食物从颊齿沟中舔出。常见于偏瘫病人鼻唇沟变浅一侧,伴有鼓腮漏气、提唇和露齿动作障碍。残留的于齿颊沟的食物未得到充分咀嚼,并且容易在不进食的时候漏入口腔并造成误吸。

（3）食团形成障碍:水分、半流质食物不需要咀嚼,但也不容易形成适宜的食团。半固体食物较易形成食团,但需要舌部的搅拌和挤压。固体食物需要咀嚼。选择了不适于病人咀嚼能力的食物,舌部的运动障碍以及唾液分泌功能异常等因素均可引起食团形成障碍。

（4）颞下颌关节咬合障碍:常见于病人因鼻饲导致颞下颌关节长期制动引起的关节活动范围障碍和疼痛。咀嚼肌由三叉神经下颌支支配,因此三叉神经损伤也可引起咬合障碍。例如一侧三叉神经下颌支损伤,张口时下颌歪向患侧,咬合无力。此外,脑损伤病人还可能出现咬肌无力或痉挛。

认知功能障碍或精神异常：可以引起误吸、食物残留和咀嚼不利等多种问题。

（三）口腔转运期

1. 生理 指把咀嚼形成的食团送入咽部的阶段。这是随意运动过程，其受皮质延髓束控制。舌部开始向后推送食团的时刻为口腔期的开始，而食团越过腭舌弓的时刻是咽部期的开始。

首先，准备期形成的食团位于舌面正中。然后，舌尖开始向舌上方运动，舌与腭的接触扩大至后方。舌部由前向后呈波浪形上抬，食团被推向咽部。

2. 病理 可以出现与口腔准备期障碍相同的病理因素，另外还可能因舌根部无力而导致食物向咽部推送不利。

（四）咽部期

1. 生理 食团通过吞咽反射由咽部向食管转移的阶段。整个阶段正常情况下不超过1秒钟，并伴有呼吸运动的瞬间停止。这个阶段在食团通过腭舌弓时开始，在喉部上抬后结束。

在食团越过腭舌弓之后，舌根部向上向后继续推挤食物，软腭的感受器首先受到刺激，引发软腭上抬，咽后壁向前与软腭相接，封锁鼻咽与口咽的间隙，闭合腭咽部以防止食物倒流入鼻腔。食团被舌根、软腭和咽壁包围。咽缩肌收缩，食物向环咽肌方向推挤，出现向下的咽蠕动波。与此同时，喉部通过关闭声门和杓状会厌皱襞而封闭喉腔，防止食物落入气道。在喉部上提的同时，环咽肌（食管上括约肌）受到牵拉而随之松弛，食管开放，吞咽过程进入食管期。

吞咽反射的传入神经主要来自软腭（第Ⅴ、Ⅸ对脑神经）、咽后壁（第Ⅸ对脑神经）和会厌（第Ⅹ对脑神经）。吞咽中枢位于延髓，其中孤束核、疑核和靠近脑神经运动核的其他脑干网状结构目前被认为是吞咽动作的延髓中枢模式发生器（central pattern generator）。支配舌、咽和喉部肌肉动作的传出是神经位于第Ⅴ、Ⅸ和Ⅶ对脑神经。

2. 病理

（1）软腭异常：软腭上抬无力导致腭咽部无法闭合，吞咽过程中口咽与鼻咽仍然相通，食物向鼻腔倒流，从而在吞咽后发生误吸。同样的情况也可以发生于腭裂病人，或者因鼾症等疾病接受了悬雍垂切除术的病人。

（2）咽喉部上提异常：甲状舌骨肌和腭咽肌功能障碍以及舌骨上提障碍均可导致咽和喉部的上提异常，气道在吞咽过程中未能及时关闭，导致误咽。

（3）咽缩肌无力：可导致会厌谷和梨状隐窝食物残留，在吞咽结束后产生误吸。

（4）环咽肌功能障碍：环咽肌松弛障碍、张力异常、纤维化或增生肥大均有可能导致吞咽协调障碍。

（5）延髓麻痹：可以分为真性延髓麻痹和假性延髓麻痹，两者的病因和鉴别在本章中另有独立介绍。

（五）食管期

1. 生理 食管期是食团由食管向胃部移送的阶段。这个阶段受脑干（第Ⅸ和第Ⅹ对脑神经）和肌间神经丛的控制。从咽部开始的蠕动波逐渐向下行进，推动食团跨越食管的3处生理性狭窄,最终到达胃部。食管第1个狭窄位于其起始处,距离中切牙约15 cm;第2个狭窄位于左主支气管后方与之交叉处,距离中切牙约25 cm;第3个狭窄在穿膈的食管裂孔处,距离中切牙约40 cm。此阶段以食物跨越食管上括约肌为开始,以食物跨越食管下括约肌为结束。食管下括约肌与食管上括约肌不同,其在食物向下行进过程中不需要其他肌肉的牵拉就能主动松弛。一旦食物跨越食管下括约肌,该肌保持一定的张力以维持食管下口闭合,防止食物从胃部反流入食管。

2. 病理

(1) 食管运动障碍:弥漫性食管痉挛、食管失弛症、硬皮病、老年性食管功能紊乱、环咽肌功能障碍。

(2) 食管炎:胃食管反流症、食管感染(HIV 的并发症,念珠菌或疱疹等)、放疗引起的放射性食管炎、药物引起的药物性食管炎(尤见于胶囊或糖衣片在食管内破裂或拆开服用、钾盐溶液、奎尼丁、维生素和矿物质片)。

结构异常:异物嵌顿、肿瘤或淋巴结肿大等因素均可导致吞咽异物感和吞咽困难。Zenker 憩室可导致吞咽困难,食物在其内残留还可能导致夜间误吸。

三、吞咽障碍的常见病因

引起吞咽障碍的病因很多,分述如下。

(1) 中枢神经系统疾病:脑卒中、脑外伤、帕金森病、阿尔茨海默病、肌萎缩性侧索硬化症、多发性硬化、脑肿瘤、吉兰-巴雷(Guillain - Barré)综合征、亨廷顿舞蹈病(Huntington disease)、中枢神经系统感染、脊髓灰质炎后综合征/肌萎缩。

(2) 神经肌肉接头疾病:重症肌无力(myasthenia gravis)。

(3) 肌病:肌萎缩、脊髓性肌肉萎缩症、脊髓灰质炎、多发性肌炎、皮肌炎。

(4) 周围神经病变:例如累及喉神经的感觉神经病变。

(5) 内分泌系统疾病:由糖尿病皮质醇增多症、甲状腺功能亢进和甲状腺功能减退所导致的肌病;维生素 B_{12} 缺乏导致皮质延髓束功能障碍,从而引起假性球麻痹。

(6) 医源性吞咽障碍:①药物。抗精神病药物、中枢系统抑制剂、皮质类固醇类药物、降脂药、秋水仙碱、氨基糖苷类抗生素、抗胆碱能药物。尤其要注意 H_2 受体拮抗剂与吞咽障碍显著相关。近期注射肉毒素也可导致吞咽障碍。②手术引起的吞咽障碍。治疗阻塞性睡眠呼吸暂停的腭咽成形术可能导致软腭功能障碍,颈动脉内膜切除术、颈椎融合术或甲状腺手术有可能损伤咽喉部神经丛。

(7) 其他严重疾病:消化道肿瘤,耳鼻喉以及纵隔部位肿瘤。硬皮病导致的 CREST 综合征(皮下钙质沉着,雷诺现象,食管低张力,肢端硬化,毛细血管扩张)。

(8) 心因性吞咽障碍:是一种排除性的诊断,其特征为口唇失用,但言语交流能力和支配咽喉部的脑神经功能正常。通常伴有抑郁、焦虑、胃肠道不适、疑病或饮食行为异常。在胃中可能发现吞入的异物。

四、吞咽障碍的临床表现

(一) 临床症状

吞咽障碍典型症状主要与吞咽困难有关,不同类型、不同程度的临床表现可能有较大差别。现分述如下。

(1) 食物或药物无法下咽。

(2) 吞咽时咳呛，喝水时尤为明显。

(3) 吞咽后感到食物停顿在食管或胸口。

(4) 在吃过东西以后口腔有食物残留或感到有食物返回口腔。

(5) 经常有胃灼热感或口苦感。

(6) 嗓音发生改变。

(7) 言语交流时感到嗓音有一种湿润感或带有咕噜声。

(8) 经常要做清嗓子的动作，尤其是在进食的时候更为明显。

(9) 反复发生不明原因的肺炎。

需要警惕的是，有部分病人对吞咽障碍没有自我觉知，还有一部分病人没有明显的呛咳症状（沉默型误吸，silent aspiration），因此没有主诉和呛咳症状并不意味着不存在吞咽问题。

(二) 体格检查

吞咽障碍的体格检查包括以下内容。

(1) 一般查体，包括营养状态、体重、视觉等。吞咽障碍病人常会出现持续体重下降和营养不良。

(2) 觉醒程度检查和精神智能状态检查，判断病人吞咽时的危险性和配合治疗的能力。

(3) 头颈部脑神经功能检查，尤其是Ⅴ、Ⅶ、Ⅸ、Ⅹ和Ⅻ对脑神经检查。

(4) 口腔、唇、齿、软腭和咽部检查，具体参见下文"康复评定"。

(5) 触诊颈部有无肿块、听诊局部有无杂音和检查甲状腺有无异常。当没有其他检查设备的时候，最简便实用方法就是将听诊器置于颈部听诊典型的吞咽声。

(6) 听诊肺部有无干湿性啰音或哮鸣音等异常体征。

(7) 神经系统体征还包括肌力、反射、运动协调能力和姿势体位的检查。

(三) 吞咽障碍的辅助检查

吞咽障碍的辅助检查对是否存在吞咽障碍（如沉默型误吸），吞咽障碍发生的部位、时期以及严重程度常具有诊断性意义。

1. 吞咽造影（videofluoroscopic swallowing study，VFSS） 对咽部期吞咽障碍的诊断最常用的是钡餐造影。当采取防误吸吞咽策略的时候，也可以用 VFSS 对其效果进行评估。

2. 纤维内镜检查（fiberoptic endoscopic evaluation of swallowing，FEES） 当病人受病情所限无法转运至放射科进行吞咽造影的时候，FEES 是更为实用的检查方法。该方法可以用于探察包括鼻咽、口咽和喉咽在内的任何部位的异常。

3. 超声检查（ultrasonography） 用于了解口腔准备期、口腔转运期和咽期的软组织运动状况。超声检查尤其适用于儿童吞咽障碍病人的舌部协调运动障碍，而当其与纤维支气管镜联合使用的时候可以弥补纤维支气管镜无法发现壁下或壁外损伤的缺陷。

4. 经鼻食管镜检查（transnasal esophagoscopy） 适用于食管检查（如肿瘤和憩室）。

5. 放射性核素显像（scintigraphy） 通常让病人吞下放射性核素^{99m}Tc 标记的胶状显影剂。扫描的范围包括口腔部位、颈部和胸部。该检查的优点在于其可以定量测定误吸的速度和程度,还可以发现无呛咳的唾液误吸。

6. 同步钡餐压力梯度造影(manometric fluoroscopy)　在造影的同时采用压力计检测咽部和咽食管结合部的压力梯度变化。

7. 肌电图检查(electromyography,EMG)　主要用于单块肌肉的功能检查。

8. 血清学检查　维生素 B_{12}、促甲状腺素、肌酸激酶等多种血液生化指标。

9. 其他检查　头颈部 CT 或 MRI,胸部 X-ray 和肺功能检查,脑干听觉诱发电位和视觉诱发电位等对吞咽障碍的诊断与鉴别也具有提示意义。

(四)吞咽障碍的诊断与鉴别诊断

吞咽障碍并不是疾病诊断,而是一种对系列症状描述的总称,或者说是一种功能诊断。该病根据病史、症状、体征不难诊断。但在临床实践中得出吞咽障碍的诊断时,必须要进行以下鉴别。

1. 分期鉴别　根据摄食-吞咽的生理分期对吞咽障碍发生在具体哪个时期和部位进行鉴别。

在临床实践中,首先区分摄食障碍、口咽性吞咽障碍和食管性吞咽障碍。这种区分往往通过详细的病史询问即可完成。病史采集一定要包括以下问题:①自觉吞咽困难发生的部位;②引发吞咽障碍的食物性状;③吞咽障碍是进行性还是间歇性;④症状持续多久。

口咽性吞咽障碍病人对不适感的主诉多位于口咽部和颈部,常常表现为:无法进行咽下动作、有食物向鼻腔反流、吞咽时有咳嗽或憋气(但要注意有部分误吸无症状)、交谈时出现明显鼻音或构音不良、口腔异味、脑神经相关症状(如多发性硬化引起的神经源性口咽性吞咽障碍可伴有复视)。如果属于口咽性吞咽障碍,那么需要进一步鉴别口腔准备期、口腔转运期和咽部期吞咽障碍。食管性吞咽障碍对不适感的主诉多位于下颈部和胸部,少数病人有胃灼热感和胸痛,甚至误诊为心绞痛。如果病人对固体食物发生吞咽障碍,提示存在食管结构异常,可行消化道内镜检查。如病人主诉吞咽障碍进行性加重,喜喝汤粥类食物,并伴有体重锐减,要警惕消化道肿瘤。此时必须触诊探察颈部和锁骨上淋巴结,并进行其他实验室和器械检查。如果病人对液体和固体食物都存在吞咽困难,症状间歇发作并伴胸痛,提示存在食管动力障碍,可行吞咽造影检查。

2. 特殊鉴别　真性和假性延髓麻痹

中枢神经系统疾病引起的吞咽障碍中,尤其要注意鉴别延髓麻痹(又称为球麻痹)中的两种不同类型:真性延髓麻痹和假性延髓麻痹。在不接受治疗时,两者具有同等的危险性。但是假性延髓麻痹对康复治疗的效果要优于真性延髓麻痹。

(1) 解剖基础:延髓位于脑干的最下端,连接脑桥和脊髓,全长约 3 cm。延髓腹侧与脑桥腹侧之间以脑桥延髓沟为上界。延髓背侧与脑桥背侧之间以髓纹为上界。延髓下方与脊髓之间以枕骨大孔、椎体交叉和 C1 前根为下界。延髓上部还有一个由下髓帆形成的顶盖。下髓帆从延髓背侧的脉络丛移行处向髓纹方向延伸并隆起,构成第四脑室顶部的下半部分。延髓背侧髓纹以下部分与下髓帆之间围成的腔隙即为第四脑室腔隙的下半部分。

延髓是机体的心血管、呼吸和消化中枢所在部位,对肌张力调节、睡眠和觉醒的维持也有重要作用。延髓与吞咽功能相关的解剖结构基础则有如下特征:

从延髓本身来看,其中分布着与摄食-吞咽功能密切相关的核团和纤维传导束。

1) 延髓腹侧：近中线处为双侧对称的延髓椎体，内含椎体系的同侧下行躯体随意运动纤维，即皮质脊髓束，其走行通过椎体交叉而进入脊髓后就成为皮质脊髓侧束。在延髓椎体的两侧为双侧对称的下橄榄，内含上行感觉传导纤维，从延髓内部交叉到对侧，通过位于延髓背部偏外侧的小脑下角进入小脑，属于随意运动的小脑调节环路的一部分。

2) 延髓外侧：三叉神经脊束核（第Ⅴ对脑神经司痛温觉的核团，从脑桥延续而来）。延髓外侧的深部还有疑核（与第Ⅸ、Ⅹ、Ⅺ对脑神经的颅内根相连）。

3) 延髓背侧：内部从中线向两侧依次排列的核团为舌下神经核（第Ⅻ对脑神经的核团）、迷走神经运动背核（第Ⅹ对脑神经的核团）、孤束核（接受第Ⅶ、Ⅸ和Ⅹ对脑神经的部分传入纤维）、前庭下核和前庭外侧核（与第Ⅷ对脑神经有关）。在延髓背侧与脊髓移行处的表面，从内向外分别有对称的薄束结节和楔束结节，其深部有与本体觉和精细触觉有关的薄束核和楔束核。

4) 网状结构：在延髓背外侧网状结构的最后区内有呕吐中枢；在迷走神经背核附近的网状结构中有吞咽中枢和恶心中枢。

从延髓相关的脑神经来看，第Ⅵ～Ⅻ对脑神经均从延髓腹侧发出。

第Ⅵ、Ⅶ和Ⅷ对脑神经位于延髓腹侧上端的脑桥延髓沟：第Ⅵ对脑神经位于内侧，第Ⅶ和Ⅷ对脑神经位于外侧。

第Ⅸ、Ⅹ、Ⅺ对脑神经在下橄榄外侧由上到下排列发出。

第Ⅻ对脑神经在下橄榄和延髓椎体之间的沟内发出。

从更高级的支配中枢来看：延髓内部的脑神经运动核主要受到由运动皮质下传的皮质延髓束的调节。

（2）病理机制：从延髓的解剖结构来看，其损伤可以导致Ⅴ～Ⅻ对脑神经及其核团的所支配的功能发生障碍，从而导致延髓麻痹的两大特征：吞咽障碍和构音障碍。

真性延髓麻痹主要是延髓及其发出的颅神经受损导致，属于下运动神经元损伤。典型疾病为由于吞咽中枢的受损，导致吞咽反射极其微弱甚至消失；由于吞咽相关肌群的失神经支配，导致肌肉萎缩，引起构音障碍。典型疾病为小脑后下动脉梗死引起的延髓外侧综合征（Wallenberg综合征）。

假性延髓麻痹主要是指支配延髓的皮质延髓束及其以上部分受损，属于上运动神经元损伤。最常见原因为多发性脑梗死。由于延髓的运动神经核团受到双侧皮质延髓束的支配，因而单侧皮质延髓束损伤几乎不产生明显的延髓功能障碍，但是当双侧皮质延髓束受损的时候，延髓功能会发生严重障碍，同时还伴有其他上运动神经元损伤的表现。因此出现三大特征：

1) 吞咽和构音障碍。

2) 额叶释放症状：病理性脑干反射阳性，临床常用检查为吸吮反射和掌颏反射。

3) 情感障碍：发作性强哭强笑。

另外，锥体外系（尤其是其主要成分基底核）受损也可引起假性延髓麻痹表现，但其可以伴有基底核受损的其他表现，诸如帕金森综合征、运动过多或肌强直。

（3）症状鉴别：从吞咽障碍的症状来鉴别两种延髓麻痹通常需要自问以下两大问题：①吞咽反射是否存在；②食物误入气道是由于误吸（aspiration）还是由于误咽（penetration）。

1) 真性延髓麻痹在先行期、准备期和口腔期都无障碍或仅有轻微障碍，而咽部期障碍明显。

吞咽反射消失:由于吞咽中枢受损,在食物通过腭舌弓之后,软腭反射和咽反射无法有效诱发。咽部期结束时喉部上抬不利,同时引起食管入口处扩张不良,从而使咽部期和食管期之间过渡障碍,食团滞留于咽部。张口检查时可见软腭低垂,并且刺激软腭和舌根部之后软腭收缩上抬无力。

发生误吸:与假性延髓麻痹的误咽不同的是,真性延髓麻痹的误吸发生在吸气的过程中。食物进入气道的过程是被动吸入的过程。

通常没有脑高级功能障碍,但由于咳嗽中枢也位于延髓,因此真性延髓麻痹有可能伴有咳嗽反射的迟钝或减弱,从而出现吸入物无法及时咳出或沉默型误吸。

2) 假性延髓麻痹在吞咽的准备期和口腔期有严重障碍,但是咽部期吞咽反射仍然保留。

吞咽反射存在:食物咀嚼、食团形成和口腔转运障碍是由于皮质延髓束受损。张口检查可见软腭低垂不明显,刺激软腭和舌根部可诱发软腭上抬和吞咽动作。

发生误咽:与真性延髓麻痹的误吸不同的是,假性延髓麻痹的误咽发生于食物下咽过程中。食物进入气道的过程是主动咽入的过程。主要是由于食物通过腭舌弓之后,软腭反射和咽反射虽然能够得到诱发,但其动作存在时滞,气道不能及时关闭,食物在舌根推动下主动落入气道。

常伴有脑高级功能障碍,因此还可能存在先行期摄食障碍,例如持续现象、刻板行为、执行功能障碍、半侧空间忽略和咀嚼肌协调障碍等。

五、吞咽障碍的康复评定

(一) 吞咽障碍康复评定的意义

1. 筛查　病人有无误吸或误咽的危险因素。
2. 诊断　吞咽障碍是否存在。
3. 鉴别　吞咽障碍的病理和生理因素,推荐辅助测试方法。
4. 预后　估计康复治疗效果。
5. 治疗　指导康复方案制订。

(二) 吞咽康复评定的内容

1. 一般评定　以下方面多在前文述及,其大致可归纳为5个方面。

(1) 危险信号:在哪些情况下要警惕可能存在吞咽障碍?

(2) 基础疾病:吞咽障碍的原发疾病是什么?有无服用可能影响吞咽的药物?

(3) 全身状态:病人有无发热、脱水和恶病质?病人的体力和病情稳定性如何?病人适合采用肠内营养还是肠外营养?

(4) 意识状态:是否意识清醒? Glasgow 昏迷量表评定。

(5) 脑高级功能评定:言语、认知、情绪、智力、注意力、记忆力。临床上常采用简明精神状态检查表(MMSE)。对于轻度认知能力损害的筛查可以采用比 MMSE 更为敏感的蒙特利尔认知评估量表(MoCA)中文版。

2. 摄食-吞咽功能评定

(1) 口腔、唇、齿、软腭和咽部检查:观察唇颊部闭合能力、舌部运动能力和力量、咀嚼能力、泌涎能力、味觉和口腔感觉。

观察口腔黏膜和牙齿状况,及时发现黏膜破损或溃疡、龋病和牙列问题。

1) 软腭上抬:观察发音时双侧软腭的对称程度和上抬情况。

2) 喉部上抬:用两指置于颈前喉部位置,感受吞咽动作时喉部上抬能力,如减弱或消失,提示吞咽时喉部闭合防止食物误入气管的保护机制减弱或丧失。

3) 恶心反射:通常用压舌板按压舌根部诱发。值得注意的是,恶心反射与吞咽障碍并不是一一对应的关系。恶心反射消失者可以没有吞咽障碍,而吞咽障碍病人也可以诱发恶心反射。但是,当发生恶心反射的时候观察到一侧软腭向侧方偏移时,往往提示对侧软腭无力,应考虑可能存在单侧延髓病变。

(2) 床边目测筛查测试:吞咽观察:可采用床边目测筛查测试。一些经过设计和验证的测试方法简单易行,尤其适用于无法或不便进行影像学或其他器械检查的老年病人,也可用于预估病人发生吸入性肺炎的可能性。

1) 反复唾液吞咽测试(repetitive saliva swallowing test,RSST):主要用于吞咽障碍的筛查。操作方法是被检查者采取放松体位。检查者将手指放在被检查者的喉结和舌骨位置,让被检查者尽量快速反复吞咽。观察喉结及舌骨随着吞咽运动越过手指,向前上方移动再复位的次数。计算30秒内完成的次数。健康成人至少能完成5~8次。如果少于3次/30秒,那就提示需要进一步检查。

2) 饮水吞咽测试(water swallowing test,WST):以吸入性肺炎为参照,诊断吞咽障碍的敏感性为77.8%,特异性为68.1%。

操作条件:病人Glasgow昏迷量表小于13分或即使在帮助下也不能维持坐位的病人不适于采用此法进行吞咽评估。

具体操作方法分为两个阶段。

第1个阶段:先用茶匙让病人喝水(每茶匙为5~10 ml),如果病人在这个阶段即发生明显噎呛,则无需进入下一阶段,直接判断为饮水吞咽测试异常。

第2个阶段:如在第一阶段无明显呛咳,则让病人采取坐位姿势,将30 ml温水一口咽下,记录饮水情况。按照如下标准分级:

Ⅰ级:可一口喝完,无噎呛。5秒内喝完为正常,超过5秒,为可疑吞咽障碍。

Ⅱ级:分两次以上喝完,无噎呛。可疑吞咽障碍。

Ⅲ级:能一次喝完,但有噎呛。确定有吞咽障碍。

Ⅳ级:分两次以上喝完,且有噎呛。确定有吞咽障碍。

Ⅴ级:常常呛住,难以全部喝完。确定有吞咽障碍。

3) 简易吞咽激发试验(simple swallowing provocation test,S-SPT):以吸入性肺炎为参照,诊断吞咽障碍的敏感性(94.4%)和特异性(86.4%)均比饮水试验要高,可用于筛查吸入性肺炎,尤其适用于卧床不起者。具体操作方法如下:

将0.4 ml蒸馏水注射到病人咽部的上部,观察病人的吞咽反射和从注射后到发生反射的时间差。如果在注射后3秒钟内能够诱发吞咽反射,则判定为吞咽正常。如果超过3秒,则为不正常。由于该试验无需病人任何主动配合和主观努力,因而尤其适用于卧床不起者。

4) 咳嗽反射测试(reflex cough test):将20%生理盐水酒石酸溶液2 ml置于鼻喷器中,

病人吸入喷雾后导致喉部咳嗽感受器受到刺激,引发咳嗽反射。咳嗽反射的存在表示病人能够通过该反射防止食物进入气道深处。咳嗽反射的减弱或消失则意味着误吸或误咽的可能性大大增加。

(3) 量表法:经过实验设计和验证的量表有两大用途:①筛查吞咽障碍和评估吞咽能力;②指导吞咽训练目标的制订和效果的评估。

对于第1种用途,近年来国际上已经发展了多种评估量表用于吞咽能力,其中经过具有一级(最高级别)循证医学证据的吞咽障碍筛查量表为多伦多床边吞咽筛查测试(Toronto bedside swallowing screening test,TOR-BSST)。该量表仅占一页双面纸。检查者可以在10 min内完成此筛查测试。但由于量表使用前需要经过4小时的培训,从而限制了其临床推广。

对于第2种用途,实际上可以采用量表内的某些部分进行评估和指导吞咽治疗方案。通常可以采取Frenchay构音障碍评定量表和吞咽肌功能分级表。

Frenchay构音障碍评定量表目前通常采用经过河北省人民医院修订的版本,包括反射、呼吸、唇、颌、软腭、喉、舌和言语8大项,细分为28个小项。每小项按从轻到重分为a~e五级。由于吞咽器官与发音器官的密切关系,因此在评定构音障碍的量表中往往会包括对吞咽功能的评定部分。可以参考构音障碍章节对此量表的介绍。

例如:唇大项中有闭唇鼓腮小项。操作时让病人按要求完成下面的一项或两项动作,以评估闭唇鼓腮时能达到的程度:①让病人用气鼓起面颊并坚持15秒,示范并记录病人所用的秒数。注意是否有气从唇边漏出。若有鼻漏气,治疗师应该用拇示指捏住病人的鼻子。②让病人清脆的发出"P"音10次,并鼓励病人夸张这一爆破音,记下所用的秒数并观察发"P"音后闭唇的连贯性。分级标准为:

a级:极好的唇闭合。能保持唇闭合15秒或用连贯的唇闭合来重复发出"P"、"P"音。

b级:偶尔漏气。气冲出唇,在爆破音的每次发音中唇闭合不一致。

c级:病人能保持唇闭合7~10秒。在发音时观察有唇闭合,但不能坚持,听不到发音。

d级:很差的唇闭合。唇的一部分闭合丧失,病人试图闭合,但不能坚持,听不到发音。

e级:病人不能保持任何唇闭合,看不见也听不到病人发音。

如果某病人评定为c级别,临床吞咽康复的近期目标就可以表述为"2周内,闭唇鼓腮功能达b级"或"1周内,唇部闭合时间达10秒以上"等具体级别或指标,有利于具体康复方案的制定和实施。

吞咽肌功能分级表如表8-1所示。

表8-1 吞咽肌功能分级表

吞咽肌	Ⅰ级	Ⅱ级	Ⅲ级	Ⅳ级
舌肌	可紧抵上腭及左右牙龈	可紧抵上腭但不能抵左右牙龈	可上抬但不能达上腭	不能上抬
咀嚼肌及颊肌	可左右充分偏口角,鼓气叩颊不漏气,上下牙齿咬合有力	鼓气可紧缩,叩颊漏气,上、下牙齿咬合一侧有力,一侧力弱	鼓气扣不紧,有咬合动作,但力弱	鼓气完全不能,咬合动作不能
咽喉肌	双软腭上抬有力	一侧软腭上抬有力	软腭上举无力	软腭上抬不能

（4）分期评定法：筛查法和量表法均存在一定的不足，两者通常只考虑固定的测评项目，而有时候并不能适合临床具体病例，也很难体现出医生和治疗师的经验价值。因此还可以采取根据吞咽生理的分期评定方法。这种评定需要检查者对吞咽生理和分期鉴别有充分的掌握。口咽性和食管性吞咽障碍的分期鉴别此前已经介绍。口咽性吞咽障碍的口腔期和咽期的常见表现如下。

1）口腔期（包括口腔准备期和转运期）：

a. 无法在口腔前部保留食物，常见于唇部闭合不良。

b. 无法形成食团或无法保持食团位于舌面中央，常见于舌部活动欠佳或不协调。

c. 无法正常咬合，常见于颞下颌关节功能障碍。

d. 食物嵌入颊齿间隙，常见于唇或颊部张力不足或舌部活动障碍。

e. 食物不能得到充分碾压或黏附于硬腭部，常见于舌部无力舌抵上颚不能。

f. 舌部在口腔内反复不停地滚动，常见于帕金森病病人，类似于静止性震颤。

g. 食物向后运送启动吞咽的时间过长，常见于失用或口腔感觉障碍。

2）咽期：

a. 咽反射延迟。

b. 食物向鼻腔反流。

c. 气道口、会厌谷或梨状窝食物残留而导致吞咽后吸气时发生误吸和呛咳。

d. 吞咽时发生误咽和呛咳。

（4）辅助检查评定：食管钡餐造影等多种实验室器械检查均有助于对吞咽障碍进行评估，但均不作为首选的康复评定手段。

3. 误吸和误咽的评定　正常人通常也会有微量的食物误入气道。吞咽障碍病人食物误入气道是死亡的显著危险因素。因此，有必要对此进行专门的康复评定。

当同时描述涉及误吸和误咽情况的时候，可采用"侵入"一词。影响气道侵入的主要因素：侵入物性质、侵入的深度、呼吸能力和气道异物清除能力。大量和深度的异物侵入气道很明显比少而浅的侵入更危险。大块固体异物的侵入会引起气道阻塞，而酸性物质（包括呕吐的胃内容物）对气道刺激极为明显。侵入物还可能会造成气道抗感染能力的下降和反复发生感染。

气道对异物的清除手段主要有两种：纤毛活动和咳嗽。当气道受到酸性物质或感染的反复刺激之后，其感受刺激诱发咳嗽的能力会下降，有可能出现更为危险的沉默型误吸。

当需要进行更准确地描述时，需要对误咽和误吸加以区别。两者在动作形式上的差异已经在前文延髓麻痹鉴别诊断一节介绍：误咽为吞咽过程中气流停止状态下食物在舌根推动下主动落入气道的过程，而误吸则是在吞咽之后吸气过程中食物在气流带动下被动进入气道的过程。另外，两者在食物侵入气道的深度方面也有差异：误咽通常是指较浅的不越过声门的侵入，而误吸则是指较深的跨越至声门以下的侵入。误咽本身也可能造成进一步的误吸，因此两者又密切相关。

较为实用的量表为误咽误吸评定量表（penetration aspiration scale），分为 8 个级别（表 8-2），必要时可采用影像学或内镜等器械检查辅助康复评定。

表8-2　误咽误吸评定量表（penetration aspiration scale）

级别	描述	误咽/误吸
1	异物未侵入气道	无
2	异物侵入气道,位于声带上方,可从气道中咳出,咳后没有残留	误咽
3	异物侵入气道,位于声带上方,但不从气道中咳出,咳后可见残留	误咽
4	异物侵入气道,触及声带,可从气道中咳出,咳后没有残留	误咽
5	异物侵入气道,触及声带,但不从气道中咳出,咳后可见残留	误咽
6	异物侵入气道,到达声带下方,可咳入喉腔或咳出气道,咳后无声门下残留	误吸
7	异物侵入气道,到达声带下方,如果不用力就无法从气管中咳出。无论病人如何努力,咳后都有声门下残留	误吸
8	异物侵入气道,到达声带下方,用力也无法咳出,或者病人没有反应	误吸

六、吞咽障碍的康复治疗

（一）吞咽障碍的康复治疗的目标和前提

康复治疗必须始终围绕功能来确立目标,而目标的制订始终需要病人及其亲属的参与。因此,对吞咽障碍康复治疗目标的描述,通常是从医生和治疗师的理想目标开始,经过与病人及其家属的交流和协商后加以制订。基本的吞咽障碍康复目标通常为：

（1）避免食物误入肺部。

（2）做到经口进食,或者尽量减少非经口途径的营养供给。

（3）改善病人对不同性状食物的吞咽能力。

由于强调经口进食的重要性,因此吞咽康复治疗在严格意义上并不包括经胃管或经静脉的营养措施,而且吞咽治疗应以病人能理解和配合治疗为前提。可通过Glasgow昏迷量表和相关的认知评定量表来辅助判断病人能否接受吞咽治疗,也可在有经验的医生指导下决定病人是否进行吞咽康复治疗。

（二）吞咽障碍的康复治疗方法

在过去的数十年中,吞咽障碍的治疗方案已经从经验性或理论化的描述性方案转向经过科学设计和验证的方案。但是,基本的吞咽康复治疗仍然可以划分为直接治疗和间接治疗两种。直接治疗是指利用食物进行的吞咽训练。间接治疗指的是没有用到食物的吞咽训练。

1. 直接吞咽训练　直接吞咽训练需要瞒住一定的条件才能够进行,其基本指征包括：意识清醒、内科情况稳定、吞咽反射能引出、少量误咽或误吸能通过随意咳嗽咳出。

（1）食物制备：

1）食物性状选择：由于病人吞咽不同食物的能力不一,因此需要对食物的黏稠度和质地进行调整。黏稠度是指食物对剪切力的耐受力,其可以通过黏稠度检测仪来得到客观检测指标。临床上对黏稠度的描述是主观化的,质地是指可以通过舌部感觉到的与食物结构有关的一系列物理特性。人们习惯用"流质"、"半流质"、"糊状"、"稠厚"、"稀薄"、"液体"和

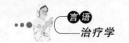

"固体"等词汇来描述食物的黏稠度和质地。例如人们通常将蜜汁、开水冲制的藕粉、番茄汁和布丁等食物视作液体食物。通常固体食物不易咀嚼,而稀薄的液体食物又容易呛咳。因此食物的给予顺序通常是:黏稠度方面为半流质→流质→最后可以喝水、质地方面为软食→半固体→固体。但是从另一个角度来看,固体食物有利于训练病人咀嚼和舌部研磨搅拌功能,而液体则有利于水分的摄入。因此,采用什么性质的食物应随不同的治疗需求和风险程度而有所不同。

对于大多数吞咽障碍病人,容易吞咽的理想食物性质通常有以下特征:①柔软,密度及性状均一;②有适当的黏性,不易松散,在口腔内容易形成食团;③易于咀嚼,通过咽及食管时容易变形;④不易在黏膜上黏附滞留。

可以将吞咽障碍病人的食物分为8个级别(表8-3)。前7个级别均要求食物为均质单一性状,其中1～4级液体稠厚程度不同。

表8-3 食物性状分级表

级别	描 述	举 例
1	稀薄液体	茶、咖啡、橙汁
2	蜜汁样液体	奶油汤、番茄汁
3	蜂浆样液体	蜂蜜原浆一样的稠厚液体、开水冲制的藕粉
4	布丁样液体/胶状食物	香蕉糊、米糊、果蔬泥
5	不要反复咀嚼的软食	肉糜和鸡蛋搅拌后蒸制成的肉糕
6	要反复咀嚼的糯性整块软食	糯米蒸糕、馄饨皮或饺子皮、乳酪
7	要反复咀嚼的松散块状食物	米饭、松糕、馒头和面包
8	多种性质混合的食物	普食

2) 食物营养:脑卒中住院病人有49%发生营养不良,而存在吞咽障碍的脑卒中住院病人中营养不良发生率高达65%。因此,应及时进行营养状态评估。许多病人由于经口摄食能力有限,导致营养不足,此时可选择商用的成品营养制剂,也可以与营养科合作进行饮食营养调配。在放弃经胃管营养补充和撤除非肠内营养途径的时候需要谨慎考虑营养摄入量问题。

在临床吞咽障碍病人康复过程中尤其要注意以下几点:①水的出入量要平衡,脱水导致的唾液分泌减少和口腔干燥是肺炎的危险因素之一;②注意电解质平衡,许多病人由于长期摄食不足导致低钾、低钠,要注意检测和补充;③热量供应要充足;④蛋白质营养状态易被忽视,尤其是当病人免疫力低下反复感染或存在压疮等并发症时,要注意及时检查病人的白蛋白和总蛋白水平;⑤不要忘记维生素和矿物质的营养问题。

(2) 进食体位和喂食:在选择合适的食物后,治疗师需要自问以下三个问题:病人应该在什么体位进食?一口量有多少?要以多快的速度和频次喂食?

体位选择应使得病人既能安全进食,又能有利于产生保护性反射和代偿吞咽动作的体位。最初的体位为:30°仰卧位、颈前前倾、肩背部垫高、健侧喂食。该体位利于重力作用下的食物摄入和吞咽;同时也可使颈前肌群放松,有利于吞咽;健侧喂食有利于将食物从健侧送入,减少患侧食物的残留或误入气道。

一口量是指最适于病人吞咽的每次喂食量。一口量过多,食物易从口中溢出或在咽部滞留,增加误咽和误吸危险;一口量过少,则难以触发吞咽反射,容易引起误吸。应从小量(1～5 ml)开始,逐步增加,掌握合适的一口量。

进食速度应以较常人缓慢的速度进行摄食、咀嚼和吞咽。通常一般每餐进食的时间控制在 45 分钟左右为宜。但是有许多病人无法坚持 45 分钟,则可以采取少量多次的方式进行训练,逐步延长每餐进食时间,减少用餐次数。

为了防止口咽部食物残留或进食后反流造成误吸,应在进食后检查口咽部,并继续保持喂食体位 15～30 分钟。

(3) 辅助吞咽和减少食物残留的代偿动作:

1) 空吞咽:每次吞咽食物后,再反复做几次空吞咽,使滞留的食物全部咽下,然后再进食;

2) 交替吞咽:让病人交替吞咽固体食物和流食,或每次吞咽后饮少许水(1～2 ml),这样既有利于激发吞咽反射,又能达到去除咽部滞留食物的目的;

3) 点头样吞咽:颈部后仰时会厌谷变窄,可挤出滞留食物,随后低头并做吞咽动作,反复数次,可清除并咽下滞留的食物。

4) 侧方吞咽:又称为转头吞咽(head rotation),主要用于去除梨状隐窝内残留的食物。以颌部的指向作为头部转动的方向。单侧受损导致单侧梨状隐窝内残留的食物时,当头部向受损侧转动并做点头样吞咽动作的时候,同侧梨状隐窝受到挤压,而对侧喉部空间相对变大,利于食物从对侧通过;同时,同侧的受损声带也受到压力而向中线部位移动,有利于气道闭合。双侧受损时,通过反复的左右转动头部进行侧方吞咽,可去除并咽下滞留于两侧梨状隐窝的食物。

5) 倾斜吞咽(head tilt):主要是指向健侧倾斜头部并吞咽的动作,有利于食团随重力进入口腔和咽部的健侧,适用于单侧舌部功能障碍和单侧咽部功能障碍。

6) 屈颈缩下颌吞咽(chin tuck):让病人做屈颈同时头部后缩的动作,即通常所做的挤出双下巴的动作。这个动作缩短了舌根部与咽后壁的距离,也就增加了咽部期向下推挤食物的力量。同时,该动作还使气道更为狭窄,并且增加会厌部的空间,使食物可以在会咽部停留更长的时间,有利于吞咽反射迟缓的病人产生充分的吞咽,从而减少食物侵入气道的可能性。

7) 声门上吞咽(supraglottic swallow):又称作屏气吞咽,即由鼻腔深吸一口气,然后屏住气进行吞咽,吞咽后立即咳嗽。其原理是:屏气的 Valsalva 动作可以使声门闭锁,声门部位气压增大,吞咽时食团不易进入气管;吞咽后咳嗽可以清除滞留在咽喉部的食物残渣。该动作用于实际吞咽食物的前提是病人仅存在咽部期障碍,而口腔的准备期和转运期障碍轻微,从而能够经鼻吸气后屏气状态下能够经口置入食物下咽。如果病人无法达到上述要求,则可以采用屏气后做空吞咽的动作作为训练,而不实际进食,从而称为声门上吞咽训练。

2. 间接吞咽训练　由于间接训练不使用食物,安全性好,因此适用于从轻度到重度的各类吞咽困难病人。其主要目的是防止吞咽功能因废用而下降,同时也能够改善吞咽相关肌群的力量和协调性,从而为经口摄食做好准备。间接训练一般先于直接训练进行,直接训练开始后仍可合用间接训练。

(1) 针对口腔期的训练

1) 口唇闭锁训练:口唇闭合运动训练可以改善食物或水从口中溢出的情况,同时也是触发进一步吞咽动作的重要条件之一。可以让病人面对镜子训练抿嘴动作,对无法主动完成动作的病人,可予以辅助。也可以让病人做鼓腮练习,并在鼓腮的同时使用适当阻力挤压两腮。另外还有吹口哨、做鬼脸或夸张表情等方式进行训练。需要注意的是,假性延髓麻痹的病人可能会伴有额叶释放的吸吮反射和掌颌反射,并且可能会因为训练口唇部位动作而诱发强哭强笑动作,此时的口唇闭锁训练应注意避免过度强化局部肌肉的痉挛模式。

2) 下颌运动训练:主要是有三个方面的作用:一方面是训练颞下颌关节的活动,避免长时间不经口摄食而导致的颞下颌关节 ROM 障碍。可以练习张口动作,然后松弛及下颌向两侧运动练习。对张口困难病人,可对痉挛肌肉进行冰块刺激或轻柔按摩,也可在局部进行温热理疗,使咬肌放松,软组织伸展性得到改善。另一方面是由于病人长时间不进行咀嚼活动会导致下颌运动的本体感觉减退,唇、舌和下颌运动失协调。因此可以通过主动或被动的运动让病人体会咀嚼过程中开合下颌的感觉。第 3 个方面是维持和强化咬肌的力量。可让病人做以白齿咬紧压舌板的练习。需要注意的是,有部分存在颞下颌关节功能紊乱的病人会伴有下颌运动时的疼痛,应避免过度忍痛训练,必要时可予局部超短波理疗或注射治疗。

3) 舌体运动训练:可以舌部促进对食块形成、控制和向咽部输送的能力。可参考构音障碍训练中的舌体训练操,包括舌的前后伸缩训练、舌尖舔吮口唇周围和齿颊间隙的训练和舌根抬高抵抗压舌板训练。需要注意的是,有许多病人的舌体在开始吞咽治疗时已经萎缩,必要时可用纱布保护下进行适度的舌体牵拉,但始终强调病人自己主动活动的重要性。

(2) 针对咽期的训练:

1) 冰刺激(ice massage):冰刺激能有效地强化吞咽反射,反复训练,可使之易于诱发,同时还能强化吞咽动作的力量。具体操作可以先用 1～2 根筷子将纱布缠在一头,呈约 1 cm 直径,湿润后冷冻制成冰棍。使用时先蘸少许凉开水,以使冰块表面的冰凌化解,避免划伤口腔黏膜或冻伤。刺激部位为软腭、腭弓、舌根及咽后壁,然后嘱病人做吞咽动作。也可在做吞咽动作的同时刺激双颊部以及甲状软骨与下颌之间的皮肤,促进吞咽动作的产生。如出现呕吐反射则应中止刺激。如病人流涎过多,可对患侧颈部涎腺行冷刺激。3 次/日,10 分钟/次,可在进食前训练。每次训练至局部皮肤稍发红。尤其要注意的是,不熟练或暴力操作容易造成口角部位或口腔黏膜的损伤,也有可能会导致病人门齿受损。在操作之前要进行详细的口腔检查。

2) 声门上吞咽训练:该训练方法已如前所述。

3) 改良声门上吞咽训练:对于一些同时存在口腔转运期障碍的病人,可以采用改良声门上吞咽训练。具体操作方法是:先吸气后屏气→向口腔中放入 5～10 ml 液体→继续屏气的同时将头部后仰,从而将液体流入咽部→继续屏气的同时吞咽 2～3 次或更多次数,以尽可能地将液体全部咽下→放开气道,咳嗽数次以清除残留液体。

4) 声带内收训练:通过声带内收训练,以达到屏气时声带闭锁,防止食物进入气管。操作方法:病人深吸气,两手按住桌子或在胸前对掌,用力推压,闭唇、憋气 5 s。此法与声门上吞咽训练与改良声门上吞咽训练在使用时需要注意屏气不能过度,并且对于一些有心脑血管基础疾病病人需要在内科情况稳定时方可经有经验的医生或治疗师指导使用。

(3) 针对食管期的吞咽训练

1) 门德尔松吞咽训练法(Mendelson maneuver):病人做吞咽时喉部上抬动作,并在最高处维持 2～3 秒。此动作可以牵拉食管上括约肌,改善其松弛能力,从而使食物在吞咽时顺利进入食管期。治疗师或病人本人也可在做此动作的时候在甲状软骨或环状软骨位置给予一定的外力辅助上提。但是这种外力也有可能会诱发病人的咳嗽反射。

2) 沙克训练法(Shaker exercise)：其主要目的是使颈前部肌肉等张/等长收缩，从而改善牵拉喉部上抬的肌肉力量，并使得食管上括约肌更容易在喉部上抬时松弛。操作方法：病人去枕平卧，利用颈部力量将头抬离床面，直到正好能看到自己的脚趾高度，同时要保证肩部不离开床面。这种颈部肌肉的等长收缩运动每次持续约1分钟，每组3次；每日3组；一个疗程为6周。对最初不能完成此动作的病人，可予助力运动。

3) 海姆利希手法(Heimlich maneuver)：是用于食物落入气道后病人无法自行咳出而采用的急救手法，又称为横膈下腹部推挤术。

(4) 其他间接方法：

1) 构音训练：吞咽困难病人常伴有构音障碍，通过构音训练可以改善吞咽有关器官的功能。

2) 咳嗽训练：吞咽困难病人由于体力下降、呼吸肌肌力下降和声带麻痹，会出现咳嗽无力。可采用呼吸肌训练和声门闭合训练，并练习咳嗽动作。在做咳嗽动作时可由治疗者双掌部呈蝶形置于病人腹部施加外力增加腹压。

3) 工具制作：摄食障碍的病人可以制作小工具(如带有辅助功能的长柄汤匙)辅助进食。

3. 物理治疗和传统治疗 可应用低频电疗、中频电疗、调制中频电疗、肌电图生物反馈疗法等。其目的均为增强吞咽相关肌肉的肌力，促进吞咽动作的协调性，从而改善吞咽功能。还有一些调制中频电疗仪可以在进食吞咽的时候由病人自己控制开关，在口中含有食物的同时触发一次电刺激以使吞咽动作得以完成。

针灸治疗可能对吞咽反射迟缓以及吞咽肌无力的病人有效。

需要注意的是，当存在吞咽肌协调障碍、痉挛或其他明显的上运动神经元损伤表现时，使用电疗和针灸需要谨慎选择，以防痉挛加重，不利于吞咽障碍恢复。

4. 与吞咽障碍康复治疗相关的问题

(1) 经管胃饲问题：虽然在经管胃饲的长期使用还是短期使用方面存在争议，但对于那些神志不清、大量误吸、沉默型误吸、食管梗阻、反复肺部感染、不能经吞咽摄入足够水分和营养物质的病人而言，胃饲仍然是临床方便实用的处理方式。其中常用的有鼻饲管(经鼻插入胃管)、经内镜胃造口术(食物不经过食管而直接从外界经胃管进入胃部)和口-食管胃饲(经口插入胃饲管)。

在康复科临床工作中，最常见的是病人带有鼻饲管转入康复科病房。因此，康复医生遇到一系列亟须解决的问题。如要不要拔管？什么时候拔管？怎样拔管？

当病人神志清醒，能够配合喂食时，可考虑拔除鼻饲管。在拔除鼻饲管之前，可经口喂入表8-3中的3~4级食物，评估病人经口进食的量、速度和耐力，以了解病人能否在拔除鼻饲管之后能否获得足够的营养和水分，并评估病人发生食物侵入气道的危险性。在拔除鼻饲管后进行吞咽康复训练。在病人吞咽能力很差时可考虑重置鼻饲管，也可考虑行口-食管胃饲。

口-食管胃饲法最初是作为病人拒绝接受鼻饲和胃造口时的替代方法，并且常用于缺乏恶心反射的病人，其主要有三大优点：①没有长期留置鼻饲管的不良反应；②喂食速度可以

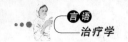

比鼻饲快,约 50 ml/min;③经口插管还有利于刺激易化病人的吞咽反射。具体操作方法:将 14F 硅胶导尿管从病人口腔内经过舌旁插入,逐渐深入直到管末端靠近唇边,当确认软管位于胃中时,即可进行喂食。该方法局限性在于其需要较为熟练的操作,并且每日行 4~6 次插管,因此对临床操作而言会带来一定的不便。但是在拔除鼻饲管后的短期内,有经验的医生和治疗师可以尝试使用此法解决吞咽障碍恢复期的饮食补充。

(2) 药物治疗问题:可以针对病人吞咽障碍的原发病选择相应的药物,但更重要的是要注意排除因药物使用而导致或加重的吞咽问题。例如服用抗胆碱能活性药物引起口干,是老年人发生药物性吞咽困难的常见原因。

(3) 气管切开与吞咽障碍的关系:临床上往往会遇到气管切开病人。以往认为的气管切开并置管可以使病人免于误吸。现在这个理念已经被证实有误。因此,气管切开置管并不能成为防止病人误吸的手段,而只能是作为防止或处理病人发生窒息的手段。事实上气管切开病人的误吸发生率已超过 50%。气管切开对吞咽功能的影响如下。

1) 有效咳嗽受限:气管切开导致声门下气压消失,吸气时间缩短,肺活量减小。

2) 喉部上抬受限:气管切开导管将喉部与周围颈部组织紧贴,从而导致喉部受限。

3) 喉内收反射受限:喉部和咽部下段的感觉受损,喉内收反射(声带内收)迟钝。

4) 肌群协调障碍:气流模式的改变导致原有的吞咽-闭气协调障碍,从而引起误吸。

针对气管切开的影响进行相应康复处理,包括气管切开护理,堵管后进行吞咽训练。或者采用单向发音阀门增加声门下气压。

(4) 小儿吞咽障碍:小儿的吞咽障碍康复治疗与成人存在很大差异。成人在发生吞咽障碍以前,其大脑皮质曾经拥有过正常的吞咽感觉和认知,并能完成适当的摄食吞咽技能。因此成人吞咽障碍的康复治疗是以过去的经验为基础。在小儿的吞咽障碍中,其大脑皮质未发展出正常的吞咽感觉和认知,正常的摄食-吞咽技能也并未习得。因此,小儿吞咽病人的康复治疗应以发育过程为指导。例如,小儿脑瘫病人通常存在头与躯干相对位置的控制问题,而该问题又与肢体和口部协调运动获取食物的技能习得密切相关。因此,婴幼儿和儿童吞咽障碍的康复治疗不仅仅是喂食训练,还包括了对认知、发育和行为等多种问题的处理。

(林 枫)

思考题

一、名词解释

1. 吞咽障碍
2. 假性延髓麻痹
3. 交替吞咽
4. 声门上吞咽
5. 误咽与误吸

二、填空题

1. _____、_____和_____是吞咽障碍的三大内科问题。

2. _____、_____和_____是发生肺炎的三大危险因素。
3. 延髓下方与脊髓之间以_____、_____和_____为下界。
4. 反复唾液吞咽测试结果如果少于_____（次）/_____（秒），那就提示需要进一步检查。
5. 当病人_____，_____时，可考虑拔除鼻饲管。
6. 额叶损伤产生的执行功能障碍将对摄食功能产生以下一项或多项影响：_____、_____、_____和_____。
7. 吞咽反射的传入神经主要来自_____、_____和_____。吞咽中枢位于_____。
8. 支配舌、咽和喉部肌肉动作的传出是神经位于第_____、_____和_____脑神经。

三、单项选择题

1. 下列哪一种方法是有最高循证医学依据的吞咽障碍筛查方法（　　）
   A．TOR-BSST　　B．RSST　　C．WST　　D．S-SPT
2. 下列哪一种方法主要目的是使颈前部肌肉等张/等长收缩，从而改善牵拉喉部上抬的肌肉的力量，并使得食管上括约肌更容易在喉部上抬时松弛（　　）
   A．门德尔松吞咽训练法　　　　B．沙克训练法
   C．海姆利希手法　　　　　　　D．下颌运动训练
3. 下列哪一项不是针对口腔期的吞咽训练（　　）
   A．口唇闭锁训练　　　　　　　B．门德尔松吞咽训练法
   C．下颌运动训练　　　　　　　C．舌体运动训练
4. 下列哪一项不属于基本的吞咽障碍康复目标（　　）
   A．避免食物误入肺部　　　　　B．尽量减少非经口途径的营养供给
   C．采取适宜的静脉营养措施　　D．改善病人对不同性状食物的吞咽能力
5. 屏气后做空吞咽的动作是进行下列哪一种训练方法（　　）
   A．声门上吞咽训练　　　　　　B．门德尔松吞咽训练
   C．沙克训练　　　　　　　　　D．口唇闭锁训练

四、简答题

1. 简述摄食吞咽的生理阶段。
2. 简述如何从症状鉴别真性延髓麻痹和假性延髓麻痹。
3. 简述误咽和误吸的区别。
4. 简述容易吞咽的理想食物的特征。
5. 简述气管切开对吞咽功能的影响。

五、论述题

1. 试论适于吞咽障碍病人进食的体位、一口量和进食速度与频率。
2. 试论假性球麻痹的病理机制和主要特征。
3. 试论针对不同阶段的吞咽障碍分别有哪些间接吞咽训练方法？

附　录

附录1　北京医科大学附属一院汉语失语成套测验

北京医科大学第一临床医学院神经心理研究室

失语检查记录

姓名：　　性别：　　年龄：　　病历号：
住址：　　　　　　　邮政编码：
籍贯：　　　　　　　出生地及成长地(18岁前)
文化程度：　　职业：　　检查日期：　　检查者：

利　(右)写字(左)　(右)拿筷(左)　(右)剪刀(左)　(右)刷牙(左)
　　(右)提物(左)　(右)穿针(左)　(右)洗脸(左)　(右)划火柴(左)
手　(右)扫地(左)　(右)炒菜(左)　(右)持钉锤(左)
结论:右、左、混合
现病史：

既往史：

一般体检:血压

神经系统检查：　　　　　294　85274(正叙)
　　　　　　　　　　　　7316　641873
神志　　合作　　注意力：
定向力：　　　时间　　　　地点　　　　人物
记忆力:紫红色　图书馆　足球场　大白菜
脑神经

感觉系统
运动系统
反射
自主神经

一、谈话

将病人谈话录音,7,8应尽量鼓励多说,录音至少5~10分钟,病人连续说时不要打断他。1分钟内无或偶有文法结构词为无文法结构。

(一)问答

1. 您好些了吗?
2. 您以前来过这儿吗?
3. 您叫什么名字?
4. 您多大岁数啦?
5. 您家住在什么地方?
6. 您做什么工作?(或退休前做什么工作?)
7. 您简单说说您的病是怎么得起来的?
   或您怎么不好?
8. 让病人看图片,说出内容。

记录:哑 刻板(单音、词)虚词 持续(磁带号)
说话用力 构音障碍 语调障碍
文法结构
语音错语 语义错语 新语
语量 短语短 找词困难 口吃
信息量

汉语失语症口语的流利性特征如附表1所示。

附表1 汉语失语症口语的流利性特征

口语特征	1分	2分	3分
语量	<50字/分	51~99字/分	>100字/分
语调	不正常	不完全正常	正常
发音	构音困难	不完全正常	正常
短语长短	短(1~2字,电报式)	部分短语短	正常(每句4个字以上)
用力程度	明显费力	中度费力	不费力
强迫言语	无	中强迫倾向	有
用词	有实质词	实质词少	缺实质词,说话空洞
语法	无	有部分	有
错语	无	偶有	常有

非流利型:9~13分 中间型:14~20分 流利型:21~27分
流利性:非流利型 流利型 中间型 哑 刻板

(二)系列语言

从1数到21
鼠 牛 虎 兔 龙 蛇 马 羊 猴 鸡 狗 猪
床前明月光,疑是地上霜。举头望明月,低头思故乡。
回忆四个词。

二、理解

现在我向您提一些问题,请用"是"或"不是"(或"对"或"不对")回答。如口语表达有困难,可告诉病人

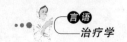

用"举手"或"摆手"分别表示"是"或"不是"。如需要,提问可重复一次,但需全句重复。在病人回答时,不要以任何表示让病人觉出其回答是对或不对。如病人明确表示错了而改正,以后一回答为准。提问后5秒未回答0分(回答错0分且记×),5秒后回答正确给原分的一半。1~14每正确回答2分,15~22每正确回答4分。检查中如必要可重复说明要求。

(一) 是/否问题

1. 您的名字是张小红吗?("不"为正确)
2. 您的名字是李华明吗?("不"为正确)
3. 您的名字是(真名)吗?
4. 您家住在前门/鼓楼吗?("不"为正确)
5. 您家住在(正确地名)吗?
6. 您家住在通县/延庆吗?("不"为正确)
7. 您是大夫吗?("不"为正确)
8. 我是大夫吗?
9. 我是男的/女的吗?("不"为正确)
10. 这个房间的灯亮着吗?
11. 这个房间的门是关着的吗?
12. 这儿是旅馆吗?
13. 这儿是医院吗?
14. 您穿的衣服是红/蓝色的吗?("不"为正确)
15. 纸在火中燃烧吗?
16. 每年中秋节在端午节前先过吗?
17. 您吃香蕉时先剥皮吗?
18. 在北京七月下雪吗?
19. 马比狗大吗?
20. 农民用斧头割草吗?
21. 1斤(500 g)面比2斤(1 000 g)面重吗?
22. 冰在水里会沉吗?

最高分60分 病人得分＿＿＿＿＿＿

(二) 听辨认

将实物和图片不规则地放在病人面前,注意放在视野内。对病人说"这儿有些东西(或图),请您指一下哪个是＿＿＿＿＿"。5秒内无反应记"0",指错则在"0"分下记"×",均为0分。如病人指两项以上亦为0分,记"×"。除非病人明确表示改正,以后一次为准。身体左右指令必须侧向和部位均对才记分,否则"0"分,并在错的字上划"×"。

实物	<5秒 2分	>5秒 1分	0分	图形	<5秒 2分	>5秒 1分	0分	图画	<5秒 2分	>5秒 1分	0分
梳子				圆				钥匙			
铅笔				方				火柴			
钥匙				三角				梳子			
火柴				螺旋				铅笔			
花				五星				花			

续 表

动作	<5秒 2分	>5秒 1分	0分	颜色	<5秒 2分	>5秒 1分	0分	家具	<5秒 2分	>5秒 1分	0分
吸烟				红				窗户			
喝水				黄				椅子			
跑步				蓝				电灯			
睡觉				绿				桌子			
摔倒				黑				床			
身体	<5秒 2分	>5秒 1分	0分	身体	<5秒 2分	>5秒 1分	0分	身体	<5秒 2分	>5秒 1分	0分
耳朵				中指				右耳			
鼻子				胳膊肘				左眼			
肩膀				眉毛				左拇指			
眼睛				小指				右手腕			
手腕				拇指				右中指			

最高分 90 分　病人得分_____

(三) 口头指令

请您照着我说的做。必要时可重复全句一次。

1. 把手举起来　（2）
2. 闭上眼睛　（2）
3. 指一下房顶　（2）
4. 指一下门，然后再指窗户　（2　2　2）

病人面前按序放钥匙、铅笔、纸、梳子，告诉病人"看清这些东西吗？请您照着我说的做。"给指令前可以示范："如我说用钥匙指铅笔，就这样做。"做给病人看，注意每项做完，按原序放好。

5. 摸一下铅笔，然后再摸一下钥匙。　（2　2　2）
6. 把纸翻过来，再把梳子放在纸上边。　（4　2　2）
7. 用钥匙指梳子，然后放回原处。　（5　5）
8. 用梳子指铅笔，然后交叉放在一起。　（5　7）
9. 用铅笔指纸一角，然后放在另一角处。　（2　4　2　1）
10. 用钥匙放在铅笔和梳子的中间，再用纸盖上。　（2　10　6）

最高分 80 分　病人得分_____

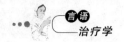

三、复述

"请您跟我学,我说什么您也说什么。"如病人未听着,可以全句(词)重复。如有构音障碍,与自发语言相似且可听出复述内容按正确记。错语扣分,每字一分(录音)。

(一)词复述

1. 门　　　　　　　　　　　　　　　　　　　　　　　　1
2. 床　　　　　　　　　　　　　　　　　　　　　　　　1
3. 尺　　　　　　　　　　　　　　　　　　　　　　　　1
4. 哥　　　　　　　　　　　　　　　　　　　　　　　　1
5. 窗户　　　　　　　　　　　　　　　　　　　　　　　2
6. 汽车　　　　　　　　　　　　　　　　　　　　　　　2
7. 八十　　　　　　　　　　　　　　　　　　　　　　　2
8. 新鲜　　　　　　　　　　　　　　　　　　　　　　　2
9. 天安门　　　　　　　　　　　　　　　　　　　　　　3
10. 四十七　　　　　　　　　　　　　　　　　　　　　　3
11. 拖拉机　　　　　　　　　　　　　　　　　　　　　　3
12. 活蛤蟆　　　　　　　　　　　　　　　　　　　　　　3

(二)句复述

1. 听说过　　　　　　　　　　　　　　　　　　　　　　3
2. 别告诉他　　　　　　　　　　　　　　　　　　　　　4
3. 掉到水里啦　　　　　　　　　　　　　　　　　　　　5
4. 吃完饭就去遛弯　　　　　　　　　　　　　　　　　　7
5. 办公室电话铃响着吧　　　　　　　　　　　　　　　　9
6. 他出去以后还没有回来　　　　　　　　　　　　　　　10
7. 吃葡萄不吐葡萄皮　　　　　　　　　　　　　　　　　8
8. 所机全微他合(以每秒2字速度,每字2分)　　　　　　　12
9. 当他回到家的时候,发现屋子里坐满了朋友　　　　　　18

最高分 100 分　　病人得分_____

四、命名

(一)词命名

按次序出示实物,问病人"这是什么?"(或图片,"这个人在干什么?")正确回答"2分",触摸后才正确回答"1分"。触摸后5秒内仍不能说出正确答案,说包括正确名称的三个词,让病人选。选对,记"1/2 分"。如仍说不出,提示第一个音后才正确回答"1/2"。回答错记"×",0 分。无反应记"0"。(录音)

实物	反应	触摸	提示	实物	反应	触摸	提示	身体	反应	触摸	提示	图片	反应	提示
铅笔				皮尺				头发				跑步		
纽扣				别针				耳朵				睡觉		
牙刷				橡皮				手腕				吸烟		
火柴				表带				拇指				摔跤		
钥匙				发卡				中指				喝水		

最高分 40 分　病人得分_____

(二) 颜色命名

"请告诉我,这是什么颜色?"红黄黑蓝白绿

1. 晴天的天空是
2. 春天的草是
3. 煤是

4. 稻谷熟了是
5. 牛奶是
6. 少先队员的红领巾是

最高分 12 分　病人得分 _____

(三) 反应命名

每正确反应 2 分

1. 您切菜用什么?
2. 看什么可以知道几点了?
3. 用什么点烟?

4. 天黑了什么可以使房间变亮?
5. 到哪儿能买到药?

最高分 10 分　病人得分 _____

五、阅读

(一) 视-读

"请您念一下这些字。"(录音)

明　妹　肚　鸭　动　村　和　砂　睛　转

最高分 10 分　病人得分 _____

(二) 听字-辨认

"请您指出每行字中,我念的是哪一个,并指出哪一行。"每次只限指一个,划"√"。指两个以上无分,除非病人明确表示更正。

	47	17	74	14	47	407
(水)田	由	甲	申	电	田
(喝)水	永	水	本	木	术
成(功)	戍	成	戌	咸	威
唱(歌)	倡	昌	唱	畅	常
(棉)被	背	被	披	杯	倍
(铅)笔	币	必	笔	比	毕
(电)灯	登	灯	邓	瞪	等
(您)好	佳	良	棒	冠	好
坏(人)	次	差	坏	下	未

最高分 10 分　病人得分 _____

(三) 字-画匹配

"请您念一下每个词,再指出画上是哪一个。"如果读不出,亦要求指。每正确反应给 1 分(录音)。

图画	朗读	配画	图形	朗读	配画	动作	朗读	配画	颜色	朗读	配画
钥匙			圆形			喝水			黑		
铅笔			方块			跑步			红		
火柴			三角			睡觉			黄		
梳子			螺旋			吸烟			绿		
菊花			五星			摔倒			蓝		

最高分 朗读20分 病人得分 _____
配画20分   _____

(四)读指令,并执行

"请您读这些句子,然后照着做。"如果读不出或朗读错误,仍可要求按照句子的意思做(录音)。

	朗读	执行
1. 闭<u>眼</u>¹	1	1
2. 摸右<u>耳</u>²	1	1
3. <u>指</u>¹门,再<u>指</u>²窗户	3	3
(将钥匙、铅笔、梳子放在病人面前继续读和做)		
4. 先<u>摸</u>²铅笔,后<u>摸</u>²钥匙	4	4
5. 用<u>梳子</u>³指<u>铅笔</u>³,然后交叉放在一起	6	6

最高分 30分 病人得分 _____

(五)读句选答案填空

"请您从每句下四个词中选一个正确的填空"。在病人指出的词上划"√"正确者记分,错误则"0"分。
举例1:树上有……"正确的应选哪一个呢?"如病人选错,可指出正确的。
    针   叶   草   味
举例2:小张在学校里教书,他是……
    学生   电工   老师   朋友

1. 苹果是……　　　　　　　　　　　　　　　　　　　　　　　　　　　　2
    原的   圆的   圆圈   方的
2. 解放军带……　　　　　　　　　　　　　　　　　　　　　　　　　　　2
    呛   枪   强   仓
3. 老王修汽车和卡车,他是……　　　　　　　　　　　　　　　　　　　　6
    清洁工   司机   机器   修理工
4. 孙悟空本领高强,会七十二变,若不是……唐僧怎管得住他　　　　　　　10
    想取经   紧箍咒   如来佛   猪八戒
5. 中国地大物博,人口众多,但是人均可耕地少,因此,应该珍惜……　　　10
    经济   水源   承包土地

最高分 30分 病人得分 _____

六、书写

(一)写姓名、地址

"请您写下您的名字、地址。"名字正确3分,地址正确7分。
最高分 10分 病人得分 _____

(二)抄写

"请您照着这句话抄下来。"每正确1字1分。
最高分 10分 病人得分 _____

(三)系列书写1~24

"请您从1写到24。"检查者写1、2、3示范,连续正确1字1分,漏、颠倒均无分。
最高分 20分 病人得分 _____

(四)听写

1. 偏旁:每正确1分
立人,提手,走之,言,土
最高分5分　病人得分_____

2. 数字:前三数字每正确1个1分,后两数每正确一个2分
7、15、42、193、1 860
最高分7分　病人得分_____

3. 字:每正确字1分
火柴的"火"　铅笔的"笔"　嘴的"口"　方块的"方"　黄色的"黄"
最高分5分　病人得分_____

4. 词:每正确字1分
梳子　钥匙　睡觉　跑步　五星
最高分10分　病人得分_____

5. 短句:每正确字1分,如病人记不住,可分部分念
春风吹绿了树叶
最高分7分　病人得分_____

(五)看图写字

"这个图上是什么,请写下来。"写到红、黄时提示是什么色,如因对图误解,按误解写出正确的字,给分。每项2分。

最高分20分　病人得分_____

(六)写病情

"请您写一下您现在怎么不好,要按句子写,就好像给别人写信,说您现在的情况。"记分要求意思、笔画和句法正确。

最高分10分　病人得分_____

书写检查记录纸
姓名: 地址: 电话:

163

七、结构与视空间

（一）照画图

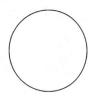

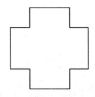

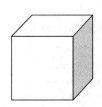

最高分 10 分　病人得分_____

（二）摆方块

最高分 9 分　病人得分_____

八、运用

"现在我让您做些动作,如招手叫人这么做。"(示范)每正确执行 2 分,模仿 1 分,用实物 1/2 分,如以手代工具则具体记录。

（一）面部

执行模仿用实物

1. 咳嗽
2. 吹灭火柴
3. 鼓腮
4. 用吸管吸水

（二）上肢

5. 挥手再见
6. 敬礼
7. 刷牙
8. 梳头

（三）复杂

9. 请假装划火柴,点烟
10. 假装把信纸叠起来,放进信封,封好

最高分 30 分　病人得分 _____

九、计算

"这些算式,请您指出正确得数。"如病人看不清或看错,可以念算式给病人听。如未指对,说对亦记分,每正确 2 分。只能指一次,除非病人明确表示改正,按后一次记分。

（一）加法

$5+4=$	9	20	1	8
$6+7=$	12	13	52	14
$9+3=$	6	17	12	31

（二）减法

$6-2=$	8	4	12	3
$8-3=$	5	11	24	16
$11-7=$	18	4	8	17

（三）乘法

$4\times 2=$	6	2	8	1
$6\times 7=$	13	21	2	42
$8\times 3=$	5	11	24	40

（四）除法

$9\div 3=$	12	3	6	27
$64\div 8=$	40	56	8	32
$35\div 7=$	5	28	12	21

最高分 24 分　病人得分 _____

十、失语检查总结

姓名　　　　性别　　　　年龄　　　　病历号
利手　　　　文化　　　　职业　　　　检查日期
神志　　　　合作　　　　注意力
定向力　　　记忆　　　　计算
运用　　　　图画　　　　方块
额叶运动功能

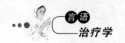

口语表达				命名			听理解			阅读		字画匹配	读指令执行		书写					%
信息量	流利性	系列语言	复述	词命名	反应命名	颜色命名	是/否题	听辨认	口头指令	视读	听字辨认	朗读 / 理解	朗读 / 理解	填写	姓名地址	抄写	听写	系列书写	看图书写	自发书写
																				100
																				90
																				80
																				70
																				60
																				50
																				40
																				30
																				20
																				10

CT：

失语诊断：

疾病诊断：

附录2　汉语标准失语症检查
中国康复研究中心听力语言科

检查前，通过问病人以下问题，了解病人的一般言语状况：

1. 姓名	7. 学历
2. 住址	8. 爱好
3. 出生年月	9. 主诉
4. 年龄	10. 发病前后言语状况
5. 家庭成员	11. 发病时间
6. 职业史	12. 方言

Ⅰ 听	Ⅰ 听
1. 名词的理解	2. 动词的理解

说明:"请指出来是哪个图?"
　　误答或15秒后无反应重复提问一次。
6分:3秒内回答正确。
5分:15秒内回答正确。
3分:提示后回答正确。
1分:提示后回答不正确。
中止A:3分以下,连续错2题。

说明和打分同左。

问　　题	得分
1. 西瓜	
2. 鱼	
3. 自行车	
4. 月亮	
5. 椅子	
6. 电灯	
7. 火	
8. 钟表	
9. 牙刷	
10. 楼房	

中止B:全检。

问　　题	得分
1. 飞	
2. 睡	
3. 喝水	
4. 跳舞	
5. 穿衣	
6. 敲	
7. 坐	
8. 游泳	
9. 哭	
10. 写	

中止B:全检。

Ⅰ听
　　3. 句子的理解

说明:"请指出来是哪个图?"
　　误答或15秒后无反应重复提问一次。
6分:3秒内回答正确。
5分:15秒内回答正确。
3分:提示后回答正确
1分:提示后回答不正确。
中止A:3分以下,连续错5题。

问　　题	得分	问　　题	得分
1. 水开了。		6. 两个孩子在讨论书上的图画。	
2. 孩子们堆了一个大雪人。		7. 男孩子在湖上划船。	
3. 男孩洗脸。		8. 小男孩的左臂被车门夹住了。	
4. 男孩付钱买药。		9. 一个男演员边弹边唱。	
5. 老人拄着拐杖独自过人行横道。		10. 护士准备给男孩打针。	

中止B:分项目1或2中6和5分在5题以下。

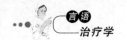

Ⅰ 听
4. 执行口头命令

钢笔　剪子　牙刷　　镜子　盘子
手帕　牙膏　钱(硬币)　梳子　钥匙

说明:"请按我说的移动物品,请注意听。"超过两单位错误或15秒后无反应需提示(重复提问一次)。

6分:3秒内回答正确。
5分:15秒内回答正确。
4分:15秒内回答但有错误。
3分:15秒后经提示回答正确。
2分:提示后不完全反应。
1分:提示后答错。
中止 A:4分以下,连续答错5题。

问　　题	得分	问　　题	得分
1. 把梳子和剪子拿起来。		6. 把盘子扣过来再把钥匙拿起来。	
2. 把钢笔放在盘子旁边。		7. 摸一下镜子然后拿起梳子。	
3. 用牙刷碰三下盘子。		8. 把钱放在牙膏前面。	
4. 把牙膏放在镜子上。		9. 把剪子和牙刷换个位置,再把镜子翻过来。	
5. 把钥匙和钱放在手帕上。		10. 把钢笔放在盘子里,再拿出来放在牙膏和钱之间。	

中止 B:分项目2中6和5分在6题以下,或分项目3中6和5分在5题以下。

Ⅱ 复述
5. 名词

Ⅱ 复述
6. 动词

说明:"请模仿我说的话,我只说一遍,请注意听。"

6分:3秒内复述正确。
5分:15秒内复述正确。
4分:15秒内复述出,不完全反应。
3分:提示后复述正确。
2分:提示后回答同4分结果。
1分:提示后反应在2分以下。
中止 A:4分以下,连续错3题。

说明和打分同左。

问　题	得分
1. 自行车	
2. 楼房	
3. 西瓜	
4. 月亮	
5. 电灯	
6. 牙刷	
7. 钟表	

问　题	得分
1. 坐	
2. 哭	
3. 睡	
4. 游泳	
5. 穿衣	
6. 喝水	
7. 写	

续表

问 题	得分
8. 鱼	
9. 椅子	
10. 火	

续表

问 题	得分
8. 飞	
9. 敲	
10. 跳舞	

中止B:分项目2中6和5分在6题以下,或分项目3中6和5分在5题以下。

Ⅱ复述
7. 句子

说明:"请模仿我说的话,我只说一遍,请注意听。"

6分:10秒内复述正确。

5分:30秒内复述正确。

4分:30秒内复述出,不完全反应。

3分:经提示复述正确

2分:经提示后不完全反应。

1分:提示后反应在2分以下。

中止A:4分以下,连续错3题。

问 题	得分	问 题	得分
1. 护士/准备/给男孩/打针。		6. 小男孩/的左臂/被/车门/夹住了。	
2. 男孩/洗/脸。		7. 男孩/在湖上/划船。	
3. 一个/男演员/边弹/边唱。		8. 两个/孩子/在讨论/书上的/图画。	
4. 孩子们/堆了/一个/大雪人。		9. 男孩/付钱/买药。	
5. 水/开/了。		10. 老人/拄着/拐杖/独自过/人行横道。	

中止B:分项目5中或6中和5分在6题以下。

Ⅲ复述
8. 命名

Ⅲ复述
9. 动作说明

说明:"这个是什么?"

6分:3秒内回答正确。

5分:15秒内回答正确。

4分:15秒内回答,不完全反应。

3分:提示后回答正确。

2分:提示后不完全反应。

1分:提示后答错。

中止S:4分以下,连续错3题。

说明:"这个人(他、它)在干什么?"
打分同左。

中止A:4分以下,连续错3题。

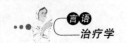

问 题	得 分
1. 月亮	
2. 电灯	
3. 鱼	
4. 火	
5. 椅子	
6. 牙刷	
7. 楼房	
8. 自行车	
9. 钟表	
10. 西瓜	

中止 B:全检。

问 题	得 分
1. 喝水	
2. 跳舞	
3. 敲	
4. 穿衣	
5. 哭	
6. 写	
7. 睡	
8. 飞	
9. 坐	
10. 游泳	

中止 B:全检。

Ⅲ 复述
10. 画面说明

说明:"这幅画描写的是什么?"
6 分:10 秒内回答正确。
5 分:30 秒内回答正确。
4 分:30 秒内回答,不完全反应。
3 分:提示后回答正确。
2 分:提示后不完全反应。
1 分:提示后答错。
中止 A:4 分以下,连续错 4 题。

问 题	得分	问 题	得分
1. 男孩付钱买药。		6. 一个男演员边弹边唱。	
2. 孩子们堆了一个大雪人。		7. 护士准备给男孩打针。	
3. 水开了。		8. 小男孩的左臂被车门夹住了。	
4. 男孩洗脸。		9. 男孩在湖上划船。	
5. 老人拄着拐杖独自过人行横道。		10. 两个孩子在讨论书上的图画。	

中止 B:分项目 8 或 9 中 6 和 5 分在 5 题以下。

Ⅲ 复述
11. 漫画说明

说明:"请把这个漫画描述出来,"限时 5 分钟。
6 分:基本含义包括(撞、起包、锯、高兴等),流利,无语法错误。
5 分:基本含义包括,有少许语法错误,如形容词、副词等。

4分:3个图基本含义正确,有一些语法错误。
3分:2个图基本含义正确,有许多语法错误。
2分:1个图基本含义正确,只用单词表示。
1分:以上基本含义正确,相关词均无。
中止A:1分钟未说出有意义的词语。

问　题	反　应
①	
②	
③	
④	

中止B:分项目8或9中6和5分在6题以下,或分项目10中6和5分在2题以下。

得分	

Ⅲ 说
12. 水果举例

说明:"请在1分钟内尽可能多的说出水果的名字,例如:苹果、香蕉……"
打分:每说出1种水果名字1分。限时1分钟。

_____
_____
_____

得分	

中止B:分项目8或9中6和5分在3题以下,或分项目10中6和5分在2题以下。

Ⅳ 出声读
13. 名词

Ⅳ 出声读
14. 动词

说明:"请读出声。"
6分:3秒内读正确。
5分:15秒内读正确。
4分:15秒内读出,不完全反应。
3分:提示后读正确。
2分:提示后不完全反应。
1分:提示后读错。
中止A:4分以下,连续错两题。

说明和打分同左。

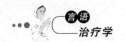

问 题	得分
1. 楼房	
2. 牙刷	
3. 钟表	
4. 火	
5. 电灯	
6. 椅子	
7. 月亮	
8. 自行车	
9. 鱼	
10. 西瓜	

问 题	得分
1. 写	
2. 哭	
3. 游泳	
4. 坐	
5. 敲	
6. 穿衣	
7. 跳舞	
8. 喝水	
9. 睡	
10. 飞	

中止 B:全检。

Ⅳ 出声读
15. 句子

说明:"请读出声。"
6 分:10 秒内读正确。
5 分:30 秒内读正确。
4 分:30 秒内读出,不完全反应。
3 分:提示后读正确。
2 分:提示后不完全正确。
1 分:提示后错读。
中止 A:4 分以下,连续错 2 题。

问 题	得分	问 题	得分
1. 水/开/了。		4. 孩子们/堆了/一个/大雪人。	
2. 男孩/洗/脸。		5. 老人/拄着/拐杖/独自过/人行横道。	
3. 男孩/付钱/买药。			

中止 B:分项目 13 中或 14 中和 5 分在 5 题以下。

Ⅴ 阅读
16. 名词的理解

说明:"这个卡片上写的是哪个图?"
6 分:3 秒内正确指出。
5 分:15 秒内正确指出。
3 分:提示后正确指出。
1 分:提示后指错。

Ⅴ 阅读
17. 动词的理解

说明和打分同左。

中止 A:3 分以下,连续错 2 题。

问 题	得分
1. 鱼	
2. 西瓜	
3. 电灯	
4. 月亮	
5. 火	
6. 钟表	
7. 自行车	
8. 椅子	
9. 睡	
10. 牙刷	

问 题	得分
1. 敲	
2. 游泳	
3. 跳舞	
4. 喝水	
5. 穿衣	
6. 坐	
7. 飞	
8. 哭	
9. 楼房	
10. 写	

中止 B:全检。

中止 B:全检。

Ⅴ 阅读
18. 句子的理解

说明:"这个卡片上写的是哪个图?"

6 分:10 秒内正确指出。

5 分:20 秒内正确指出。

3 分:提示后正确指出。

1 分:提示后指错。

中止 A:3 分以下,连续错 5 题。

问 题	得分
1. 水开了。	
2. 两个孩子在讨论书上的图画。	
3. 孩子们堆了一个大雪人。	
4. 男孩付钱买药。	
5. 男孩洗脸。	

问 题	得分
6. 男孩在湖上划船	
7. 小男孩的左臂被车门夹住了。	
8. 老人拄着拐杖独自过人行横道。	
9. 护士准备给男孩打针。	
10. 一个男演员边弹边唱。	

中止 B:分项目 16 或 17 中 6 和 5 分在 5 题以下。

Ⅴ 阅读
19. 执行文字命令

(病人)

钢笔 剪子 牙刷 镜子 盘子
手帕 牙膏 钱(硬币) 梳子
钥匙

(检查者)

说明:"请按文字命令移动物品。"

6分:10秒内移动物品正确。

5分:20秒内移动物品正确。

4分:20秒内移动,不完全反应。

3分:提示后移动正确。

2分:提示后不完全反应。

1分:提示后移动错误。

中止A:4分以下,连续错5题。

问 题	得分	问 题	得分
1. 把梳子和剪子拿起来。		6. 把牙膏放在镜子上。	
2. 把钢笔放在盘子旁边。		7. 摸一下镜子然后拿起梳子。	
3. 把镜子扣过来,再把钥匙拿起来。		8. 把剪子和牙刷换个位置,再把镜子翻过来。	
4. 用牙刷碰三下盘子。		9. 把钱放在牙膏前面。	
5. 把钥匙和钱放在手帕上。		10. 把钢笔放在盘子里,再拿出来放在牙膏和钱之间。	

中止B:分项目17中6和5分在6题以下,或分项目18中6和5分在5题以下。

Ⅵ 抄写 20. 名词		Ⅵ 抄写 21. 动词

说明:"请看好这些词并记住,然后写下来。" 说明和打分同左。

6分:3秒内抄写正确。(非利手可延长时间)

5分:15秒内抄写正确。

4分:15秒内抄写,不完全反应。

3分:提示后抄写正确。

2分:提示后不完全反应。

1分:提示后抄写错误。

中止A:4分以下,连续错2题。

问 题	得分
1. 西瓜	
2. 自行车	
3. 楼房	
4. 牙刷	
5. 月亮	

中止B:全检。

问 题	得分
1. 游泳	
2. 飞	
3. 睡	
4. 写	
5. 喝水	

中止B:全检。

Ⅵ 抄写 22. 句子

附 录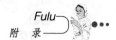

说明:同分项目 20 和 21,只是反应时间延长至 10 秒(6 分)和 30 秒(5 分)。

问　　题	得分	问　　题	得分
1. 男孩/洗/脸。		4. 男孩/在湖上/划船。	
2. 水/开/了。		5. 老人/拄着/拐杖/独自过/人行横道。	
3. 孩子们/堆了/一个/大雪人。			

中止 B:分项目 21 或 22 中 6 和 5 分在 3 题以下。

Ⅶ 描写
23. 命名书写

说明:"这个图是什么,用文字写下来。"
6 分:10 秒内书写正确。(非利手可延长时间)
5 分:30 秒内书写正确。
4 分:30 秒内书写,不完全反应。
3 分:提示后书写正确。
2 分:提示后不完全反应。
1 分:提示后书写错误。
中止 A:4 分以下,连续错 2 题。

问　　题	得分
1. 电灯	
2. 月亮	
3. 楼房	
4. 自行车	
5. 钟表	
6. 牙膏	
7. 椅子	
8. 鱼	
9. 火	
10. 西瓜	

中止 B:全检。

Ⅶ 描写
24. 动作描写

说明:"这个人(他、它)在干什么?"
　　　打分同左。

中止 A:4 分以下,连续错 2 题。

问　　题	得分
1. 跳舞	
2. 喝水	
3. 睡	
4. 飞	
5. 坐	
6. 写	
7. 哭	
8. 敲	
9. 穿衣	
10. 游泳	

Ⅶ 描写
25. 画面描写

说明:"用一句话描写出这幅图。"
6 分:15 秒内书写正确。
5 分:30 秒内书写正确。
4 分:30 秒内书写,不完全反应。

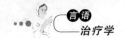

3分:提示后书写正确。
2分:提示后书写,不完全反应。
1分:提示后书写错误。
中止A:4分以下,连续错2题。

问　题	得分	问　题	得分
1. 孩子们堆了一个大雪人。		6. 一个男演员边弹边唱。	
2. 男孩付钱买药。		7. 水开了。	
3. 护士准备给男孩打针。		8. 男孩洗脸。	
4. 小男孩的左臂被车门夹住了。		9. 两个孩子在讨论书上的图画。	
5. 男孩在湖上划船。		10. 老人拄着拐杖独自过人行横道。	

中止B:分项目23或24中6和5分在5题以下,或分项目8或9中6和5分在5题以下。

Ⅶ描写
26. 漫画说明

说明:"请将漫画的意思写出。"
6分:基本含义包括(撞、起包、锯、高兴等),流利,无语法错误。
5分:基本含义包括,有少许语法错误,如形容词、副词等。
4分:3个图基本含义正确,有一些语法错误。
3分:2个图基本含义正确,有许多语法错误。
2分:1个图基本含义正确,只用单词表示。
1分:以上基本含义及相关词均无。
中止A:此题无限制时间,但1分钟未写出有意义的文字中止。

问　题	反　应
①	
②	
③	
④	

中止B:分项目23或24中6和5分在5题以下,或分项目25中6和5分在2题以下。

Ⅷ听写
27. 名词

Ⅷ听写
28. 动词

说明:"请将我说的话写出来。"
6分:10秒内书写正确。(非利手可延长时间)
5分:30秒内书写正确。
4分:30秒内书写,不完全反应。
3分:提示后书写正确。

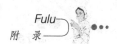

2分:提示后书写,不完全反应。

1分:提示后书写错误。

中止A:4分以下,连续错2题。

问 题	得分		问 题	得分
1. 楼房			1. 写	
2. 钟表			2. 游泳	
3. 电灯			3. 敲	
4. 月亮			4. 跳舞	
5. 鱼			5. 睡	

中止B:全检。

Ⅷ 听写

29. 名词

说明:同27。

限定时间由10秒延长至15秒(6分)。

问 题	得分		问 题	得分
1. 水/开/了。			4. 一个/男演员/边弹/边唱。	
2. 男孩/洗脸。			5. 老人/拄着/拐杖/独自过/人行横道。	
3. 男孩/在湖上/划船。				

中止B:分项目27中6和5分在3题以下。

Ⅸ 计算

30. 计算

说明:对1题给1分。

中止A:+,−,×,÷各项错2题中止该项。

$\begin{array}{r}1\\+2\\\hline\end{array}$	$\begin{array}{r}4\\+7\\\hline\end{array}$	$\begin{array}{r}27\\+5\\\hline\end{array}$	$\begin{array}{r}35\\+27\\\hline\end{array}$	$\begin{array}{r}135\\+267\\\hline\end{array}$
$\begin{array}{r}4\\-1\\\hline\end{array}$	$\begin{array}{r}16\\-7\\\hline\end{array}$	$\begin{array}{r}32\\-9\\\hline\end{array}$	$\begin{array}{r}87\\-38\\\hline\end{array}$	$\begin{array}{r}306\\-186\\\hline\end{array}$
$\begin{array}{r}2\\\times4\\\hline\end{array}$	$\begin{array}{r}3\\\times5\\\hline\end{array}$	$\begin{array}{r}16\\\times3\\\hline\end{array}$	$\begin{array}{r}52\\\times32\\\hline\end{array}$	$\begin{array}{r}57\\\times26\\\hline\end{array}$
$2\overline{)4}$	$7\overline{)63}$	$6\overline{)102}$	$17\overline{)714}$	$36\overline{)1\,332}$

得分	

附录3　与失语症患者沟通的交流板

请帮助我，我想……			
坐起	躺下	刮脸	洗脸
刷牙	梳头	化妆	手帕
凉水	热水	吃	写字
大便	小便	眼镜	假牙
谢谢！			

图书在版编目(CIP)数据

言语治疗学/牟志伟主编. —上海：复旦大学出版社,2009.7(2020.8重印)
卫生职业教育康复治疗技术专业教材
ISBN 978-7-309-06670-8

Ⅰ. 言… Ⅱ. 牟… Ⅲ. 语言障碍-治疗学-专业学校-教材 Ⅳ. H018.4 R767.92

中国版本图书馆 CIP 数据核字(2009)第 086131 号

言语治疗学
牟志伟　主编
责任编辑/魏　岚

复旦大学出版社有限公司出版发行
上海市国权路 579 号　邮编：200433
网址：fupnet@fudanpress.com　http://www.fudanpress.com
门市零售：86-21-65102580　团体订购：86-21-65104505
外埠邮购：86-21-65642846　出版部电话：86-21-65642845
江苏句容市排印厂

开本 787×1092　1/16　印张 11.75　字数 285 千
2020 年 8 月第 1 版第 5 次印刷
印数 10 401—11 500

ISBN 978-7-309-06670-8/R·1093
定价：23.00 元

如有印装质量问题，请向复旦大学出版社有限公司出版部调换。
版权所有　侵权必究